NAEMT

Endorsed By American College of Surgeons COMMITTEE ON TRAUMA

전술적 응급 부상자 처치

Tactical Emergency Casualty Care

SECOND EDITION

지음 NAEMT | 옮김 NAEMT KOREA

Course Manual

TACTICAL EMERGENCY CASUALTY CARE

NAEMT · PHTLS

Recognized Program Of

전술적 응급 부상자 처치 2판

둘째판 1쇄 인쇄 | 2024년 8월 7일
둘째판 1쇄 발행 | 2024년 8월 20일

지 은 이 NAEMT
옮 긴 이 NAEMT KOREA
발 행 인 장주연
출 판 기 획 최준호
책 임 편 집 성도연
편집디자인 최정미
표지디자인 김재욱
발 행 처 군자출판사(주)
등록 제4-139호(1991. 6. 24)
본사 (10881) **파주출판단지** 경기도 파주시 회동길 338(서패동 474-1)
전화 (031) 943-1888 팩스 (031) 955-9545
홈페이지 | www.koonja.co.kr

ORIGINAL ENGLISH LANGUAGE EDITION PUBLISHED BY
Jones & Bartlett Learning, LLC
25 Mall Road
Burlington, MA 01803 USA

ISBN 979-11-7068-158-8
정가 35,000원

차례 요약

© Ralf Hiemisch/Getty Images

차례

Acknowledgments

We would like to thank all NAEMT tactical faculty on behalf of the National Association of Emergency Medical Technicians (NAEMT) for their contributions as members of NAEMT's tactical faculty. Whether currently serving as a Tactical Emergency Casualty Care (TECC) instructor, a Tactical Combat Casualty Care (TCCC) instructor, or both, your service as a member of our faculty is a key factor in the great success of our programs. You are responsible for providing prehospital providers with the knowledge and skills they need to make the best decisions in the field for their patients. Thank you for what you do each and every day for your students and communities.

To all NAEMT tactical students, thank you for the courageous work you do in the field each and every day. We hope that this NAEMT TECC course provides you with the knowledge and skills you need to make the best Acknowledgments decisions in the field for your patients, in the event of an active shooter or other hostile event.

NAEMT is committed to field testing all new and revised courses before release to the public. The second edition of the TECC course was field tested on four occasions, and we would like to thank all involved.

In addition to the core author team, we would like to thank the instructors who helped teach in Las Vegas—Phil Carey, John Phelps, Lee Richardson, Bob Waddell, and Ron Wenzel; and at Tinker Air Force Base in Oklahoma—Chad Beals. For teaching the TECC beta materials to hundreds of prehospital providers in Hawaii, we would like to thank Barbara Brennan, Dr. Elizabeth Char, Mike Jones, David Kingdon, and Jeff Zuckernick. And finally, through the Indiana Department of Homeland Security, teaching in Greenwood, Indiana, thank you to Mike Brown and Mark Litwinko.

TECC Course Author Team

Alexander L. Eastman, MD, MPH, FACS, FAEMS*
Senior Medical Officer, U.S. Department of Homeland Security
Countering Weapons of Mass Destruction Office
Lieutenant and Chief Medical Officer, Dallas Police Department
Dallas, Texas

David Flory, BS, Paramedic
Lead Instructor, VALOR Officer Safety and Wellness Program
Institute for Intergovernmental Research
Chief of Police, Retired
Hot Springs, Arkansas

Donald C. Heath, Jr., BS, NR-P, TP-C
Master Deputy Sheriff/Paramedic
Special Weapons and Tactics (SWAT)/Aviation
Lake County Sheriff's Office
Tavares, Florida

Michael J. Hunter, NREMTP
Deputy Chief EMS
Worcester EMS at UMass Memorial Medical Center, University Campus
Member, Massachusetts State Police STOP Team Medical Support Group
Worcester, Massachusetts

William (Bill) Justice, NRP, TEMS-I
Associate Director
Center for Prehospital and Disaster Medicine
University of Oklahoma Department of Emergency Medicine
U.S. Marshals Task Force
Oklahoma Highway Patrol Special Operations
Oklahoma County Sheriffs Tactical Team
Tulsa, Oklahoma

Richard A. Nydam, Paramedic
Training and Education Specialist
Worcester EMS at UMass Memorial Medical Center, University Campus
Member, Massachusetts State Police STOP Team Medical Support Group
Adjunct Faculty and Clinical Coordinator
Quinsigamond Community College Paramedic Program
Worcester, Massachusetts

Julie Chase, MSEd, FAWM, TP-C
Tactical Medicine Instructor
Instructional Systems Designer
U.S. Department of State
Berryville, Virginia

Contributors

TECC Course Contributors

Michael Costanza
Brendan Hartford, EMT-P, NRP
Mike Meoli, TP-C
Geoff Shapiro, MD
Reed Smith, MD
The Fisdap Team

역자 소개

편집위원

김진우 대전보건대학교 응급구조과 교수, NAEMT Faculty

유은지 주한미8군의무사령부, NAEMT National Coordinator

양희범 노원을지대학교병원 응급의학과,
NAEMT Medical director

이석원 대전소방본부 예방안전과, NAEMT Instructor

최강국 가천대길병원 외상외과, NAEMT Instructor

홍성엽 카톨릭대학교 대전성모병원 응급의학과

역자 명단

김진우 대전보건대학교 응급구조과

김광석 충북보건과학대학교 응급구조과

김용석 건양대학교 응급구조학과

문성모 청암대학교 응급구조과

이석원 대전소방본부 예방안전과

양희범 의정부을지대학교병원 응급의학과

변형국 제주경찰특공대

최강국 가천대길병원 외상외과

유창환 충북보건과학대학 응급구조과

홍성엽 가톨릭대학교 대전성모병원 응급의학과

황성훈 삼성전자 소방방재팀

강동훈 공군 특수탐색구조대대(SART)

김대근 공군 특수탐색구조대대(SART)

역자 서문

NAEMT를 대표하여 모든 NAEMT KOREA 강사로 기여해 주신 모든 분께 감사의 말씀을 드립니다. 현재 TECC나 TCCC 강사이든 아니면 둘 다 강사이든 강사의 일원으로서 여러분의 봉사와 희생은 우리 교육 과정의 성공에 핵심적인 요소입니다. 여러분은 병원 전 처치 제공자가 환자를 위해 현장에서 최선의 결정을 내리는 데 필요한 지식과 기술을 제공할 책임이 있습니다. 교육생과 지역사회를 위해 매일매일 하시는 일에 감사드립니다.

모든 NAEMT 전술 교육 과정에 참여하시는 교육생 여러분 매일 현장에서 용감하게 일하는 여러분의 노고에 감사드립니다. 총기 난사 사건이나 기타 적대적인 사건이 발생했을 때 현장에서 환자를 위해 최선의 결정을 내리는 데 필요한 지식과 술기를 이 NAEMT TECC 과정을 통해 습득할 수 있기를 바랍니다.

번역과 수정작업을 도와주신 강사님과 편집 및 출판을 도와주신 군자출판사 최준호 과장님에게 감사의 말씀을 전합니다. NAEMT KOREA 소속으로 활동하고 있는 모든 강사님과 Medical Director 양희범 교수님께 감사드립니다.

LESSON 1

전술적 응급 부상자 처치 소개

학습 목표

- 부상자 처치에 영향을 미치는 주요 요인들을 설명할 수 있다.
- 위협, 시간, 사고, 위치 및 가용 자원이 외상 환자에 대한 전술적 대응과 처치에 미치는 영향을 주제로 토론할 수 있다.
- 전술적 전투 부상자 처치술(TCCC)과 전술적 응급 부상자 처치(TECC)가 어떻게 개발되었는지 이해할 수 있다.
- 전술적 부상자 처치 단계를 설명할 수 있다.
- 군 전술 및 민간 전술에서의 병원 전 외상 처치의 차이점을 설명할 수 있다.

전술적 응급 부상자 처치(TECC) 소개

TECC는 위험이 높은 병원 전 환경에서의 외상 처치를 위한 일련의 모범 사례 처치 지침이다. 이 지침은 21세기 분쟁 중 미군과 연합군이 얻은 중요한 의학적 교훈을 바탕으로 전술적 전투 부상자 처치 위원회(Co-TCCC)를 통해 민간 부분에 도입되었다. 이 지침은 민간인과 민간 응급의료서비스(EMS) 실무의 특정 요구 사항을 해결하기 위해 적절하게 반영되었다. 이 지침은 관심 있는 모든 이해관계자가 자유롭게 이용할 수 있다.

2017년 미국 라스베이거스에서 발생한 '루트 91 하베스트 음악 페스티벌' 총기 난사 사건과 2013년 보스턴 마라톤 폭탄 테러와 같이 다수 사상자가 발생한 사건에 대한 대응은 병원 전 외상 처치 역량과 부상자 요구 사이에 존재하는 격차가 얼마나 큰지 보여주었다. 실제로 미국 연방재난관리청(FEMA)은 다수 사상자 사고(MCI) 대비를 국가 우선 과제로 지정했다. NAEMT 제2판 TECC 과정은 다수 사상자가 발생한 고위험 환경에 대응할 때 의료진에게 모범 사례를 제공하도록 설계되었다 **(그림 1-1)**.

전술적 응급 부상자 처치 과정은 어디에서 시작되었는가?

이 TECC 과정은 전술적 응급 부상자 처치 위원회(C-TECC)의 지침을 사용하여 개발되었다. 2010년에 결성된 C-TECC는 군에서 배운 외상 처치법을 위험이 높은 민간의 병원 전 단계

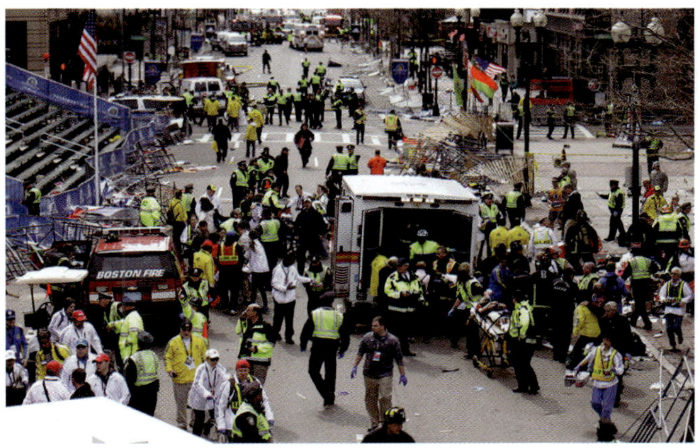

그림 1-1. 보스턴 마라톤 폭탄 테러 현장에서의 다수 사상자 관리.

과정에 공식적으로 적용했다. 이 위원회는 응급의료, 소방, 경찰, 국토안보부 등의 분야별 전문가들을 모아 응급실, 외상센터, 군의관들과 협력하여 고위험 병원 전 의료에 관한 모범 사례를 개발했다.

C-TECC는 기록상 가장 낮은 전투 사망률을 달성한 주요 계획 중 하나로 자주 언급되는 매우 성공적인 미국 국방성 Co-TCCC를 모델로 삼았다. 그러나 Co-TCCC 처치 지침은 전투 환경에 있는 18~40세의 건강한 사람이라는 매우 특정한 집단에 초점을 맞추고 있다.

따라서 C-TECC 지침은 민간인의 요구 사항을 다루고 있다. 여기에는 소아, 노인 및 특수 처치가 필요한 환자뿐만 아니라 환자의 기저 질환, 민간 EMS의 특성 및 한계, 대응자가 직면하는 다양한 유형의 위협에 대한 고려 사항이 포함된다. 이후 TECC 지침은 FBI, FEMA, 국가 대테러센터가 사용하는 국가 합동 대테러 인식 워크숍에 통합되었다. NAEMT의 TECC 과정은 다음 네 가지 정보를 기반으로 구축되었다.

- 미국 국방성 전술적 전투 부상자 처치(TCCC) 과정
- 전술적 응급 부상자 처치 위원회(C-TECC) 지침
- NAEMT의 병원 전 외상위원회
- 국가 전술 응급의료 지원(TEMS) 역량 영역

NAEMT의 TECC 과정은 고위험 전술 상황에서의 병원 전 처치에 중점을 둔다. TECC는 포괄적인 전술 운영자 과정이 아니다. 즉, TECC를 수료한다고 해서 전술 의료진으로 인증되는 것은 아니며, TECC 과정은 합동 대응팀(rescue task force) 과정이 아니다.

> **지식 체크**
>
> **TECC 지침은 ______와 같은 의학적 요건을 다룬다.**
>
> **a.** 8~40세의 건강한 최초반응자
> **b.** 응급의료서비스 대응자
> **c.** 다발성 외상에서 생존할 가능성이 가장 높은 사람
> **d.** 민간인

전술적 응급 부상자 처치 과정에는 어떤 내용이 포함되었는가?

NAEMT의 TECC 과정은 EMS 처치 제공자와 기타 병원 전 처치 제공자에게 민간 전술 환경에 대응하고, 환자를 처치하는 방법에 대해 가르친다. 이 과정은 전술적 상황에서 예방할 수 있는 사망을 줄이기 위해 설계되었다.

이 과정에서는 전술적 처치의 세 단계를 소개한다.

- 공격을 받고 있거나 불리한 조건에서 제공되는 직접적인 위협 관리(direct threat care)
- 위협이 진압되었지만 언제든 다시 발생할 수 있는 상황에서 제공되는 간접적인 위협 관리(indirect threat care)
- 부상자가 사고 현장에서 구출되는 동안 제공되는 후송 관리(evacuation care)

16시간 교육 과정에서는 다음의 주제를 다룬다.

- 지혈
- 외과적 기도 관리와 바늘감압술
- 위협적인 환경에서 손상을 입은 대응자를 처치하기 위한 전략
- 소아 환자 처치
- 끌기 법으로 부상자를 안전한 곳으로 이동하는 방법

이 과정에는 EMT, AEMT, Paramedic 술기가 포함된다. 이 과정의 모든 술기를 접해야 한다는 것이 NAEMT의 철학이다. 따라서 교육생들은 TECC 수업에서 현재 업무 범위를 벗어난 술기를 실습할 수 있다. 업무범위 외 술기를 실습해 볼 수 있는 시간을 가진다는 것에 대한 가치는 TECC 처치 제공자가 실제 전술 상황에서 어떤 절차가 수행될지 그리고 해당 술기를 완료하는 데 필요한 시간을 예측할 수 있다는 것이다. 수업 외의 모든 의료 처치는 지역 내 프로토콜에 따라야 하며 처치 제공자의 허가된 업무 범위 내에서 이루어져야 한다.

TECC 과정에는 다음과 같은 술기 과정을 제공한다.

- 부상자 끌기법 혹은 이동법
- 지혈대
- 지혈대 최적화
- 접합부 지혈대
- 상처 패킹/압박 드레싱
- 기도 관리

- 체스트 씰/바늘감압술(NDC)
- MARCH 평가/쇼크 평가
- 정맥 내(IV)/골 내(IO)로 수액 투여

지식 체크

당신은 TECC 과정을 성공적으로 수료했고 현재 간접적인 위협 관리/전방통제지역 현장에서 대응하고 있다. 환자는 긴장성 기흉이 있고 빠르게 폐 기능이 저하되고 있으며 바늘 감압술이 필요하다. 다음 중 어떤 상황에서 이 술기를 수행할 수 있는가?

a. 중증 환자를 처치하는 Paramedic 또는 진료보조사(PA)가 현장 의료 감독을 제공하는 경우
b. 처치 제공자가 지도의사와 통화하여 TECC 자격을 갖춘 것을 밝히고 술기 시행 승인을 받은 경우
c. 바늘감압술은 처치 제공자의 업무 범위 내에서 이루어져야 하므로 지역 내 프로토콜에 따라 승인된 경우
d. 다수 사상자 사고로 선포되었고 관할 당국이 국가 대응체계에 따라 현장응급의료소를 수립한 경우

전술적 처치 상황

"공격적인 총기 난사/적대적 사건(ASHE)"은 2000년 이후 그 심각성과 빈도가 증가하고 있다. 이러한 사건의 분포는 농촌, 교외 및 도시 지역 사회에 영향을 미쳤다. 이러한 사건과 일반적인 다수 사상자 사고와의 차이는 대응자가 ASHE 사건 현장에 도착했을 때 부상 또는 사망할 위험이 높다는 점이다. 또한 군용 무기와 기술을 사용하기 때문에 복합적이고 치명적인 외상 환자들이 발생한다.

소생 구역: 처치 단계

TECC는 처치 제공자와 환자의 위험에 대한 재난 관리 및 EMS 식별에 따라 환자 처치를 세 가지 구역으로 나눈다. 각 구역은 구체적인 처치 목표, 처치 제공자의 술기 및 환자 처치 목표가 있다. 역동적인 사건의 부상자 시나리오에는 일반적으로 의학적 문제와 전술적 문제가 모두 수반된다. TECC의 목표는 환자를 적절한 시간에 올바르게 처치를 시행하는 것이다.

직접적인 위협 관리/위험구역(hot zone)

이 지역(또는 단계)은 처치 제공자와 환자에게 가장 높은 위험을 나타낸다. 추가 손상이나 사망의 즉각적인 위협이 있고 사고 현장은 안전하지 않다. 이 구역에서는 위협 억제, 추가 부상자 방지, 위협이 높은 구역에서 부상자 구출, 치명적인 출혈을 지혈하는 것에 중점을 둔다.

간접적인 위협 관리/전방통제구역(warm zone)

이후 교육에서는 간접적인 위협 관리/전방통제구역에서의 TECC 운영을 광범위하게 다룰 예정이다. 전방통제구역은 잠재적 위협이 존재하지만, 직접적이거나 즉각적인 위협이 없는 지역이다. 예를 들어 지역 쇼핑몰에서 총기 난사 사건이 발생했다는 신고를 받으면 쇼핑몰에 들어가 부상자를 처치해야 할 수도 있다. 총격범이 건물 안에 있고 여전히 활동 중이라면, 건물 내는 위험구역(직접적인 위협 관리)으로 간주하지만, 총격범이 건물에서 탈출하는 순간 즉각적인 위협이 될 수 있으므로 건물의 나머지 구역은 전방통제구역이 된다. 전방통제구역에는 MARCH 알고리즘 적용과 관련된 다른 처치(대량 출혈, 기도, 호흡, 순환, 머리/저체온증)가 포함된다. 일반적으로 전방통제구역 내에는 부상자 수집소 및 합동 구조대가 배치된다.

후송 관리/안전구역(cold zone)

후송 관리/안전구역은 위협에 대한 합리적 의심이 예상되지 않는 지역으로 추가적인 의료인력/이송 자원이 배치될 수 있다. 후송 관리는 일반적으로 정해진 지역 및 정부의 프로토콜을 따른다(**그림 1-2**). 표 1-1에는 다양한 구역과 처치 단계의 예시가 나와 있다.

지식 체크

전문 기도유지기의 사용은 ______에서 사용할 수 있는가?

a. 직접적인 위협 관리/위험구역
b. 간접적인 위협 관리/전방통제구역
c. 후송 관리/안전구역
d. 모든 구역

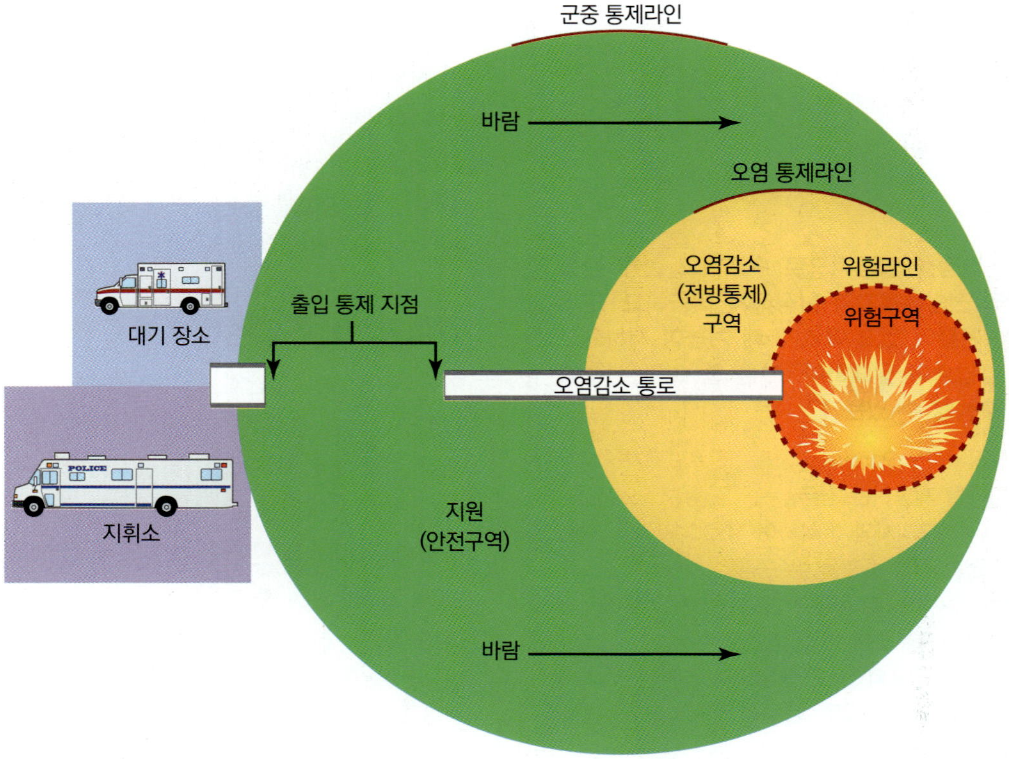

그림 1-2. 직접적인 위협, 간접적인 위협 및 후송 관리와 응급 관리에서 사용하는 위험구역, 전방통제구역 및 안전구역의 설명과 일치한다.

표 1-1 지역별 처치 단계

지역별 처치 단계	예
직접적인 위협/위험구역	■ 현재 총격범의 사격 범위 내에 있다. ■ 누군가 생물학적 무기를 배치하고 있으며 오염 구역에 있다.
간접적인 위협/전방통제구역	■ 해당 지역에 총격범이 있지만, 사격 범위 내에 있지 않다.
후송/안전구역	■ ASHE 사건 현장에서 부상자를 병원으로 이송하는 중이다.

NAEMT TECC 과정 목표

NAEMT의 TECC 과정 목표는 중증외상환자가 많이 발생한 상황에 대응할 때 처치 제공자에게 근거-기반 모범 사례를 제공하도록 설계되었다.

- 외상 환자에 대한 신속한 평가
- 검사 및 평가 술기에 관한 교육생의 지식
- 처치의 세 단계에 대한 이해
- 외상 환자에 대한 교육생의 평가 및 처치 능력 향상
- 전술적 환경에서 병원 전 외상 처치에 대한 교육생의 역량 향상
- 추가 환자 발생 위험을 제한하면서 다발성 외상 환자 처치 확립
- 외상 환자의 처치 시작 및 전환을 위한 공통 접근 방식 촉진
- 외상 처치에 대한 전술적 및 환경적 요인에 대한 이해 제공

TECC 지침

ASHE 전술적 상황에 대응하고 업무를 수행하려면 EMS 처치 제공자와는 다른 대응이 필요하다. C-TECC 지침은 처치 제공자를 위한 네 가지 기본 원칙을 제시한다.

역동적인 사건에서 부상자가 발생한 시나리오는 일반적으로 의학적인 문제와 전술적 문제를 모두 수반한다.

모든 전술적 사건이 처음에 ASHE로 인해 출동하는 것은 아니다. 이는 "길거리에서 쓰러진 사람"에 대한 도움 요청으로 시작될 수도 있다. "갑작스러운" 다수 사상자 사고는 사망뿐만 아니라 화상, 골절, 출혈을 동반하는 외상성 손상을 유발하는 사건이다. 일반적인 다수 사상자 사고에는 화학적, 생물학적, 방사선학적 또는 핵(CBRN) 요소가 포함되지 않는다. "응급" 다수 사상자 사고는 수백 명의 사상자를 발생시키거나 여러 장소에서 동시에 발생하거나, 화생방 요소를 포함하는 사고를 말한다. 고성능 무기를 사용하는 테러리스트들이 도시를 활보하며 다수의 사상자를 발생시킨 뭄바이식 공격은 전술적 사건의 역동성을 보여주는 극단적인 사례이다.

부상자를 위한 최상의 결과와 임무 수행이 목표이다(가능한 한 많은 사람을 구함).

처치 제공자로서 당신은 생명을 유지하는 데 필요한 신속한 처치가 얼마나 중요한지 잘 알고 있다. 전술적 상황에 종사하려면 상황 인식, 적극적이고 지속적인 환자 분류, 구급대원과 구조대원의 사망이나 심각한 손상 없이 가능한 한 많은 부상자를 구하기 위한 여러 기관의 노력이 필요하다.

좋은 처치가 때로는 나쁜 전술이 될 수 있고 나쁜 전술은 모든 사람을 죽게 하거나 임무 실패를 초래할 수 있다.

이러한 시나리오에서는 처치 제공자의 안전을 유지해야 한다. 예를 들어, 직접적으로 위험한 상황에서 시행하는 처치(위험지역)는 부상자와 처치 제공자 모두에게 추가적인 부상의 위험이 있으므로 지혈대 적용 외의 의학적 처치는 거의 시행하지 않는다. 목표는 부상자와 처치 제공자를 위험구역에서 전방통제구역으로 신속하게 이동시키는 것이다.

의학적으로 올바른 개입을 잘못된 시기에 수행하면 추가 부상자가 발생할 수 있다.

전술적 상황에서 작전을 수행하려면 처치의 우선순위와 타이밍을 재조정해야 한다. 간접적으로 위험한 상황(전방통제구역)이 예기치 않게 직접적으로 위험한 상황(위험구역)으로 변할 수 있으므로 가장 복잡한 처치는 후송 관리(안전구역)에서 제공해야 한다. 위험구역에서 복잡한 처치를 제공하면 환자와 처치 제공자 모두에게 위험할 수 있다.

대응 및 도착 현장 평가

모든 유형의 긴급 상황에 대응할 때는 항상 ASHE 위험 가능성을 배제할 수 있을 때까지 고려한다. 사고 현장에 접근할 때는 경계를 늦추지 말고 상황이 이상해 보이거나 비정상적인지 파악한다. 엄폐물을 찾고 후송할 준비를 해야 한다.

동료가 상황을 가장 먼저 파악하면 도착 시 관찰한 내용을 명확하고 간결하게 상황실이나 지휘소에 보고한다. 다수의 환자, 심각한 외상을 입은 환자, 폭발의 여파 또는 총격범의 증거는 전술적 상황의 징후이다. 추가 자원을 요청하고 위협의 성격과 위험지역을 파악한다.

위험지역은 처치 제공자와 환자에게 가장 높은 위험을 나타내며, 추가적인 부상 또는 사망의 즉각적인 위협이 있다. 초기 현장 평가에서 처치 제공자 본인이 위험구역에 있음을 인지하면, 즉시 그곳에서 이동해야 한다. 이때 가장 먼저 해야 할 일은 엄폐물을 확보하는 것이다. 사망한 처치 제공자는 부상자에게 생명을 구하는 처치를 제공할 수 없다는 것을 기억한다.

> **지식 체크**
>
> **전술적 상황에서 작전 시 _______은 종종 _______이 되어 임무 실패를 초래할 수 있다.**
>
> a. 대응팀/공격당함
> b. 너무 많은 구급대원/조정되지 않음
> c. 좋은 약/나쁜 전술
> d. EMT 수준의 처치 제공자/압도당함

전술적 환경 내에서 작용하는 기타 요소

민간 전술 환경에서 발생할 수 있는 다른 업무 중심 요소도 있다. ASHE 상황에 대한 지역 및 정부의 대응은 경험과 모범 사례 연구를 기반으로 계속 발전하고 있다.

합동대응팀(Rescue task force)

합동대응팀(RTF)은 전술적 부상자에게 현장 처치를 제공하기 위해 협력하는 동시에 전술적 EMS가 대응자에게 평가 및 처치를 제공하기 위해 협력하는 혼합 자원(주로 EMS 및 경찰)으

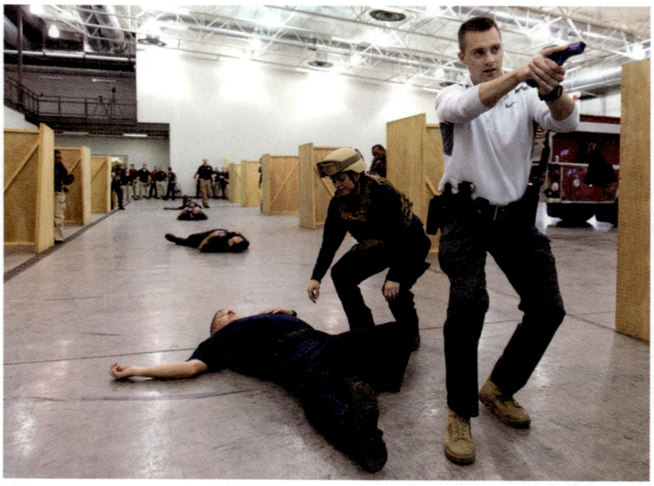

그림 1-3. 합동대응팀의 훈련.

로 구성된 팀이다.

합동대응팀의 접근 방식은 건물 전체가 위험구역이라는 가정에서 시작된다. 경찰의 목표는 총격범을 즉시 찾아내고 가능한 한 빨리 모든 가용 자원을 사용하여 위협을 무력화하는 것이다. 이 과정에서 경찰은 건물의 일부 지역을 확보한다. 경찰에 의해 지역이 확보되면 해당 지역은 전방통제구역이 된다. EMS 처치 제공자는 전방통제구역에서 경찰과 협력하여 부상자의 위치를 파악하고 처치한다.

EMS 처치 제공자의 목표는 치명적 손상을 처치하고 부상자를 안정시키며 전방통제구역에서 안전구역으로 신속하게 이동시키는 것이다. EMS 처치 제공자가 도착하는 대로 부상자를 처치하되 분류는 하지 않는다. 도움 없이 걸을 수 있는 사람들은 경찰의 지시에 따라 안전구역 내에서 안전한 복도를 따라 스스로 대피하도록 안내한다(**그림 1-3**).

전술적 응급의료 지원(TEMS)

전술적 응급의료지원팀은 고위험, 장기간 지속되는 임무 중심의 사법기관의 특수 작전 중 예방, 긴급, 응급의료서비스(EMS)를 제공한다. EMS 처치 제공자는 사법기관, 경찰 특수 작전팀에 소속되어 있다.

TEMS 제공자는 전술 지휘관의 의료적 양심 역할을 한다. 의료지원팀은 전술 지휘관에게 상황적 고려 사항에 따라 실시간 조언과 조치를 제공하며, TEMS 제공자는 계획된 작전에 대한 의료적 위협 평가를 제공할 수 있다.

종종 부상자는 의료서비스를 받을 수 없는 지역에 있을 수 있다. 원격 의료 평가와 TEMS가 지시하는 자가-처치는 TEMS 처치 제공자의 책임이다.

지식 체크

___________은 최초 대응자의 의학적 처치에 중점을 둔다.

a. 의료 부문
b. 전술적 응급의료 지원
c. 합동 대응팀
d. 경찰 의료진

요약

NAEMT의 TECC 과정은 위협이 높은 병원 전 환경에서 외상 처치를 위한 일련의 모범 사례 처치 지침을 제공한다. 이 과정은 민간 전술 환경에서 모든 환자에게 처치를 제공하기 위해 개발되었다.

참고 자료

National Association of Emergency Medical Technicians. PHTLS: Prehospital Trauma Life Support. 9th ed. Burlington, MA: Public Safety Group; 2019.

The National Academies of Sciences, Engineering, Medicine. Up to 20 percent of U.S. trauma deaths could be prevented with better care; integration of military and civilian trauma care systems needed to reach national aim of zero preventable deaths after injury. June 17, 2016. http://www8.nationalacademies.org/onpinews/newsitem.aspx?RecordID=23511. Accessed December 6, 2018.

LESSON 2

직접적인 위협 관리/위험구역

학습 목표

- 직접적으로 위협적인 상황/위험지역의 특성을 정의할 수 있다.
- 직접적인 위협이 있을 때 의학적 처치를 제한하는 근거를 주제로 토론할 수 있다.
- 직접적인 위협 단계에서 임무 수행 속도와 술기 장비가 처치 저공자의 행동에 어떤 영향을 미치는지 설명할 수 있다.
- 끌기법과 매기법을 설명할 수 있다.
- 지혈대에 대한 군에서의 경험을 논의하고 지혈대의 작용 기전, 적용 및 최적화 방법을 검토하고 직접적으로 위협하는 상황에서 지혈대를 사용하는 방법을 설명할 수 있다.

직접적인 위협 관리/위험구역

이 장에서는 전술적 응급 부상자 처치(TECC)에 대해 중점적으로 다룬다. 위험구역(hot zone)은 추가적인 부상 또는 사망의 즉각적인 위협이 있고 현장이 안전하지 않으므로 처치 제공자와 부상자에게 가장 큰 위험을 나타낸다. 이 구역에서는 위협 억지, 추가 사상자 방지, 고위험 지역에서의 부상자 구출, 팔다리의 치명적 출혈 지혈에 중점을 둔다.

직접적인 위협 관리/위험구역에서의 작전

TECC 대응이 필요한 사고는 예측할 수 없으며 빠르게 진행된다. 의료진은 현장 상황 평가가 완료될 때까지 역동적인 상황에 대응해야 함을 예측해야 한다. 직접적으로 위협적인 상황의 예로는 사격 범위가 명확한 총격범, 붕괴하는 건물 내에서의 작업, 폭발 장치의 폭발 범위 내에서의 작업, 방사선원 또는 위험 물질에 너무 가까이 있는 경우 등이 있다. 또한 때로는 안전한 사고 현장이 안전하지 않은 상황이 될 수도 있다.

직접적으로 위협적인 상황(위험구역)에서는 처치가 거의 제공되지 않는다. 위협을 파악한 후 위험구역을 전방통제구역으로 만들고 후송할 수 있는 부상자를 안전구역으로 이동시키는 데 중점을 둔다.

X로부터의 이동

직접적인 위협/위험구역에서 처치 제공자의 즉각적인 목표는 'X에서 벗어나는 것'이다. X는 처치 제공자가 현재 서 있거나, 앉아 있거나, 걷거나, 업무를 수행하고 있는 곳으로 위협의 표적이 될 수 있는 지역을 말한다(예: 저격수의 사격 범위 내 또는 폭발하지 않은 장치의 폭발 구역 내). TECC의 경우 X에서 벗어난다는 것은 직접적인 위협의 원인을 완화하거나 부상자와 처치 제공자를 더 안전한 지역으로 이동하는 것을 의미한다. 미국의 미주리주 퍼거슨의 시민 소요 사태 현장에서 근무하는 EMS 제공자들은 계속 움직이는 X(폭도)와 마주했다. 당시 EMS 제공자들은 집에서 부상자를 처치하는 안전구역에서 활동하고 있다가 구급차로 부상자를 옮길 때 폭도들이 움직여 갑자기 직접적인 위협이 있는 위험구역에 놓이게 되는 상황이 발생했다.

끊임없이 변화하는 위협적인 환경

전술적 상황에 대한 사후 조치 분석에 따르면 모든 위협이 확인되고 무력화될 때까지 사고 현장은 위협적인 상황이 급변하고 직접적인 위협(위험구역)과 간접적인 위협(전방통제구역)이 식별되는 등 역동적인 상태를 유지한다. 따라서 직접적으로 위협하는 위험구역에서 벗어나는 데 있어 TECC 처치 제공자의 즉각적인 대응이 필요하다.

치명적인 팔다리 출혈을 지혈하는 것이 위험구역에서의 유일한 임상적 처치 목표이다. 다른 목표는 위험도가 높은 지역에서 부상자를 구출하는 것이므로 부상자를 신속하게 처치 및 이동할 수 있도록 해야 한다.

해당 지역이 갑자기 위험구역으로 바뀌면 전방통제구역에서의 추가 처치 제공이 중단될 수 있다. 부상자와 TECC 처치 제공자는 즉시 위험구역 밖으로 이동해야 한다.

엄폐와 은폐

X에서 벗어나는 것은 엄폐물을 찾거나 은폐하는 것을 의미할 수 있다. 엄폐물은 총알을 막을 수 있는 모든 것을 의미한다. 콘크리트 벽, 전신주, 자동차 본체 등은 모두 숨을 수 있고 총알이 통과하지 못한다는 것을 알 수 있는 장소이다. 다시 말해, 엄폐물은 총알로부터 몸을 숨길 수 있고 보호한다고 할 수 있다.

은폐는 총알을 막지 못한다. 속이 빈 나무문, 나무 울타리, 차량 문 등이 이에 해당한다. 총알은 이 모든 것을 통과할 수 있으므로 인체에 손상을 입힐 가능성이 있다. 즉, 은폐는 적의 눈에 띄지 않게 잠시 몸을 숨기는 것뿐이다. 모든 엄폐물은 총알과 시야로부터 자신을 숨기는 것이므로 모든 엄폐물은 은폐물이 될 수 있지만, 은폐물은 엄폐물이 될 수 없다(**그림 2-1**).

직접적인 위협 완화

전술적 부상자가 발생한 상황의 목표는 최소한의 부상자로 임무(위협 완화)를 완수하고 부상자가 추가 손상을 입지 않도록 방지하는 것이다. 위협 완화 기술은 총격범, 밀폐된 공간, 위험 물질, 불안정한 구조물과 같은 기존의 위협을 무력화하는 데 사용된다. 목표는 부상자에게 신속한 접근과 구출이다.

부상자가 직접적으로 위협하는 상황(위험구역)에서 벗어날 때까지 전문적인 처치는 지연된다. 처치는 치명적인 외부 출혈을 지혈하는 데 초점을 둔다. 전술적인 초점은 부상자를 위험지역에서 전방통제구역으로 이동시키는 것이다. 사법기관 또는 기타 처치 제공자는 이 지역에서 발생할 수 있는 모든 전술적 작전에 계속 참여하라는 지시를 받는다. 가능하면 부상자에게 더 안전한 위치로 이동하여 스스로 처치할 수 있도록 지시한다.

지식 체크

처치 제공자와 부상자에게 가장 큰 위험을 나타내는 구역은 ________이다.

a. 전술 지역
b. 직접적인 위협 관리/위험구역
c. 간접적인 위협 관리/전방통제구역
d. 후송 관리/안전구역

구조 시 고려 사항

각 TECC에는 임무를 수행하는 속도가 있다. 여러 기관의 처치 제공자 및 구조대원이 도착하여 상황을 평가하고 행동 계획을 세우면서 혼란스럽게 시작하는 경우가 많다. 전술적 상황으로 인해 직접적인 위협 관리/위험구역에 있는 부상자에게 접근하지 못할 수도 있다. 이 경우 신속한 원격평가방법(RAM)과 구조 시도 계획의 개발이 필요하다. RAM은 처치 제공자와 직접적인 신체적, 시각적 접촉이 불가능한 부상자를 평가하고 도움을 제공하는 과정이다. 직접적인 위협 관리/위험구역 환경에서 부상자에게 처치를 제공하는 것은 첨단 진단 장비의 부족, 제한된 보급품, 심각한 부상 가능성, 열악한 환경, 총격전이라는 특수한 복잡성 등 여러 가지 이유로 인해 어려운 일이다. 처치 제공자는 예상치 못한 상황에 적응하고 부상자를 볼 수 없는 상황에서 부상자를 평가하는 원격의료평가를 수행할 수 있는 융통성을 가져야 한다. 쌍안경, 로봇, 비디오카메라 등이 사용할 수 있는 기술 중 일부이다.

신속한 원격평가방법(RAM)

원격의료평가는 미국 국립 군의관 의과대학교의 마약 및 테러 작전 의료 지원(CONTOMS) 프로그램에서 개발한 RAM을 기반으로 한다. 이 평가 알고리즘의 주요 목적은 구조 가능한 한 부상자를 구출하고 처치할 기회를 극대화하는 동시에 불필요한 구조 시도로 인한 TEMS 제공자의 위험을 최소화하는 것이며, 이 알고리즘은 직접적인 위협 관리/위험구역 처치 단계에서 가장 잘 적용된다(**그림 2-2**). 불필요한 구조는 1) 부상자가 스스로 탈출할 수 있는 경우, 2) 부상자가 이미 사망한 경우(시

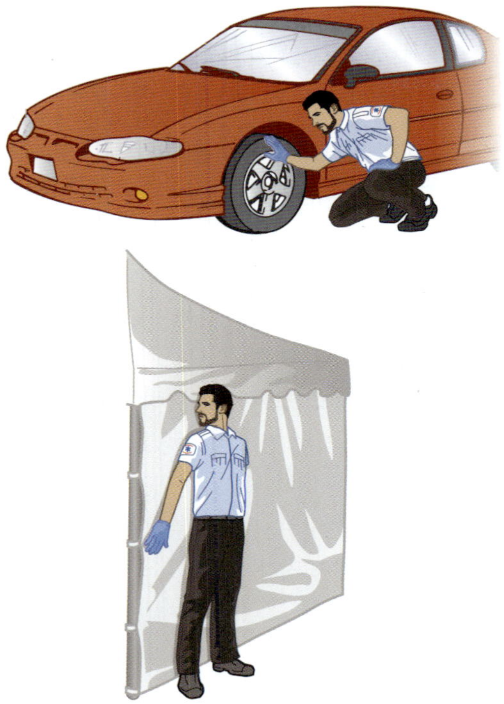

그림 2-1. 엄폐와 은폐의 차이점.

Courtesy CPL Matt Cain Ventura Police Department.

신 수습)의 두 가지 범주로 분류한다. RAM은 지휘관 또는 관할 당국에 구조를 지시하기 전에 보호된 위치에서 전체 상황을 평가하기 위한 체계적인 접근 방식을 제공한다.

원격 평가를 수행하는 첫 번째 단계는 해당 지역이 안전한지 확인하는 것이다. 안전하다면 부상자가 TEMS 제공자에게 해를 끼칠 수 없다는 점을 확인한 후 일반적인 EMS 처치가 적절하다. 해당 지역이 안전하지 않으면 이용할 수 있는 정보를 사용하여 부상자가 가해자인지 아니면 다른 위협을 나타내는지 확인한다. 이러한 상황에서는 위협이 통제될 때까지 추가적인 처치를 시행하지 않는다. 그렇지 않으면 전술 대원, EMS 처치 제공자 및 무고한 당사자의 안전이 위험해질 수 있다. 부상자가 가해자로 간주하지 않는 경우 부상의 유형과 부상자 상태의 안정성을 평가하기 위해 원격 평가를 시작해야 한다.

원격 관찰은 EMS 처치 제공자가 자신의 위치나 의도를 적대 세력에게 드러내지 않고 정보를 수집할 수 있으므로 원격 평가 시 가장 먼저 사용되는 기술이다. 경찰특공대(SWAT) 팀이 사용할 수 있는 기술은 원격 평가의 신뢰성을 향상할 수 있다.

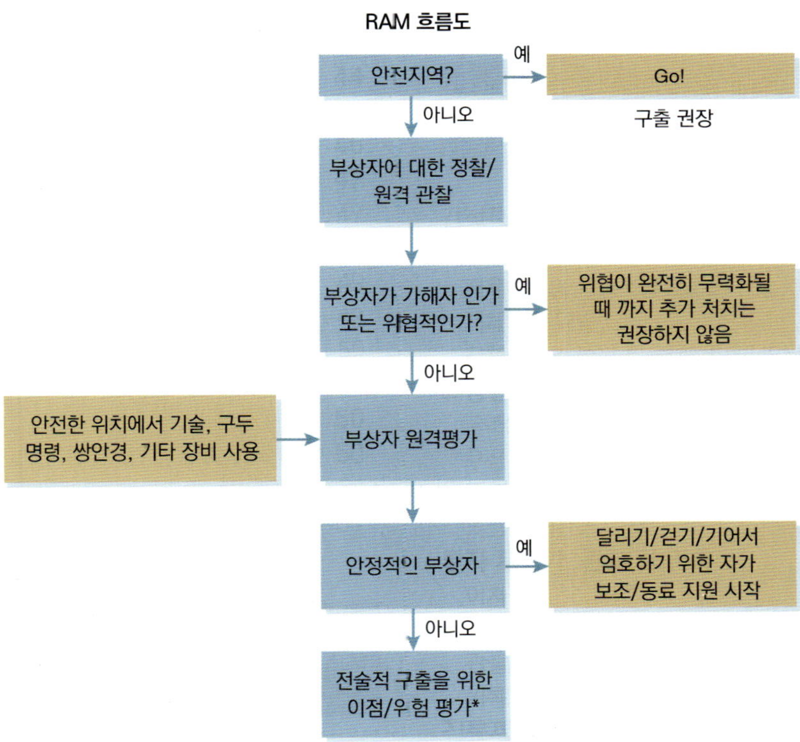

*전술적 구출의 이점/위험 평가는 부상자의 생존 가능성에 따라 달라진다. 결정은 궁극적으로 경찰특공대 지휘관이 TEMS 제공자의 중요한 의학적 의견을 수렴하여 내린다.

그림 2-2. 신속한 원격평가방법 흐름도.

예를 들어, 쌍안경이나 야간 투시경은 부상자가 숨을 쉬고 있는지, 호흡 속도와 질, 치명적인 출혈이 있는지, 기타 상처가 있는지 등을 확인하는 데 도움이 될 수 있다. 추운 날씨에는 부상자가 숨을 쉬는 경우 부상자의 입에서 입김을 볼 수 있는 경우가 많다. 가능한 경우 음향 감시 장비를 사용하여 말소리, 신음, 심지어 호흡음까지 감지할 수 있다. 열화상 기술은 최근 몇 년 동안 발전하였으며 RAM에 적용하는 것을 고려할 수 있다. 이러한 기술을 사용할 수 없는 경우 간단한 원격 시각적 평가를 수행해야 한다.

부상자나 부상자 옆에 있는 사람과 의사소통이 가능한 경우 처치 제공자는 간단하고 간결한 단어를 사용하여 질문하고 지시할 수 있어야 한다. 여기에는 1) 침착함을 유지하는 능력, 2) 전문 의학 용어 사용을 피하는 능력, 3) 다른 사람의 눈, 귀, 손을 사용하여 머리부터 발끝까지 평가하는 세 가지 능력이 중요하다. 처치 제공자는 먼저 자신과 동료를 소개하고 차분하게 부상자를 안심시켜야 한다. 처치 제공자는 부상자 또는 부상자 옆에 있는 사람에게 이름이나 호칭을 어떻게 불러야 하는지, 이전에 의료 또는 응급처치 교육을 받은 적이 있는지 물어본다. 다음으로 처치 제공자는 MARCH 평가 프로토콜을 염두에 두고 부상자의 상태와 위치에 대한 간략한 설명을 요청해야 한다. MARCH 순서는 TECC의 핵심 평가이며 나중에 더 자세히 다룬다. 원격평가를 수행할 때 MARCH는 다음과 같은 평가 순서를 사용한다.

- M: 대량 출혈 지혈
- A: 기도 개방
- R: 호흡 상태
- C: 순환 상태
- H: 저체온증/머리 손상

주요 고려 사항에는 부상자의 손상 또는 질병 여부, 심각한 출혈 유무, 호흡 상태, 맥박, 의식 수준 등이 포함된다. 부상자 또는 부상자 옆에 있는 사람은 우선 필요에 따라 지혈대 적용, 기도 개방 및 개방성 가슴 상처 처치와 같은 응급처치를 통해 치명적인 손상을 먼저 처치해야 한다.

즉석에서 재료를 구할 수 있는 능력 또한 생명을 구할 수 있다. 처치 제공자는 부상자 또는 부상자 옆에 있는 사람으로부터 지혈대와 부목으로 사용할 수 있는 의료용품, 응급처치 키트, 기타 접근할 수 있는 비의료 장비의 존재 여부에 관한 정보를 얻어야 한다. MARCH 평가 및 처치 후 부상자 또는 부상자 옆에 있는 사람에게 머리부터 발끝까지 신속하게 평가하고 기록할 수 있도록 지시해야 한다.

지휘관은 언제든지 부상자를 전술적으로 구출하는 것이 최선이라고 결정할 수 있지만, 이 결정에는 부상자의 의학적 안정성이 아닌 상황을 먼저 고려해야 한다. 부상자의 상태가 불안정한 경우 구출에 따른 위험과 즉각적인 처치를 받을 수 있는 이점을 비교 검토해 결정해야 한다. 이는 지휘관의 결정이지만, 지휘관은 부상자의 상태와 즉각적인 구출의 필요성에 대해 TEMS 제공자의 평가에 의존할 것이다. 이점-위험 비율이 매우 높으면 구출을 먼저 진행할 수 있다.

알고리즘은 논리적으로 보이지만, 감정이 이성을 압도하여 불필요한 구조가 이루어지기 전에 올바른 판단을 내릴 수 있는 의사 결정 구조를 갖추는 것이 중요하다. 군대에서는 시신을 수습하거나 도움 없이 엄폐물로 뛰어가 부상자를 구하려다 수많은 사상자가 발생한 사례가 많다.

작전 수행

전술적 상황에 대한 포괄적인 접근 방식은 미국화재예방협회(NFPA) 3,000(PS)의 총기 난사범/적대적 사건 대응(ASHER) 프로그램 표준, 2018년 판에서 확인할 수 있다. NFPA는 작전 수행 능력을 세 가지 요소의 집합으로 설명한다.

1. 자원의 가용성/신뢰성. 훈련된 전문 인력을 쉽게 이용할 수 있고 대응할 준비가 되어 있는가? 한 관계자가 다수 외상 처치를 위해 중앙 창고로 가야만 한다면 즉시 사용할 수 있고 신뢰할 수 있는 자원으로 간주하지 않을 수 있다.
2. 기관의 역량. 총기 난사범이나 적대적 사건 사고를 전략적으로 배치하고 관리할 수 있는 기관의 역량은 무엇인가? 사건이 발생할 때마다 해당 기관은 물론 다른 기관에서도 교훈을 얻게 된다.
3. 운영 효율성. 이는 팀의 기술과 준비 상태에 따라 결정된다. 예를 들어, 1995년 미국 오클라호마주 알프레드 머라 빌딩 폭탄 테러 참사는 연방 정부의 지원을 받는 모든 도시 수색 및 구조팀이 투입된 최초의 사건이다. 일부 팀은 다년간의 현지 및 국제 경험이 있었고 다른 팀은 첫 번째 임무를 수행했다.

대응에 필요한 자원(인력 및 장비)과 민간인 부상 및 사망, 구조대원 부상 및 사망, 재산 손실 등 잠재적 결과를 비교하여 고려해야 한다.

끌기법과 운반법

TECC에서는 다섯 가지 끌기법과 운반법을 다룬다.

- 1인 끌기법
- 2인 끌기법
- 2인 안장 운반법
- 업기법
- 2인 앞뒤 운반법

1인 끌기법(one-person drag)

1인 끌기법은 걸을 수 없거나 의식이 없는 다발성 부상자를 이동하는 데 가장 적합하다. 처치 제공자는 부상자의 목과 어깨 부위의 옷을 잡아당겨 부상자를 끈다. 1인 끌기를 수행하려면 옷깃 바로 뒤의 옷을 잡고 팔로 부상자의 머리를 지지한 다음 부상자를 직접적인 위협 관리/위험구역 밖으로 끌어낸다(**그림 2-3**).

2인 끌기법(two-person drag)

2인 끌기법은 1인 끌기법과 유사하다(**그림 2-4**). 이 경우 두 명의 처치 제공자가 각각 한 손으로 옷을 잡고 부상자를 신속하게 안전한 곳으로 운반한다. 처치 제공자는 척추와 목이 머리와 일직선이 되도록 모든 합리적인 노력을 기울여야 한다.

2인 안장 운반법(two-person side-by-side carry)

두 명의 처치 제공자가 부상자를 운반할 때 사용하며 부상자는 두 사람 사이에 있어야 한다(**그림 2-5**).

- 부상자의 엉덩이 근처에 양쪽으로 한 사람씩 꿇고 앉는다.
- 부상자를 일으켜 앉힌 후 제공자는 각각 한 팔을 부상자의 겨드랑이 밑으로 등 위에 서로의 팔을 잡는다.

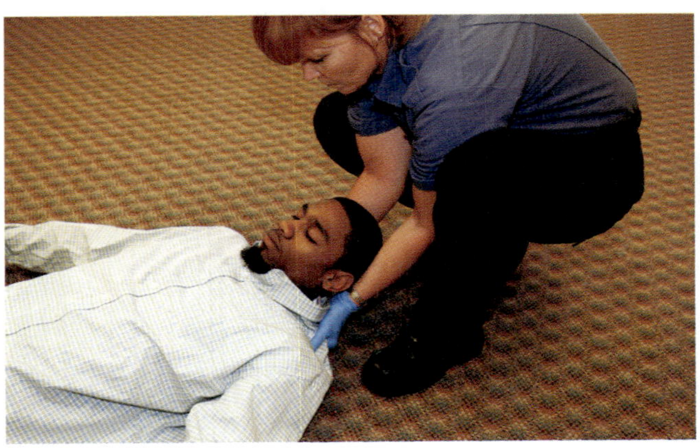

그림 2-3. 1인 끌기법.

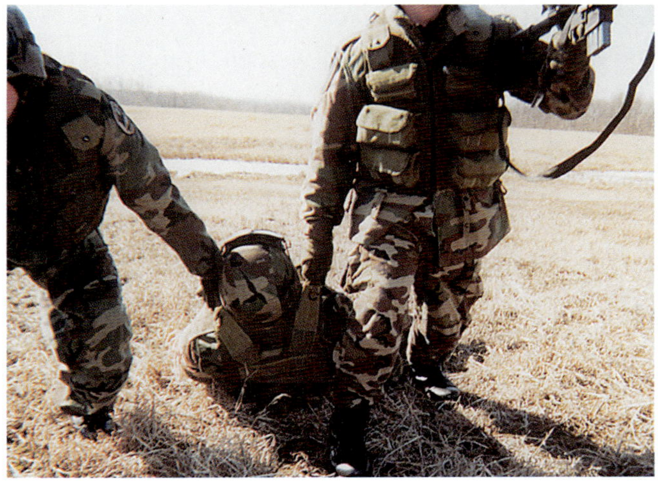

그림 2-4. 2인 끌기법.

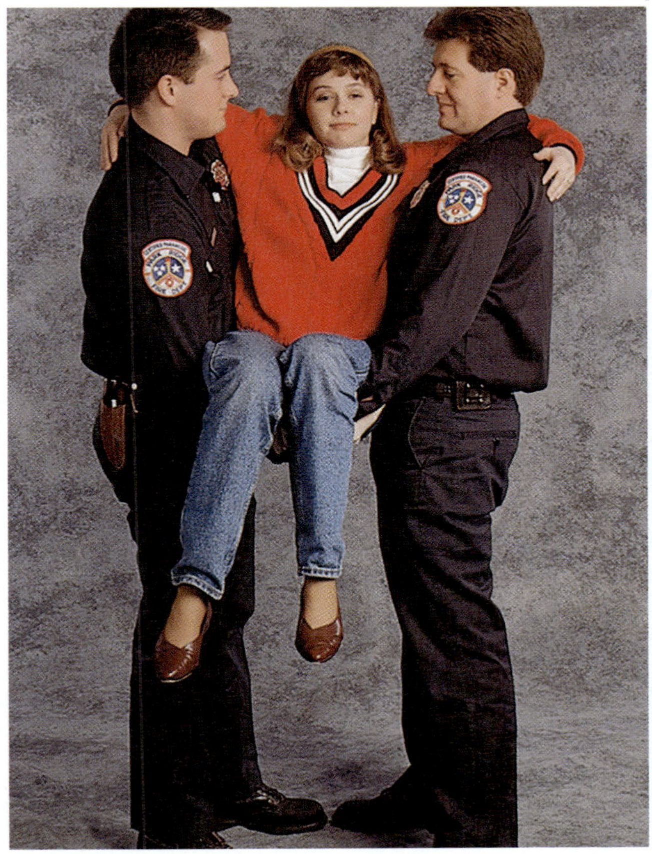

그림 2-5. 2인 안장 운반법.

- 다른 한 팔을 부상자의 넓적다리 밑으로 넣어 손목을 붙잡은 후 동시에 일어선다.
- 가능하면 부상자는 처치 제공자의 목에 자신의 팔을 두른다.

업기법(pack strap/hawes carry)

부상자의 손목이나 팔이 골절된 경우에는 업기법을 사용하지 않는다(**그림 2-6**). 의식이 없는 부상자에게 사용할 때는 두 번째 처치 제공자가 부상자를 등에 업힐 수 있도록 도와주어야 한다.

- 부상자를 서 있게 하거나 두 번째 처치 제공자가 부상자를 받쳐주도록 한다.
- 부상자에게 등을 대고 등을 곧게 펴며 무릎을 구부려 어깨가 부상자의 겨드랑이에 닿도록 자세를 취한다.
- 부상자의 팔을 앞으로 교차시켜 손목을 잡는다. 몸을 약간 앞으로 숙여 부상자를 등 뒤로/위로 끌어당긴다. 일어서서 안전한 곳으로 운반한다.
- 부상자의 체격에 따라 한 손으로 손목을 모두 잡고 남은 손은 균형을 유지하거나 문을 열고 장애물을 제거하는 등 자유로이 사용할 수 있다.

2인 앞뒤 운반법(fore/aft carry)

앞뒤 운반에는 두 명의 처치 제공자가 필요하다. 한 명은 부상자의 다리를 잡고 다른 한 명은 뒤에서 겨드랑이 밑으로 손을 뻗어 부상자의 팔뚝 또는 손목을 잡는다. 두 제공자는 동시에 부상자를 들어 올려 운반을 시작한다.

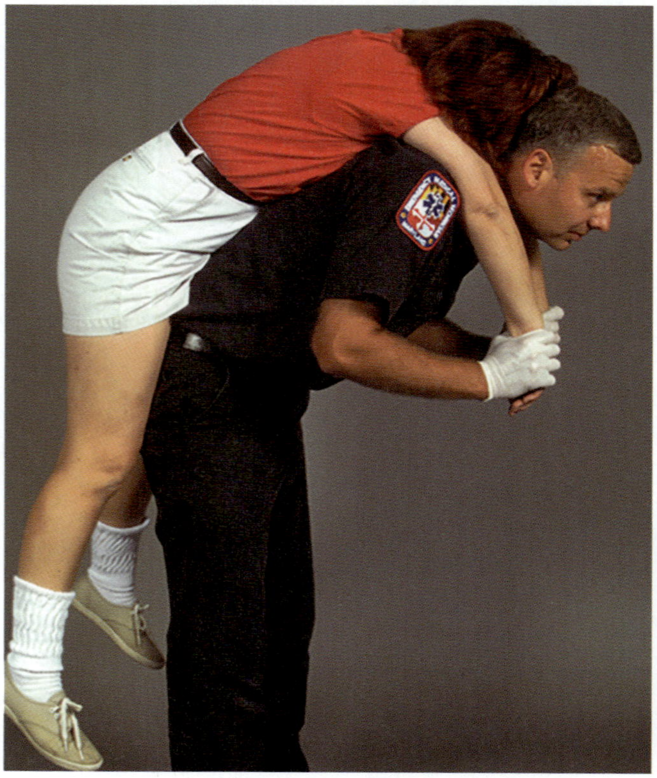

그림 2-6. 업기법/매기운반법.

> **지식 체크**
>
> **원격평가방법(RAM)의 핵심 요소는 무엇인가?**
>
> **a.** 처치 제공자는 직접적인 위협이 완화될 때까지 부상자와 함께 있는다.
> **b.** 처치 제공자는 온라인 의료 통제로부터 지시를 받을 수 없다.
> **c.** 처치 제공자가 부상자를 만질 수 없다.
> **d.** 직접적인 위협/위험구역에서 의료 부문으로 실시간 영상을 전송

직접적인 위협 관리/위험구역에서의 의료 중재

부상자를 회복자세로 눕히기

직접적인 위협/위험구역에 있는 TECC 제공자는 부상자를 회복자세로 취할 시간만 있다. 이 자세는 신체의 3/4 정도만 엎드린 자세이며 수동적으로 기도를 개방하고 구토물, 혈액, 분비물이 상부 기도에서 배출되도록 한다(**그림 2-7**).

대량 출혈 지혈

직접적인 위협/위험구역 내에서 이루어지는 유일한 의료 처치는 대량 출혈을 지혈하는 것이다. 대량 출혈은 중요한 혈액량이 손실되는 과정이며 출혈은 손상된 혈관에서 혈액이 유출되는 것으로 특히 출혈량이 많은 경우 병원 전 단계에서 외상성 사망의 가장 높은 비율을 차지한다. 또한 출혈은 외상센터에

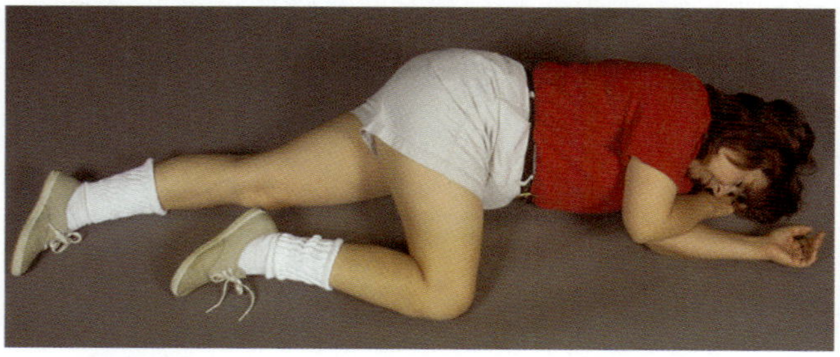

그림 2-7. 회복자세.

도착 후 첫 1시간 이내에 발생하는 외상 관련 사망의 가장 흔한 원인이며 수술실 사망의 80%, 최종 외상 처치 후 첫 24시간 이내에 발생하는 사망의 50%를 차지한다.

동맥 출혈은 특히 팔다리 원위부의 1/3 부근에서 발생한 경우 또는 팔다리 절단으로 인한 동맥 및 정맥 출혈이 발생한 경우 즉각적으로 생명을 위협한다. 상처 부위를 직접 압박하거나 부상자 및 옆에 있는 사람에게 압박하도록 지시한다. 그런 다음 부상자나 옆에 있는 사람에게 효과적으로 지혈대를 적용하도록 지시한다.

치명적인 출혈이면 손상 부위의 옷을 제거하고 서혜부나 겨드랑이 부위(high and tight)에 그리고 피부에 직접 지혈대를 위치시킨다. 조임 막대를 회전시키기 전에 조임 끈을 최대한 당긴 후 벨크로에 견고하게 붙인다. 지혈대의 조임 막대가 변형되지 않도록 3회(540도) 이상 회전시키지 않는다. 하나의 지혈대로 지혈되지 않는 경우 더 넓은 부위에 걸쳐 동맥을 압박할 수 있도록 추가 지혈대를 이전에 적용한 지혈대 바로 옆(근위부)에 적용하는 것을 적극 권장한다.

지혈대의 종류

CAT 지혈대

CAT 지혈대는 팔다리에서 발생하는 심각한 출혈을 조절하는 데 효과적인 장비이다. CAT 지혈대는 다섯 가지 구성요소로 구성된다**(그림 2-8)**.

- 마찰 어댑터 버클
- 조임 막대
- 조임 클립
- 조임 끈
- 벨크로(자가 부착 밴드)

SOFT 지혈대

SOFT 4세대와 SOFT 지혈대 Wide는 모두 기존 지혈대의 기능을 모방한 조임 끈 및 조임 막대가 있는 지혈대이다**(그림 2-9)**.

1. 팔다리의 손상 부위에서 약 5~10cm 떨어진 부위에 지혈대를 위치시킨다.
2. 조임 끈이 자신 또는 부상자의 정중선을 향하도록 배치하고 조임 끈을 조인다.
3. 출혈이 조절될 때까지 알루미늄 조임 막대를 비틀어 준다.

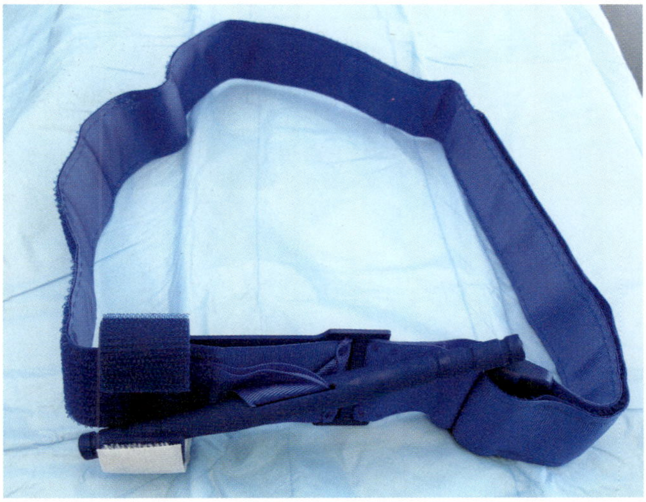

그림 2-8. CAT 지혈대.
Courtesy of Peter T. Pons, MD, FACEP.

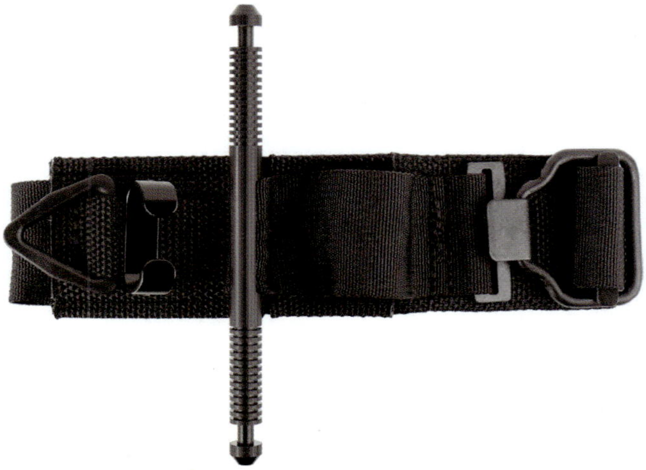

그림 2-9. SOFT 지혈대(4세대).
Courtesy of TacMed Solutions.

4. 조임 막대의 한쪽 끝을 지혈대에 있는 삼각형 클립에 끼운다.
5. 안전 나사를 조인다.

응급 및 군용 지혈대(공압식)

이 공압식 지혈대는 혈압 커프와 같은 기능을 한다. 한 가지 차이점은 팽창된 지혈대를 고정하는 데 사용되는 강화된 공기주머니와 고정장치이다. 이 장치의 설계는 고정장치가 잠기면 팔다리에 압력을 유지하여 공기주머니와 핸드 펌프 사이의 연결을 잠그게 되어 있다. 이 장치는 지혈대 효과 연구에서 좋은 점수를 받았지만, 조임 막대 스타일 장치보다 비싸고 부피가 크며 무겁다**(그림 2-10)**.

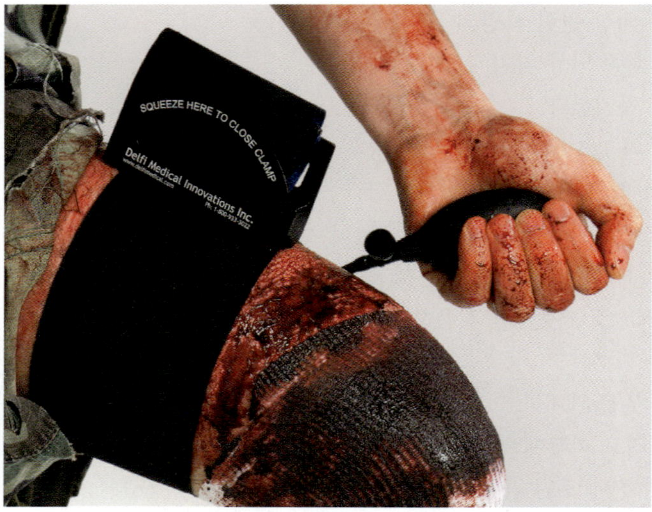

그림 2-10. 응급 및 군용 지혈대.

Reproduced with permission from Emergency & Military Tourniquet, Delfi Medical. Retrieved from http://www.delfimedical.com/emergency-military-tourniquet/

잠재적으로 치명적인 출혈에만 사용 → 지혈대를 "high and tight"에 위치 → 지혈대 적용 후 원위부 맥박 소실 및 지혈 확인 → 필요한 경우 두 번째 지혈대 사용

그림 2-11. 지혈대 적용.

급조 지혈대

지혈대는 혈관에 존재하는 수축기 압력보다 더 높은 압력을 팔다리 둘레에 생성하는 방식으로 작동한다. 출혈 부위 근위부에 지혈대를 적용하면, 손상 부위로 더 이상의 혈류가 흐르는 것을 방지하여 추가적인 출혈을 예방하는 역할을 한다(**그림 2-11**).

급조 지혈대를 만들어 사용하는 경우 팔다리를 둘러쌀 수 있는 만큼 길어야 하고 폭은 5~8cm이며 매듭을 단단하게 묶을 수 있는 재료를 사용해야 한다. 지혈대를 다리에 적용하는 경우 서혜부, 팔에 적용하는 경우 겨드랑이 수준에서 상처 부위 위쪽에 단단하게 적용해야 한다.

조임 막대는 재료를 조이는 데 사용된다. 필요한 기계적 지렛대를 만들려면 15~30cm 길이의 단단한 물체가 필요하다. 조임 막대는 팔다리를 감싸고 있는 재료 아래로 넣어 출혈이 멈추고 맥박이 촉지되지 않을 때까지 회전시킨다. 조임 막대는 반드시 제자리에 고정해야 한다.

지식 체크

직접적인 위협/위험구역에서 작업하는 동안 가장 먼저 시행해야 하는 처치는 무엇인가?

a. 지혈
b. 신속한 구출
c. 도수 기도유지
d. 전술적 저혈압

요약

- 주요 전술적 목표는 부상자를 직접적인 위협/위험구역에서 벗어나게 하는 것이다(X로부터의 이동).
- 조절되지 않는 출혈에는 지혈대를 즉시 사용한다.
- 출혈을 지혈한 후 부상자를 회복 자세로 눕힌다.

술기

부상자 끌기법

1인 끌기법

1. 전술적 상황, 예상 거리, 구조자의 수에 따라 적절한 이동 방법을 결정한다. 1인 끌기법은 짧은 거리에 이용하기 적절하고 끄는 자세가 높거나 낮을 수 있다.
2. 가능한 한 부상자의 무기를 확보한다.
3. 한 손이나 두 손으로 부상자의 장비를 움켜잡는다.
4. 끌기를 시작한다.

2인 끌기법

1. 전술적 상황, 예상 거리, 구조자의 수에 따라 적절한 이동 방법을 결정한다. 2인 끌기법은 부상자를 끄는 자세가 높거나 낮을 수 있다.
2. 끌기를 시도하기 전에 팀원들과 계획을 공유한다.
3. 가능한 한 부상자의 무기와 장비를 확보한다.
4. 각 대원은 각각 한 손으로 부상자의 장비를 움켜잡는다.
5. 끌기를 시작한다.

2인 안장 운반법

1. 전술적 상황, 예상 거리, 구조자의 수에 따라 적절한 방법을 결정한다.
2. 들기를 시도하기 전에 팀원에게 계획을 논의한다.
3. 가능한 한 부상자의 무기 및 기타 장비를 확보한다.
4. 부상자가 엎드려 있는 경우 부상자를 뒤로 굴린다.
5. 구조자는 부상자의 팔을 구조자의 목 위로 올리고 바깥쪽 손으로 부상자의 손목을 잡는다.
6. 구조자는 안쪽 손으로 벨트, 바지 또는 방탄복을 잡아 부상자를 고정한다.
7. 동시에 부상자를 들어 올린다.
8. 부상자의 발을 뒤로 끌면서 앞으로 나아간다.
9. 이동을 시작한다.

업기법

1. 전술적 상황, 예상 거리, 구조자의 수에 따라 적절한 방법을 결정한다.
2. 가능한 한 부상자의 무기를 확보한다.
3. 부상자가 움직일 수 있다면 부상자가 구조자의 목을 팔로 감싸도록 한다.
4. 구조자는 부상자의 팔 위로 손을 뻗어 팔꿈치 바로 위의 반대쪽 팔을 잡는다.
5. 이동을 시작한다.

2인 앞뒤 운반법

1. 전술적 상황, 예상 거리, 구조자의 수에 따라 적절한 방법을 결정한다.
2. 들어올리기 전에 팀원과 계획을 논의한다.
3. 가능한 한 부상자의 무기 및 기타 장비를 확보한다.
4. 부상자가 엎드려 있는 경우 부상자를 뒤쪽으로 굴려 앉은 자세로 일으킨다.
5. 구조자 한 명이 부상자의 다리를 잡고 구조자 한 명은 뒤에서 겨드랑이 밑으로 손을 뻗어 부상자의 팔뚝/손목을 잡는다.
6. 동시에 부상자를 들어 올린다.
7. 이동을 시작한다.

지혈대 적용

1. 휴대용 파우치에서 CAT 및 SOFT 지혈대를 꺼낸다.
2. 자가 접착 밴드의 고리를 통해 다리를 밀어 넣거나 자가 접착 밴드를 다리에 감은 후 마찰 어댑터 버클에 다시 부착한다.
3. 다리에 적용하는 경우 서혜부 높이, 팔에 적용하는 경우 겨드랑이 높이에 지혈대를 위치시킨다.
4. 지혈대를 고정한다.
   - 다리 상처에 적용할 경우 마찰 어댑터 버클의 양쪽을 통해 자가 부착 밴드를 통과시킨 후 다시 고정해야 한다. 이렇게 하면 조임 막대를 돌릴 때 느슨해지는 것을 방지할 수 있다.
5. 출혈이 멈출 때까지 조임 막대를 회전시킨다. 전술적 상황이 허락하는 경우 원위부 맥박이 더 이상 촉지되지 않는지 확인한다.
6. 고정대 또는 트라이링으로 조임 막대를 제자리에 고정한다.

참고: 안전을 강화하려면(그리고 항상 부상자를 이동하기 전에) 조임 고정 끈으로 조임 막대를 고정한다. 손발

이 작은 경우 자가 접착 밴드를 고정대에 감아 조임 끈 아래에 고정한다.

7. 조임 끈을 잡고 단단히 당긴 다음 고정대의 벨크로에 부착한다(CAT만 해당).

8. 전술적으로 가능한 경우 지혈대를 사용한 날짜와 시간을 기록한다.

참고: 전술적 상황과 프로토콜에 따라 실제 부상자의 상처 드레싱 방법과 부상자를 최종적인 처치를 위해 이송할지가 결정된다.

참고 자료

Callaway DW. Emergency medical services in disasters. Hogan DE, Burstein JL, eds. *Disaster Medicine*. 2nd ed. Philadelphia, PA: Lippincott, Williams and Wilkins; 2016:127-139.

Cloonan C. *Proceedings of the Third International Conference on Tactical Emergency Medical Support*. Bethesda, MD: Uniformed Services University of the Health Sciences; 1999.

Fisher AD, Will G. Next generation combat medic. Buyer beware: selecting your next everyday carry tourniquet. https://nextgencombatmedic.com/2017/09/14/buyer-beware-selecting-your-everyday-carry-tourniquet/. September 14, 2017. Accessed December 6, 2018.

Kragh JF, O'Neill ML, Walters TJ, Dubick MA, Baer DG, Wade CE, Holcomb JB, Blackbourne LH. The military emergency tourniquet program's lessons learned with devices and designs. *Mil Med*. 2011;176(10):1144-1152.

Mack M, Springer B, Ten Eyck R. Medicine across the barricade. *MedEdPORTAL*. 2013;9:9332.

McKay S, Hoyne S. High threat immediate extraction: the Immediate Reaction Team (IRT) model. *Tactical Edge*. Spring 2007:50-54.

National Association of Emergency Medical Technicians. *PHTLS: Prehospital Trauma Life Support*. 9th ed. Burlington, MA: Public Safety Group; 2019.

National Fire Protection Association. *NFPA 300 (PS): Standard for an Active Shooter/Hostile Event Response (ASHER) Program*. Quincy, MA: NFPA; 2018.

Shackelford SA, Butler FK Jr, Kragh JF Jr, et al. Optimizing the use of limb tourniquets in tactical combat casualty care: TCCC guidelines change 14-02. *J Spec Op Med*. 2015;15(1):17-31.

LESSON 3

간접적인 위협 관리/전방통제구역: MARCH - 부상자 평가 및 대량 출혈 처치

학습 목표

- 직접적인 위협 관리에서 간접적인 위협 관리로의 역동적인 전환에 관해 설명할 수 있다.
- 의식 수준이 변화된 부상자에게서 무기를 제거해야 할 필요성을 설명할 수 있다.
- MARCH 평가 단계를 구별할 수 있다.
- PACE 방법을 설명할 수 있다.
- 신체 평가와 자원을 바탕으로 가장 적절한 지혈 방법을 시행할 수 있다.
- 접합부 지혈대와 지혈대 적용이 불가능한 해부학적 위치에 안전하고 효과적인 지혈대 적용을 시연할 수 있다.
- 압박 드레싱 및 지혈 드레싱을 안전하고 효과적으로 적용하는 방법을 시연할 수 있다.

간접적인 위협 관리/전방통제구역

간접적인 위협 관리/전방통제구역은 안전이 확보되지는 않았지만, 상대적으로 안전한 지역에서 생명을 구할 수 있는 처치를 제공할 수 있다. 이는 여전히 완화되지 않은 위협이 존재하지만 임박하지는 않다는 의미이다.

전술적 상황의 역동적인 특성으로 인해 간접적인 위협 관리/전방통제구역은 고정된 지역이 아니다. 이 지역은 총격범의 이동, 다른 치명적 상황의 확인, 구조적 불안정, 급격한 화재 발생 또는 폭발로 인해 직접적인 위협/위험구역으로 빠르게 악화할 수 있다. 간접적인 위협/전방통제구역에서 작전을 수행하는 동안 TECC 제공자는 상황 변화에 주의를 기울이고 즉시 더 안전한 지역으로 이동할 준비를 해야 한다.

간접적인 위협/전방통제구역에서 첫 번째 부상자를 접하거나 직접적인 위협/위험구역에서 신속하게 대피한 부상자와 마주칠 수 있다. 직접적인 위협 관리/위험구역에서 대피한 부상자는 처치를 받지 않았거나 대량 출혈을 지혈하기 위한 초기 처치만 받았을 수 있다.

현장 안전

위험구역에서 부상자 처치를 시행하려면 주변 환경과 부상자의 임상 상태에 대한 상황 인식뿐만 아니라 지속적인 위험-이익 분석이 필요하다. 간접적인 위협/전방통제구역에서 작전을 수행하는 데 있어 중요한 구성 요소는 사고와 관련된 모든 분야의 공동 지휘 및 통제를 보장하고 이에 의존하는 것이다.

총기 난사 사건이 완화되지 않은 상태에서는 총격범이 계속 이동할 수 있으므로 특히 위험한 상황이 발생할 수 있다. 처치 제공자는 총격범이 갑자기 이동할 때 "X", 즉 직접적인 위협/위험지역 내에 있는 것을 발견할 수 있다. 처치 제공자는 더 큰 팀의 일원으로 일해야 함을 의미하며 이는 또한 아군 총격 사고를 예방하는 데도 도움이 된다.

다수 사상자 발생 시 부상자를 구조하고 구출하기 위해 문을 강제로 열거나 벽을 뚫으려면 전문 구조 인력이 필요할 수 있다. 예를 들어, 2016년 펄스 나이트클럽 총기 난사 사건 당시 올랜도 경찰특공대는 클럽에 갇힌 사람들을 구출하기 위해 후방 벽을 뚫고 탈출로를 확보했다. 소방, 구조대원과 구급대원은 간접적인 위협/전방통제구역에서 탈출 방법을 생각할 때 부상자를 구조하고 구출하던 본인의 경험을 활용하여 협력해야 한다. 간접적인 위협/전방통제구역에서 후송/안전구역으로 이동할 수 있는 가장 안전하고 빠른 경로를 설정해야 한다.

비대칭적 대응

구조자의 안전을 확보하고 부상자를 신속하게 구출하기 위해 비대칭적 구출 경로를 고려해야 할 수도 있다. 즉, 가장 직접적이고 안전한 경로가 기존의 복도가 아니거나 가장 확실한 경로가 아닐 수도 있다. 예를 들어, 문보다 창문이 더 편리한가? 위협을 피하고 엄폐를 유지하면서 신속하지만, 효과적인 탈출 경로를 확보해야 한다. 들어갔던 길이 가장 좋은 탈출 경로가 아닐 수도 있다는 점을 기억한다.

아군 사격이나 의도치 않은 결과를 피하려면 통합 지휘부와 소통하고 조율하여 조치를 취해야 한다(**그림 3-1**).

위협 관리

두 가지 특수 상황은 작전 중 TECC 제공자의 특별한 대응이 필요하다. 부상으로 인해 의식 상태가 변화된 경찰과 군인은 무기와 통신 장비를 해제시켜야 한다. 의식 상태 변화는 쇼크, 저산소증, 외상성 뇌손상 또는 진통제 투여로 인해 발생할 수 있다. 혼란스러운 상황에서 무장한 대원의 변화된 의식 상태는 구조자의 안전과 작전 수행에 위험을 초래할 수 있다. 즉, 무장한 대원은 처치 제공자의 행동을 위협적 폭행으로 오해하고 무력으로 대응할 수도 있다. 이 상황에서 적절한 권한이 있는 기관 담당자는 부상자의 무기와 통신 장비를 확보해야 한다(의식 상태가 변화된 구조자가 사고 지휘부와 통신할 수 없도록)(**그림 3-2**).

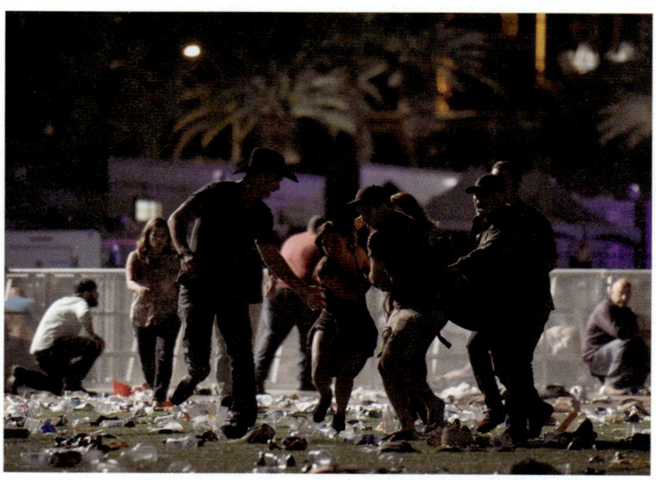

그림 3-1. 제공자의 안전을 확보하고 부상자를 신속하게 구출하기 위해 비대칭 구출을 고려한다.

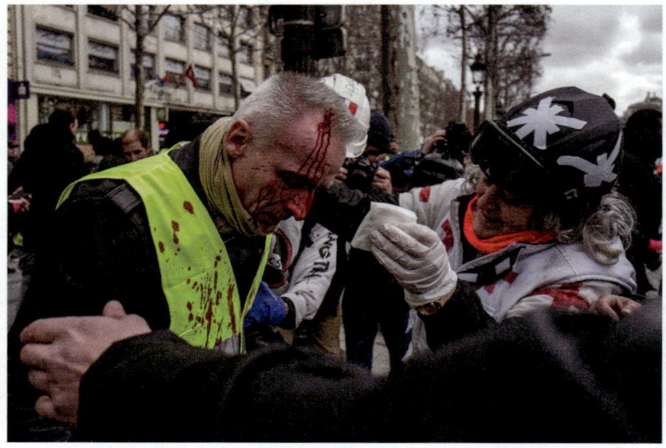

그림 3-2. 의식 상태가 변화된 팀원으로부터 무기와 통신 장비를 확보한다.

작전 중 무기 및 위험한 장치가 발견될 수 있다. 적절한 훈련을 받고 권한을 부여받은 담당자가 무기와 장치를 확보해야 한다. TECC 제공자의 역할은 발견된 무기를 식별, 격리 및 보고하는 것이다.

지식 체크

소방 호스를 배치하여 총격범의 시야를 가리거나 방해하는 것을 무엇이라고 하는가?

a. 프리랜서
b. 압도적인 반응으로 응답
c. 비대칭적 반응
d. 구조 통로 강화

평가 및 처치 우선순위

MARCH 평가 및 처치 프로토콜은 TECC의 핵심 요소이다. MARCH는 폭발이나 관통상 후 생명을 구하기 위해 처치의 우선순위 단계(대량 출혈[M], 기도[A], 호흡[R], 순환[C], 머리/저체온증[H])를 기억하는 간단한 약어이다.

MARCH 프로토콜은 부상자 평가 및 처치 순서를 제공한다. MARCH 프로토콜의 목표는 부상자가 병원 수준의 처치를 받을 수 있도록 사망을 지연시키는 것이다. 미 육군 특수작전사령부 제75 레인저 연대가 전술적 전투 부상자 처치(TCCC) 훈련과 MARCH 평가 교육을 받은 후 전장에서 예방할 수 있는 사망자 수가 전군 평균인 24%에서 3%로 감소했다. 대량 출혈을 막아 생명을 구했다.

출혈 평가

MARCH 평가의 첫 번째 단계는 대량 출혈을 확인하는 것이다. 이 평가는 부상자에게 다가가면서 시작된다. 부상자가 의식이 있는 경우 무엇을 할 것인지 설명한다. 주변을 확인하여 부상자의 손에 있거나 즉시 닿을 수 있는 무기를 확인한다. 모든 출혈의 원인을 육안으로 확인한다. 부상자가 주요 출혈 부위에 누워 있거나 부상자의 옷에 가려져 있을 수도 있다. 주요 혈관(빗장밑동맥, 겨드랑동맥, 위팔동맥, 노동맥, 목동맥, 넓적다리동맥, 오금동맥)을 손상시키는 상처는 출혈로 이어질 수 있다**(그림 3-3)**.

양손으로 부상자의 몸 전체를 촉진하는 방식으로 신속하게 출혈 유무를 확인한다. 머리부터 발끝까지 평가하면서 수시로 장갑을 확인해 출혈의 흔적을 확인한다. 이는 출혈 부위를 빠르게 파악하고 부상으로 인해 발생할 수 있는 문제를 훨씬 더 빨리 해결할 수 있다. 출혈 확인은 전방통제구역에서 가장 자주 시행한다.

혈액은 심한 출혈이 있고, 깨끗한 장갑을 착용하고, 불빛이 있을 때 확인할 수 있다. 촉진할 때는 긁어내기와 쓸어내기를 함께 사용하는 것이 더 효과적이다. 긁어내는 방법은 잔디밭에서 낙엽을 제거할 때 사용하는 갈퀴처럼 손가락을 벌리고 구부려서 평가하는 것을 의미한다. 이 방법은 손가락으로 옷에 가려 놓칠 수 있는 상처를 발견할 수 있으므로 발견된 상처는 즉시 노출하고 확인한다.

출혈 평가는 처치 제공자가 머리부터 발끝까지 이차평가와 유사하게 시행한다. 전술적 상황에 따라 간접적인 위협/전방통제구역에서 얼마나 많은 평가를 할 수 있는지가 결정된다. 출혈 평가의 우선순위는 모든 출혈 부위를 파악하는 것이다.

- 머리 윗부분과 후두부위를 먼저 촉진한 후 장갑을 낀 손에 혈액이 묻어 있는지 확인한다. 귀, 코, 입, 눈에 출혈 흔적이 있는지 확인한다.
- 장갑을 낀 손으로 목 뒤쪽을 촉진하면서 목의 위치와 상태를 평가한다.
- 병원 전 외상 평가와 마찬가지로 안전구역에 있는 경우 가능하면 옷을 제거하고 각각의 팔을 확인한다. 어깨에서 팔꿈치까지 촉진하면서 장갑을 낀 손에 혈액이 묻어 있는지 확인한 후 팔꿈치에서 손가락까지 계속 촉진한 후 장갑 낀 손을 확인한다.
- 어깨로 돌아가서 가슴과 복부를 촉진하여 중심부를 평가한다. 임상적으로 적절하고 전술적으로 가능한 경우 구조자 쪽으로 통나무굴리기법을 시행하여 부상자의 등을 확인한다. 부상자에게 통나무굴리기법을 시행할 수 없는 경우 장갑을 낀 손을 등 아래에 넣어 등을 촉진한다.
- 골반과 엉덩이를 촉진한다.
- 각 다리를 서혜부에서 시작하여 무릎까지 내려가면서 촉진하고 장갑을 낀 손에 혈액이 묻었는지 확인한 후 무릎에서 발가락까지 다시 촉진한 후 장갑 낀 손을 확인한다.

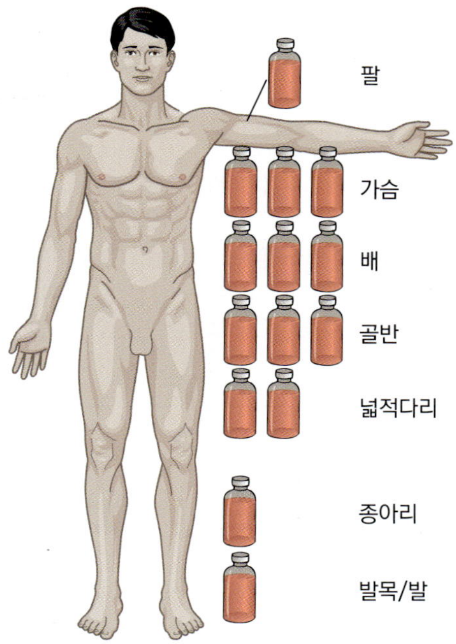

그림 3-3. 신체 여러 부위에서 출혈이 발생할 수 있으며 한 병은 473mL이다.

출혈을 평가하는 과정에서 발견한 모든 출혈을 지혈한다. 의료진의 87%가 출혈량을 과소평가하고 출혈량이 증가할수록 부정확해지는 등 현장에서의 출혈량 추정치는 현저히 낮아진다. TECC 환경에서는 부상자가 병원 수준의 처치를 받을 때까지 출혈을 지혈하고 치명적 상태를 조절하는 데 중점을 둔다.

지식 체크

출혈 평가 중 "긁어내는(raking)" 방법은 무엇을 의미하는가?

a. 평가 중 모든 옷을 제거한다.
b. 장갑을 낀 손의 손가락을 펴고 손가락으로 부상자를 촉진한다.
c. 장갑 낀 손을 주먹 모양으로 만들고 손마디를 사용하여 부상자를 촉진한다.
d. 장갑 낀 손의 손가락을 "V" 자 모양으로 만들고 부상자를 세게 두드린다.

점진적이고 적극적인 처치 계획

미국 외과학회에 따르면 외상으로 인한 예방 가능한 사망의 가장 큰 원인은 조절되지 않는 출혈이다. 따라서 가능한 한 빨리 지혈하는 것은 수술적 처치 및 외상 처치의 중요한 요소이다. 공격적인 총기 난사/적대적 사건(ASHE) 환경에서 지혈의 중요성이 작전 위험 평가와 균형을 이루어야 한다. 전술적 환경에서 임상 처치가 필요할 때 사용할 수 있는 계획 도구는 네 가지 단계인 'PACE' 방법이다. TECC 제공자는 전술적 상황, 부상자 상태, 사용 가능한 장비, 가용 인력에 따라 임상 계획을 분류한다.

- Primary plan(기본 계획): 선호하는 임상 처치 방법
- Alternative plan(대체 계획): 기본 계획과 같은 결과를 가져올 수 있는 임상 처치 방법
- Contingency plan(비상 계획): 기본 계획 또는 대체 계획만큼 효과적이지는 않은 백업 방법
- Emergency plan(긴급 계획): 기본 계획, 대체 계획 및 비상 계획이 실패하거나 즉각적인 구출이 필요한 전술적 상황에서 갑작스러운 변화가 있을 때 사용한다. 이 방법은 TECC 제공자와 부상자가 더 많은 자원이 확보된 안전한 장소로 이동할 수 있을 때까지 임상 처치 목표의 일차 목표를 달성하는 데 사용된다.

PACE 방법은 출혈을 지혈하기 위한 유용한 도구가 될 수 있다.

- 기본(primary): 지혈대
- 대체(alternative): 직접압박
- 비상대책(contingency): 상처 패킹, 접합부 지혈대
- 긴급(emergency): 부상자가 최종 처치를 받을 수 있을 때까지 도수 압박

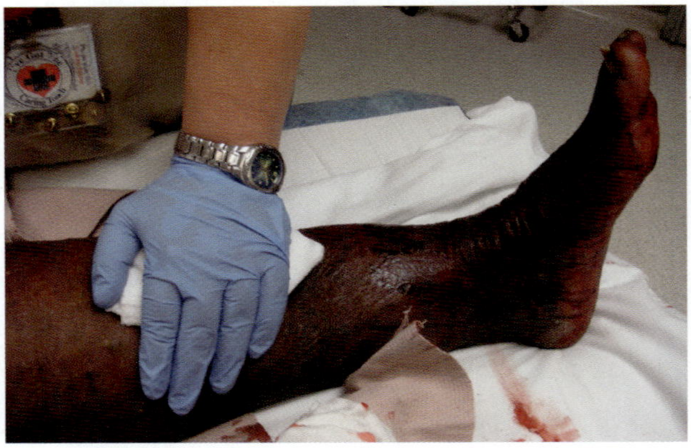

그림 3-4. 상처 부위에 직접압박을 가한다.
Courtesy of Rhonda Hunt.

지혈대 적용은 가장 효과적이고 신속한 응급처치이다. 지혈 드레싱은 3~5분 동안 지속해서 압력을 가해야 한다. 다른 술기와 장비는 다음 부문에 설명되어 있다.

직접압박

출혈로 인한 혈액 손실을 멈추거나 현저히 줄이는 것이 목표이다. 직접압박은 혈관을 막고 응고 연속반응을 촉발하는 데 도움이 된다(그림 3-4).

직접압박은 목동맥 및 넓적다리 출혈을 멈추기 위해 신속하게 시행할 수 있는 일시적인 조치이며 전술적으로 가능한 경우 보다 확실한 처치가 필요하다. 효과가 있는지 확인하기 위해 최소 3분 동안 압박을 유지해야 한다. 추가 수단으로 지혈할 준비가 될 때까지 직접압박을 해제하지 않는다. 손바닥 전체가 아닌 두 손가락을 사용하여 손상된 혈관이나 상처에 직접 압력을 집중적으로 가하는 것이 좋다. 손을 자유롭게 사용할 수 없거나 다른 처치를 시행할 경우 무릎이나 팔꿈치를 사용하여 압박하는 것이 효과적일 수 있다. 부상자를 이동시켜야 하는 경우 손으로 압박하는 방식으로 보강된 단단한 압박 드레싱을 함께 시행하는 것이 좋다.

지식 체크

지혈에 PACE 방법을 사용할 때 상처 패킹은 어느 단계에서 시행할 수 있는가?

a. 기본
b. 대체
c. 비상
d. 긴급

팔다리 지혈대

심각한 출혈은 비가역적 출혈성 쇼크로 이어진다. 출혈 쇼크는 4단계로 분류할 수 있다.

- 1단계: 혈액량의 최대 15% 손실, 성인의 경우 750mL
- 2단계: 혈액량의 15~30% 손실, 성인의 경우 750~1,500mL
- 3단계: 혈액량의 30~40% 손실, 성인의 경우 1,500~2,000mL
- 4단계: 혈액량의 40% 이상 손실, 성인의 경우 2,000mL 이상 손실

3단계 부상자는 전형적인 쇼크 징후를 나타내며 모든 출혈이 지혈되고 나면 수액 소생술이 필요하다. 4단계 부상자는 생존 기간이 몇 분에 불과하며 즉각적인 지혈과 적극적인 소생술이 필요하다(표 3-1).

지혈대 최적화

군대의 경험에서 얻은 교훈은 지혈대를 조기에 적용하면 출혈 쇼크와 혈액 소실을 늦춰 생명을 구할 수 있다는 것이다. 군 전투에서 고에너지로 인한 관통상과 폭발 손상이 흔하게 발생하며 이로 인해 광범위한 손상과 팔다리에 심각한 손상을 입는 경우가 많다. TCCC 가이드라인 변경 14-02는 출혈성 쇼크가 시작되기 전에 전투 부상자에게 지혈대를 조기에 적용할 때 사망률이 10%에 달한다는 Kragh 등의 연구를 인용하고 있다. 3단계 또는 4단계 출혈 쇼크 상태와 같이 쇼크 징후가 나타난 후에 지혈대를 적용하면 사망률이 90%에 달한다.

직접적인 위협/위험구역에서 급하게 옷 위에 지혈대를 적용하면 동맥 혈류를 차단할 수 있는 충분한 압력을 제공하지 못할 수 있다. 부상자를 더 안전한 위치로 신속하게 이동시키면서 지혈대가 빠질 수 있다. 긴뼈 골절 및 비빔소리와 관련된 근육 경련도 지혈대를 느슨하게 할 수 있다. 외상 처치와 수액 소생술은 부상자의 혈압을 상승시켜 다시 출혈을 일으킬 수 있다.

처치 제공자는 부상자가 움직일 때마다 그리고 머리부터 발끝까지 재평가할 때마다 지혈대의 효과를 평가해야 한다. 첫 번째 지혈대가 효과가 없는 경우 두 번째 지혈대를 추가로 적용해야 할 수도 있다. 10~15분마다 지혈대를 느슨하게 풀어주는 과거의 관행은 팔다리에 아무런 도움이 되지 않으면서 출혈을 증가시키고 출혈성 쇼크를 악화시키는 것으로 나타났다. 지혈대를 효과적으로 고정한 후에는 고정 상태가 유지되도록 해야 한다. 중요한 사항은 교육용으로 사용한 지혈대는 늘어나거나 마모되어 실제 부상자에게는 더 이상 효과적이지 않을 수 있으므로 절대로 부상자에게 사용하지 않는다는 것이다.

정맥 지혈대

정맥만 차단할 수 있게 적용한 지혈대는 정맥혈류를 차단하기에 충분한 압력을 가하지만, 동맥 혈류를 차단하지 못한다. 부상자의 원위부 맥박이 촉지되고 팔다리가 정맥혈로 가득 차서 부종이 발생하고 상처 부위가 지혈되지 않아 출혈의 위험이 증가하기 때문에 지혈대를 비효과적으로 적용한 것이다.

표 3-1. 출혈 쇼크의 분류

	1단계	2단계	3단계	4단계
출혈량(mL)	< 750	750~1,500	1,500~2,000	> 2,000
출혈량(% 혈액량)	< 15%	15~30%	30~40%	> 40%
맥박수	< 100	100~120	120~140	> 140
혈압	정상	정상	감소	감소
맥압(mmHg)	감소 또는 증가	감소	감소	감소
호흡수	14~20	20~30	30~40	> 35
중추신경계/의식수준	약간 불안	경미한 불안	불안, 혼란	혼란, 무기력한
유체교체	결정질용액	결정질용액	결정질용액 및 혈액	결정질용액 및 혈액

참고: 이러한 쇼크 단계에 대해 나열된 기준의 값과 설명은 상당히 중복되므로 쇼크 단계의 절대적인 결정 요인으로 해석해서는 안 된다.

Source: From American College of Surgeons (ACS) Committee on Trauma. Advanced Trauma Life Support for Doctors: Student Course Manual. 8th ed. Chicago, IL: ACS; 2008.

정맥혈류가 차단되어 나타나는 징후는 팔다리가 붓는 것이다. 정맥혈이 팔다리에 고여 있으면 팔다리 내 압력이 증가하여 팔다리가 손상될 때 발생할 수 있는 구획증후군의 발생 위험이 높아질 수 있다.

지혈대 전환 모순

전환은 지혈대를 지혈제나 압박 드레싱으로 교체하려는 의도적인 과정이다. 지혈대는 직접 압박되는 조직에 압력 손상을 일으키고 더 이상 관류 되지 않는 조직에 허혈성 손상을 일으킨다. 부상자가 후송/안전구역에 도착하면 모든 상처와 적용한 지혈대에 대한 자세한 평가를 수행한다. 전투 상황에서 병원 수준의 최종 처치를 받을 수 있도록 후송하는 데 2시간 이상 걸리는 경우 군 의료진은 지혈대 적용이 필요 없는 압박할 수 있는 출혈에 직접 압력을 가하는 지혈 드레싱을 사용할 수 있는지 평가한다.

군의 경험에 따르면 부적절한 지혈대 사용으로 정맥혈류 차단과 조직에 기계적 손상을 초래하는 합병증이 발생할 수 있다. 직접적인 위협/위험구역에서 적용한 지혈대는 실제로 지혈이 필요하지 않은 상처에 적용되었을 수 있다. 숙련된 의료진이 더욱 안전한 조건에서 상처를 평가하고 지혈대 적용이 필요하지 않다고 판단하면 적절하게 압박 드레싱을 시행하고 지혈대를 천천히 풀면서 팔다리에 적절한 재관류 및 구획증후군 또는 혈관 손상 징후가 있는지 주의 깊게 평가해야 한다.

다음은 지혈대 전환에 대한 금기 사항이다.

- 부상자가 2시간 이내에 병원 수준의 처치를 받을 수 있는 시설에 도착할 수 있는 경우
- 부상자가 쇼크 징후를 보이는 경우
- 팔다리의 부분 또는 완전 절단 부위에 지혈대를 적용한 경우
- 부상자가 다발성 손상을 입은 경우

지식 체크

지혈대 전환은 언제 시행하는가?

a. 병원 수준의 처치를 받을 수 있도록 후송하는 데 2시간 이상 소요되는 경우
b. 부상자가 외상성 뇌손상의 징후를 보이는 경우
c. 부상자가 저혈압인 경우
d. 팔다리가 부어 있는 경우

접합부 출혈

목, 겨드랑이, 서혜부의 주요 혈관 손상은 지혈대 적용이 쉽지 않으며 효과적으로 압박 드레싱을 적용하기가 어려운 경우가 많다. 급조폭발물(IED)의 사용으로 인해 접합부 출혈에 대한 군의 처치 경험이 늘어났으며 민간 환경에서도 급조폭발물의 폭발이 증가하고 있다.

접합부 지혈대

접합부는 해부학적으로 팔다리와 몸통이 이어지는 부위로, 팔다리에 지혈대를 적용하여 출혈을 효과적으로 지혈할 수 없는 부위에서 발생한 출혈을 접합부 출혈이라고 한다. 접합부 출혈에는 서혜부, 엉덩이 및 골반 부위, 회음부, 겨드랑이, 팔이음 부위, 목 아래쪽의 출혈이 포함된다.

팔다리 손상으로 인한 치사율은 손상된 혈관의 크기가 작아 출혈 속도가 느리므로 접합 부위보다 낮다. 접합부 출혈은 압박할 수 있는 출혈로 병원 전 환경에서 지혈할 수 있으며 TCCC 위원회는 다음의 세 가지 접합부 지혈대 사용을 권장한다.

Combat Ready Clamp(CRoC)

CRoC는 상처 부위에 직접 또는 서혜부나 겨드랑이 접합 부위에 간접적으로 압력을 가해 혈관을 폐쇄하여 지혈할 수 있도록 설계된 접합부 지혈대이다. 이 접합부 지혈대는 미국 식품의약청(FDA)에서 겨드랑이 출혈을 조절하는 데 사용할 수 있도록 승인을 받았다**(그림 3-5)**.

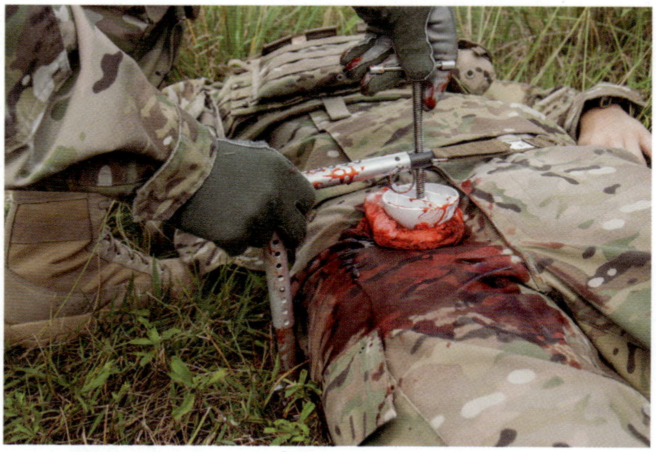

그림 3-5. The Combat Ready Clamp(CRoC).

Reproduced with permission from Combat Medical. Retrieved from https://combatmedical.com/shop/prod_march/prod_massivehemorrhage/prod_massivehem_croc/

Junctional Emergency Treatment Tool(JETT)

JETT는 CAT 지혈대 또는 SOFT 지혈대와 마찬가지로 조임 막대가 있지만, 접합부 출혈을 압박해 지혈할 수 있도록 설계되었다. JETT에는 골반 고정대 적용과 다리로 가는 넓적다리동맥 혈류를 차단하도록 설계된 양측 패드가 통합되어 있다. 이 장치를 수동 압박 대신 사용하면 의료진이 다른 부상자를 처치할 수 있다. JETT 구성품에는 벨트 어셈블리, 두 개의 사다리꼴 압력 패드, 나사선 T-핸들이 있다. 하지만, JETT는 부상자에게 4시간 이상 사용해서는 안 된다**(그림 3-6)**.

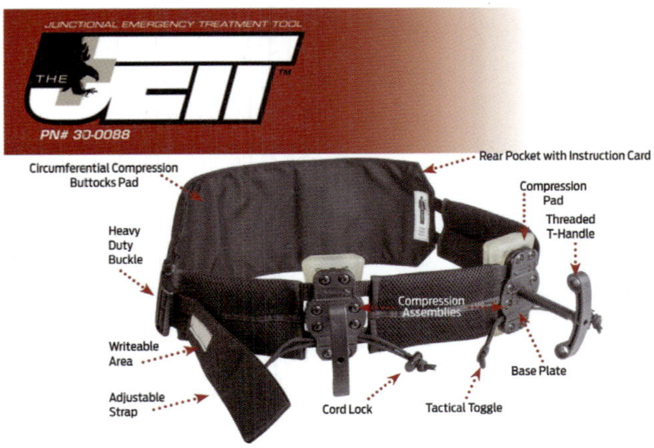

그림 3-6. Junctional Emergency Treatment Tool(JETT).

Reproduced with permission from North American Rescue. Retrieved from https://www.narescue.com/junctional-emergency-treatment-tool-jett

SAM Junctional Tourniquet(SJT)

SJT는 표준 지혈대로 지혈하기 힘든 부위에서 발생한 출혈을 지혈할 수 있도록 설계되었다. 예를 들면 급조폭발물 또는 폭발로 인한 부상이나 몸통 근위부 수준의 절단 등이 있다. SJT의 구성품에는 벨트와 표적압박장치(TCD)라고 하는 두 개의 가압 팽창 주머니가 포함된다. TCD는 부상 부위 또는 그 근처에 위치하며 동맥이 충분히 압박되어 출혈이 멈출 때까지 팽창시킬 수 있다. 필요한 경우 두 개의 TCD를 모두 사용하여 양쪽 혈류를 차단할 수 있다.

미국 식품의약청은 골반 골절 안정화 및 겨드랑이 부위의 접합부 출혈을 지혈하기 위해 SJT 사용을 승인했다. JETT와 마찬가지로 적용 시간은 4시간을 초과해서는 안 된다**(그림 3-7)**.

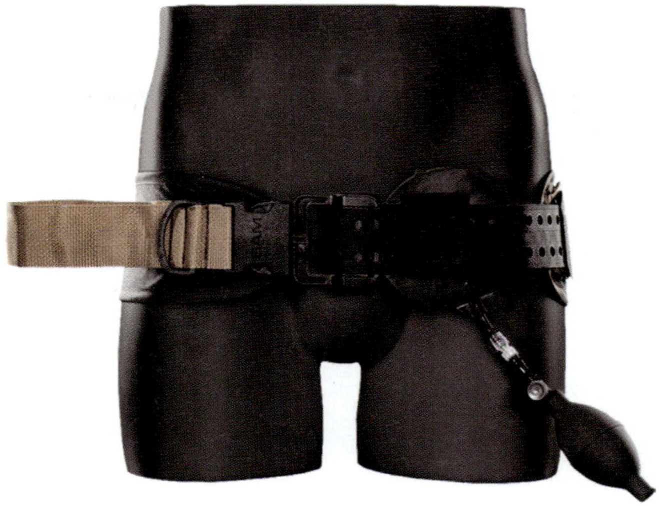

그림 3-7. SAM Junctional Tourniquet(SJT).

Reproduced with permission from SAM Medical, SAM Junctional Tourniquet. Retrieved from https://www.sammedical.com/products/sam-sjt

지혈 드레싱

군에서 사용하는 지혈 드레싱은 접합부위 또는 지혈대를 효과적으로 적용할 수 없는 다른 부위에서 성공적으로 지혈하는 것으로 입증되었다. 지혈 제재는 손상된 조직에 달라붙어 손상된 혈관을 봉합하거나 자연적인 혈액 응고 기전을 강화하여 응고 형성을 가속화하고 강화된 응고를 생성하는 물리적 특성이 있다.

응고 형성 강화는 두 가지 기전을 통해 이루어질 수 있다. 1) 혈액에서 수분을 빠르게 흡수하여 상처에 응고 요소 농축, 2) 내재적 응고 경로를 자극하는 화학 반응

이상적인 지혈제는 2분 이내에 출혈을 멈추고, 주변 조직에 독성을 유발하지 않으며 통증이나 열 손상을 일으키지 않고, 약간의 교육만으로 바로 사용할 수 있고, 극한 조건에서도 쉽게 적용할 수 있으며, 복잡한 상처에 적합하고, 상처에서 쉽게 제거할 수 있고, 유통 기한이 길고, 비용 대비 효율적이어야 한다.

거즈에 고령토(카올린)가 함유된 combat gauze는 TCCC 위원회에서 권장하는 주요 지혈제이다. 고령토는 부드러운 백색 점토의 일종으로 거즈에 적셔 상처에 바르면 응고인자 XII를 활성화하여 신체의 자연 응고 능력을 촉진한다.

많은 TECC팀에서 키토산이 함유된 두 가지 거즈 제품(chitogauze 및 celox gauze) 중 하나를 사용하여 똑같이 성공적인 결과를 거두고 있다. 키토산은 게, 랍스터, 새우 및 기타 조개류의 껍질에서 추출한 당분이다. 이러한 지혈제는 단순히

국소 부위에 도포하기 위한 것이 아니다. 따라서 의료 책임자는 적절한 전술적 상처 드레싱 프로토콜을 마련하고 처치 제공자가 지혈제 사용에 대한 적절한 교육을 받았는지 확인해야 한다.

Combat Gauze 사용법

다음과 같이 combat gauze를 사용한다**(그림 3-8)**.

- 상처 주위의 옷을 제거한다.
- 가능하면 상처에 이미 형성된 혈전을 보존하면서 상처에 과도하게 고인 혈액을 제거한다.
- 가장 심각한 출혈의 원인을 찾는다.
- combat gauze를 상처 부위 또는 출혈 부위에 단단히 패킹한다.
- 혈류를 적절히 차단하려면 여러 개의 거즈 팩이 필요할 수 있다.
- combat gauze는 상처 부위에 적절히 배치하기 위해 다시 적용하거나 조정할 수 있다.
- 출혈이 멈출 때까지 빠르게 압박한다.
- 3분 동안 계속 압박을 유지한다.
- 출혈이 조절되는지 재평가한다.
- 첫 번째 적용으로 지혈에 실패하면 combat gauze를 다시 적용하거나 두 번째 거즈를 적용할 수 있다.
- combat gauze를 그대로 둔다.
- 상처 부위에 드레싱을 효과적으로 고정하기 위해 붕대를 감는다.
- 붕대나 combat gauze를 제거하지 않는다.
- 수시로 재평가하여 출혈이 재발하는지 관찰한다.

일부 접합부 출혈은 지혈대, 압박 드레싱 또는 지혈제로 지혈할 수 없는 경우도 있다. 전술적 상황으로 인해 구조자가 장시간 직접 압박을 유지할 수 없는 경우 여기에 나열된 접합부 지혈대와 같은 장비를 사용하여 장시간 직접 압력을 가할 수 있다. C-TECC는 전술적 프로토콜을 위해 이러한 장치를 고려할 때 임상적으로 평가되고 FDA 승인을 받은 장치를 선택하여 사용하는 것을 권장한다.

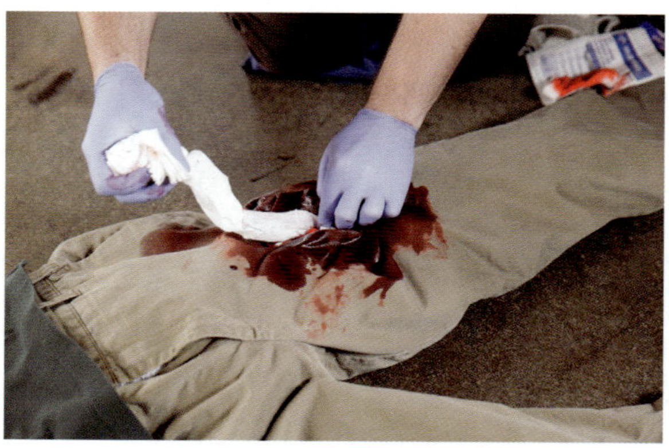

그림 3-8. combat gauze로 상처를 적절히 패킹한다.

지식 체크

combat gauze를 상처에 패킹하고 출혈이 멈출 때까지 압력을 가한 후 최소 ______분 동안 계속 압력을 유지해야 한다.

a. 15
b. 10
c. 8
d. 3

요약

- 이 교육에서는 대량 출혈에 대한 점진적이고 적극적인 처치 계획에 대한 PACE 방법을 통해 진행되었다.
- 대량 출혈을 지혈하는 처치는 역동적인 상황과 처치 단계에 맞게 이루어져야 한다.
- 간접적인 위협이 직접적인 위협 상황으로 변하면 즉각적인 조치를 해야 할 수도 있다.
- 지혈대는 팔다리의 대량 출혈을 지혈하기 위한 첫 번째 수단이다.
- 접합부 출혈은 처치 제공자에게 고유한 문제를 제시하며 PACE 방법의 이점을 제공한다.
- 지혈 드레싱은 접합부 출혈을 제어하는 데 매우 중요한 자산이다.

술기

접합부 출혈

서혜부 출혈

1. 서혜부 부위를 노출하거나 부상자의 바지 주머니에 아무것도 없는 것을 확인한다.
2. SJT를 부상자 다리 아래로 밀어 넣는다.

3. 서혜부 인대 바로 아래 넓적다리 맥박점 위에 표적압박 장치(TCD)를 위치시킨다.
4. 지혈 드레싱 또는 멸균 거즈를 상처 바로 위에 놓는다.
5. TCD를 제자리에 고정하고 버클을 조여 벨트를 연결한다.
6. 버클이 고정될 때까지 갈색 손잡이를 서로 당기면 딸깍 소리가 들린다. 벨크로를 이용해 여분의 벨트를 제자리에 고정한다. 벨트가 고정되면 두 번째 딸깍 소리를 들을 수 있다.
7. 출혈이 멈출 때까지 핸드 펌프를 사용하여 TCD를 팽창시킨다. 이 실습에서 교육생은 TCD를 팽창시키는 것과 출혈이 조절되는지 확인하는 것을 모두 구두로 설명한다.
8. 이송 중 출혈이 조절되는지 부상자를 모니터링하고 필요한 경우 장치를 조정한다.

겨드랑이 출혈

1. 갈색 벨크로의 연장 부분을 연결한 SJT를 준비한다.
2. SJT를 겨드랑이 아래 부위에 최대한 몸통 근위부에 적용한다.
3. 부상자의 다친 쪽에 D 링을 놓고 부상자의 목에 맞춘다.
4. 버클을 연결하고 딸깍 소리가 날 때까지 갈색 손잡이를 잡아당긴다.
5. 벨크로를 눌러 고정 끈의 느슨해진 끝을 고정한다.
6. 고정 끈의 큰 클립을 SJT 전문부의 D 링에 부착한다.
7. 작은 클립을 사용하여 액세서리 고정 끈을 부상자의 정중선에 최대한 가깝게 SJT 뒷면의 코드에 연결한다.
8. 출혈이 멈출 때까지 핸드 펌프를 사용하여 TCD를 팽창시킨다. 이 실습에서 교육생은 TCD 팽창과 출혈 조절 확인을 모두 구두로 설명한다.
9. 이송 중 출혈이 조절되는지 부상자를 모니터링하고 필요한 경우 장치를 조정한다.

참고 자료

Hodgetts TJ, Mahoney PF, Evans G, Brooks A, editors. *Battlefield Advanced Trauma Life Support*. 3rd ed. Defense Medical Education and Training Agency, Joint Service Publication 570, 2006.

Kotwal RS, Butler FK. Junctional Hemorrhage Control for Tactical Combat Casualty Care. *Wilderness Environ Med*. 2017; 28(2S);S33-S38.

Kotwal RS, Butler FK, Gross KR, Kheirabadi BS, Baer DG, Dubick MA, Rasmussen TE, Weber MA, Bailey JA. Management of junctional hemorrhage in tactical combat casualty care: TCCC guidelines-proposed change 13-03. *J Spec Oper Med*. 2013;13(4):85-93.

National Association of Emergency Medical Technicians. *PHTLS: Prehospital Trauma Life Support*. 9th ed. Burlington, MA: Public Safety Group; 2019.

Pons PT, Jacobs L. SAVE A LIFE: What Everyone Should Know to Stop Bleeding After an Injury. https://www.bleedingcontrol.org/~/media/bleedingcontrol/files/stop%20the%20bleed%20booklet.ashx. American College of Surgeons. 2017. Accessed February 14, 2019.

Shackelford SA, Butler FK Jr, Kragh JF Jr, Stevens RA, Seery JM, Parsons DL, Montgomery HR, Kotwal RS, Mabry RL, Bailey JA. Optimizing the use of limb tourniquets in Tactical Combat Casualty Care: TCCC guidelines change 14-02. *J Spec Oper Med*. 2015; 15(1):17-31.

LESSON 4

간접적인 위협 관리/전방통제구역: MARCH - 기도유지

학습 목표

- 의식이 없는 부상자와 의식이 있는 부상자를 위한 적절한 기도유지 술기를 설명할 수 있다.
- 외과적 반지갑상연골절개술의 적응증에 대해 논의할 수 있다.
- 소아 부상자를 위한 기도 관리 방법 변경 사항에 관해 설명할 수 있다.

간접적인 위협 관리/전방통제구역에서의 기도유지 개요

부상자의 주요 출혈이 조절되면 TECC 제공자는 효과적으로 기도를 개방하고 유지해야 한다. 처치 수준은 부상자의 의식 수준, 기도 상태의 임상적 측면, 간접적인 위협 관리/전방통제구역내 전술적 상황에 따라 결정한다. 부상자가 의식이 있고 지시를 따를 수 있는 경우 부상자가 편안해하는 자세를 취할 수 있도록 하고 부상자를 강제로 눕히지 않는다.

부상자가 의식이 있고 적절하게 호흡하는 경우 기도 개방을 시도하지 않아야 한다. 부상자가 의식이 없거나 의식이 있지만 지시를 따를 수 없는 경우 처치 제공자는 다음과 같은 절차를 따라 기도 개방을 시행한다.

기도를 개방하고 유지하기 위해 외상 턱 밀어올리기 방법을 시행한다.

1. 입안의 이물질(구토물, 음식물, 부러진 치아 등)이 있는지 확인한다.
2. 코인두기도기 삽입을 고려한다.
3. 공기가 기도로 들어오고 나가는 것을 듣고 느끼면서 양쪽 가슴이 오르내리는 것을 확인하여 공기 교환을 확인한다.
4. 부상자를 회복자세로 눕혀 기도를 유지한다.
5. 위 방법으로 기도 개방에 실패한 경우 승인된 프로토콜에 따라 장비를 사용할 수 있으면 전문기도유지 사용을 고려한다.
   a. 성문위기도기
   b. 입인두기도기/코인두기도기 삽입
   c. 외과적 반지갑상연골절개
6. 가능한 경우 산소 공급을 고려

외상 턱 밀어올리기 및 외상 턱 들어올리기 방법

TECC 제공자가 기도 확보를 위해 가장 먼저 수행해야 할 첫 번째 시도는 머리의 움직임을 최소화하기 위해 외상 턱 밀어올리기 방법을 사용하여 기도를 개방하는 것이다. 목뼈를 중립자세로 유지해야 한다. 유엔 안전보장 책임자의 '응급 외상가방/기본 응급처치 문서'에는 외상 턱 밀어올리기 방법을 "엄지를 광대뼈에 대고 검지와 중지를 아래턱에 대고 같은 각도로 아래턱을 앞으로 밀어내는 방법"이라고 설명되어 있다.

외상 턱 들어올리기 동작은 자발적으로 호흡을 하는 부상자의 기도 폐쇄를 완화하는 데 사용된다. 턱과 아래 앞니를 잡고 들어 올려 아래턱을 앞으로 당긴다(그림 4-1).

이러한 방법을 사용하면 아래턱뼈를 앞쪽(위쪽)과 약간 아래쪽(발 쪽)으로 움직여 혀를 앞쪽으로 당기면서 뒤쪽 기도에서

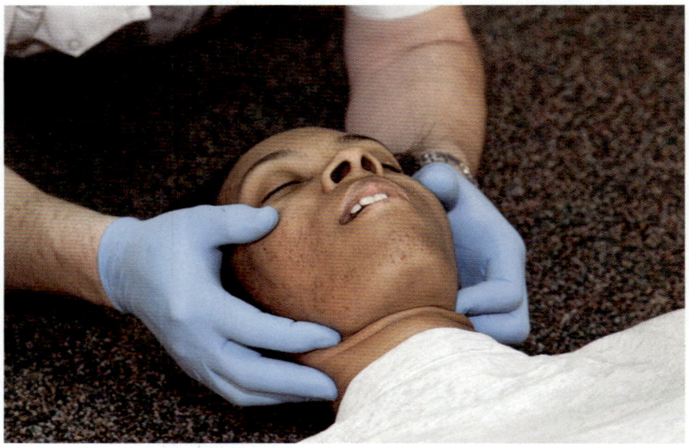

A

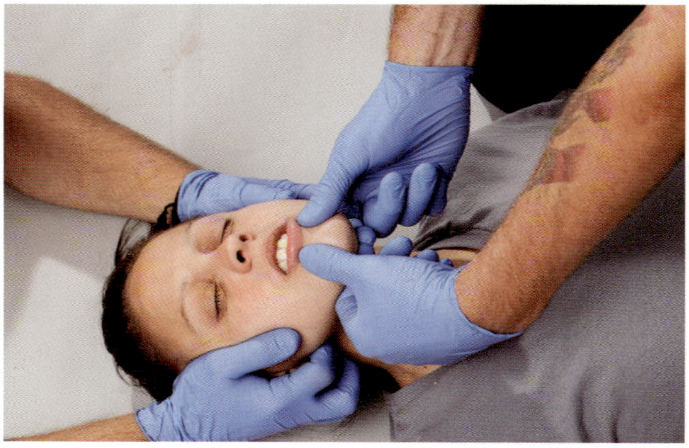

B

그림 4-1. A. 외상 턱 밀어올리기. 엄지손가락을 각 광대뼈에 대고 검지와 중지를 아래턱뼈 각에 위치시킨다. 아래턱뼈가 위쪽으로 들어 올려진다. B. 외상 턱 들어올리기. 턱 들어올리기는 외상 턱 밀어올리기와 유사한 기능을 수행한다. 아래턱뼈를 앞으로 움직이면 혀가 앞으로 이동하여 기도가 개방된다.

멀어지게 하고 입을 벌릴 수 있다. 외상 턱 밀어올리기와 외상 턱 들어올리기는 기존의 턱 밀어올리기와 턱 들어올리기법을 변형한 것이다. 이러한 변형은 부상자의 목뼈를 보호하는 동시에 혀를 후인두에서 이동시켜 기도를 개방한다. 심각한 아래턱 외상이 있는 경우 혀가 입 바닥에 부착되는 것이 손상되어 외상 턱 밀어올리기와 외상 턱 들어올리기의 효과가 제한될 수 있다.

부상자의 기도를 개방한 후에는 부상자의 입안을 확인하여 기도를 막고 있는 이물질이 있는지 확인한다. 구토물, 점액, 혈액과 같은 분비물, 사탕, 음식물, 흙과 같은 이물질, 틀니가 빠져서 부상자의 기도를 막을 수 있다. 부상자의 입안에서 이물질을 발견하면 손가락으로 훑어내면서 이물질을 제거한다. 간접적인 위협 관리/전방통제구역에서 사용할 수 있는 경우 흡인기를 사용하여 기도를 확보한다. 공기가 기도로 들어오고 나가는 것을 듣고 느끼면서 양쪽 가슴의 오르내림을 확인하여 공기 교환을 확인해야 한다.

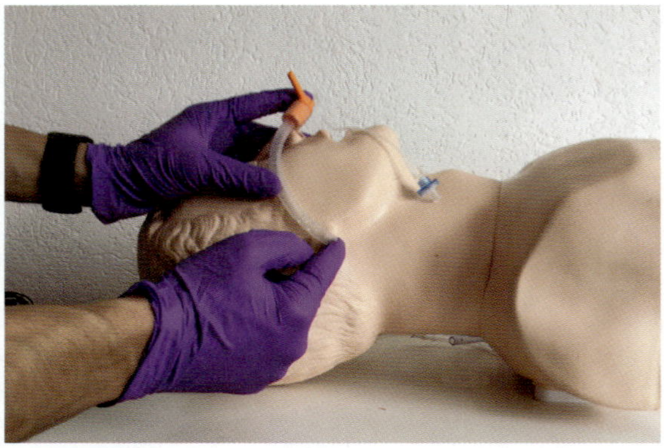

그림 4-2. 코인두기도기 길이 측정.

코인두기도기(NPA)

자발 호흡이 있고 호흡곤란이 없으나 의식 또는 반응이 없는 부상자에게 NPA를 삽입하여 적절하게 기도를 유지할 수 있다. NPA는 부상자가 추후 의식을 회복하면 OPA보다 더 잘 견딜 수 있고 부상자를 이송하는 중에 빠질 가능성이 적다는 장점이 있다. 얼굴/두개골기저부 골절이 NPA 삽입의 금기라는 주장을 뒷받침하는 증거는 거의 없다.

의식이 없거나 또는 의식이 있어도 기도를 개방할 수 없는 부상자에게 NPA를 사용할 수 있다. NPA는 OPA만큼 구토를 유발할 가능성이 없다. 부상자의 귓불에서 코끝까지 길이를 측정하여 적절한 크기의 NPA를 선택한다(그림 4-2).

NPA를 삽입하기 전에 수용성 윤활제를 바르면 NPA를 더 쉽게 삽입할 수 있고 부상자의 기도에 외상을 입힐 가능성을 줄일 수 있다. NPA를 더 큰 콧구멍의 코 바닥 굴곡을 따라 삽입한다. 플랜지(flange) 또는 트럼펫(trumpet)이 부상자의 콧구멍에 닿으면 NPA가 완전히 삽입된 것이다. 이때 NPA의 다른 쪽 끝이 부상자의 목 뒤쪽에 닿아 부상자의 기도가 개방된 상태로 유지된다. 가능한 경우 테이프를 사용하여 NPA가 빠지지 않도록 고정할 수 있다. NPA 삽입 절차는 다음과 같다.

1. 상기도에 이물질이 있는지 확인한다.
2. 턱 들어올리기 또는 턱 밀어올리기 방법으로 기도를 개방한다.
3. NPA에 수용성 윤활제를 바른다.

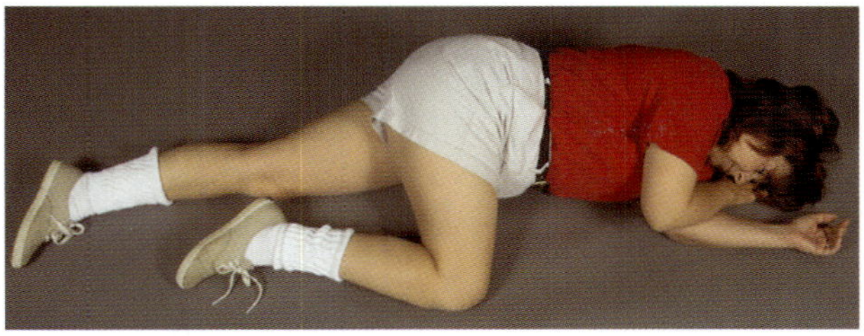

그림 4-3. 회복자세.

4. NPA를 얼굴과 90도 각도로 세워 넓은 콧구멍으로 삽입한다. NPA가 머리 위쪽을 향하지 않도록 한다.
5. 플랜지까지 삽입한다.
6. NPA 삽입을 쉽게 하려면 회전 및 앞뒤로 움직인다.
7. 선택한 콧구멍으로 삽입할 수 없는 경우 NPA를 빼내 반대쪽 콧구멍으로 삽입한다.
8. 공기가 기도 안팎으로 드나드는 것을 듣고 느끼며 가슴 양쪽이 오르내리는 것을 통해 공기 교환을 확인하며 NPA의 위치를 확인한다.

회복자세

의식이 없는 부상자는 회복자세를 취해야 한다. 이렇게 하면 혈액, 점액 또는 구토물이 흡인되는 것을 방지하는 데 도움이 된다(**그림 4-3**). 부상자를 옆으로 눕힐 때는 부상자의 머리를 안정시키고 몸 전체를 부드럽게 움직인다.

앉은 자세/앞으로 몸을 숙이는 자세

전술적 전투 부상자 처치 위원회(Co-TCCC)는 기관내삽관, 성문위기도기, 외과적 기도유지 방법을 검토한 논문에서 "단일 위턱얼굴 손상을 입은 대다수의 부상자는 앉아서 몸을 앞으로 숙여 입안의 피를 뱉어내고 그 자세에서 계속 호흡하는 것만으로도 스스로 기도 개방을 유지할 수 있다"라고 언급했다.

또한 Co-TCCC의 권고 사항은 "앉은 자세나 앉아서 앞으로 몸을 숙이는 방법으로 적절하게 기도를 유지할 수 없는 부상자는 외과적 방법으로 유지해야 한다"는 것이다. 즉, 앉아 있거나 앉아서 앞으로 몸을 숙인 자세를 취한 위턱 얼굴 손상 부상자에겐 즉각적인 외과적 기도유지가 필요하지 않다. 외과적 기도유지는 직접적인 위턱얼굴 손상으로 인해 기도가 손상되었을 때 선택할 수 있는 기도유지 방법이다.

지식 체크

다음 중 전술적 상황에서 반응이 없는 부상자에게 기도를 유지할 수 있는 가장 쉽고 효과적인 방법은?

a. 외과적 기도유지
b. 기관내삽관
c. 코인두기도기 삽입
d. 입인두기도기 삽입

전문 기도유지

전문 기도유지 방법 및 장비 사용은 단순 기도유지 방법과 장비로 기도를 유지할 수 없는 경우에 적절하다. 부상자에게 전문 기도유지 장비 사용을 고려할 때마다 TECC 제공자는 삽관에 실패할 가능성에 대비하여 대체 방법을 생각해야 한다. 첫 번째 선택한 방법으로 실패할 경우를 대비하여 기도를 유지할 수 있는 대체 방법을 고려하고 필요한 장비를 준비해야 한다.

간접적인 위협 관리나 전방통제지역에 있는 의료진은 상황이 악화하면 신속하게 이동해야 할 수 있다. TECC에서 사용할 수 있는 전문 기도유지 방법으로는 성문위기도기, 입기관삽관, 코기관삽관 및 외과적 반지갑상연골절개가 있다.

성문위기도기

성문위기도기는 기관내삽관을 기능적으로 대체할 수 있는 기도유지 장비이다(**그림 4-4**). 성문위기도기는 성대를 직접 보지 않고 삽관할 수 있으며 기관내삽관을 실패했거나 병원 전 처

집중 조명

성문위기도기의 금기증 및 부작용

금기증
- 구역반사가 있는 경우
- 식도질환을 앓고 있는 경우
- 최근 가성 물질의 섭취

부작용
- 구역 및 구토(구역반사가 있는 경우)
- 흡인
- 식도의 손상
- 부적절한 크기의 튜브를 사용하여 환기했을 때 발생할 수 있는 저산소증

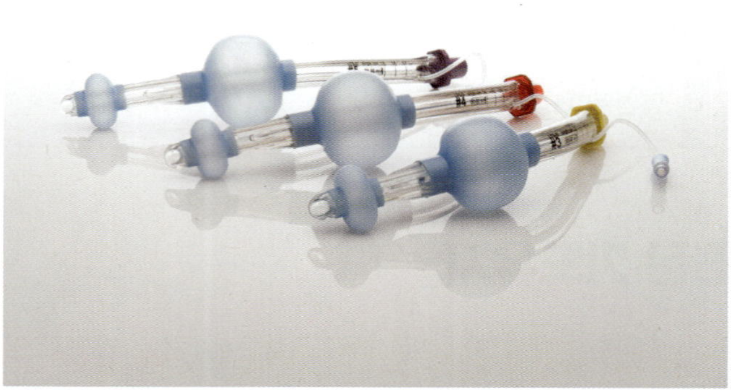

A

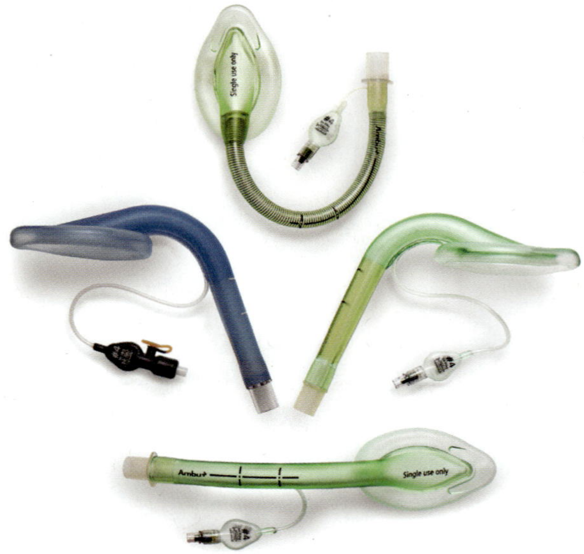

B

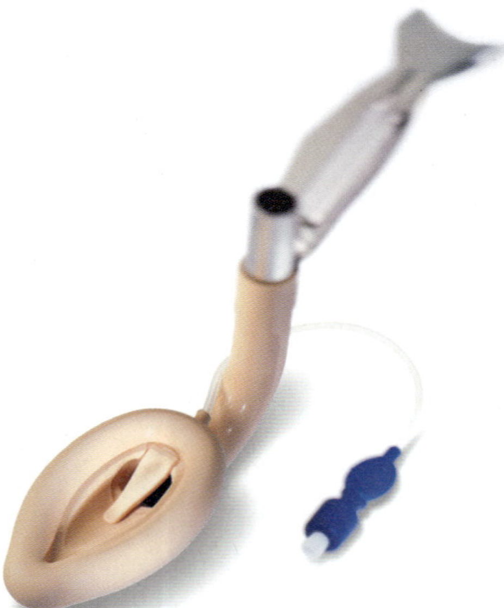

C

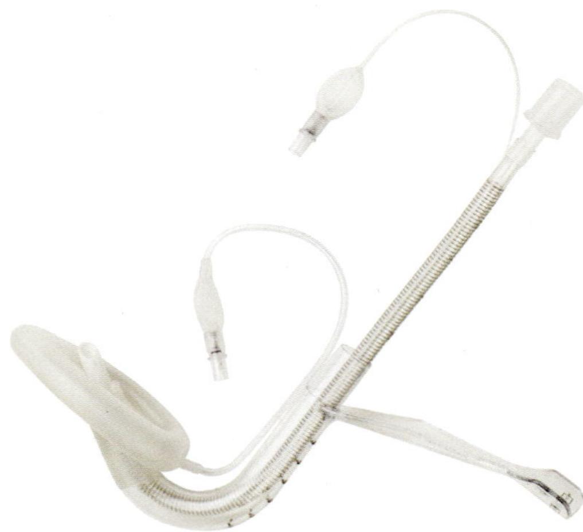

D

그림 4-4. A. 후두튜브기도기. **B.** 후두마스크기도기(LMA). **C.** 삽관형 LMA. **D.** 기관내관이 달린 삽관형 LMA.

A & B: Courtesy of Ambu, Inc; **C & D:** Courtesy of Teleflex, Inc.

치 제공자가 기관내삽관보다 삽관 성공의 가능성이 높다고 판단하는 경우 유용하게 사용 가능한 대체 기도유지 장비이다.

성문위기도기는 구역반사가 없고 무호흡 상태이거나 분당 호흡수가 10회 미만인 무의식 부상자를 위한 일차 기도유지 장비이다. 성문위기도기 외에도 백마스크 장비 또는 인공호흡기를 사용하여 부상자에게 환기를 시행해야 할 수도 있다. 전문인명소생술(ALS) 자격을 갖춘 TECC 제공자가 기관내삽관을 수행할 수 없고 NPA를 삽입한 후 백마스크로 환기를 쉽게 시행할 수 없는 경우 성문위기도기를 대체 기도유지 장비로 사용하는 경우가 많다.

성문위기도기의 주요 장점은 부상자의 자세와 상관없이 삽관할 수 있고 열악한 장소(어두운 환경)에서도 시행할 수 있으며, 이 두 가지 장점은 접근 및 구출이 어렵거나 목뼈 손상이 의심되는 외상 환자에게 특히 유익할 수 있다.

성문위기도기는 부상자에게 삽관하면 기관과 식도를 분리하도록 설계되었지만, 이러한 장비 중 어떤 것도 기관을 완전히 밀폐하지 못하므로 흡인의 위험을 완전히 예방할 수는 없다. 성문위기도기 삽관 절차는 다음과 같다.

1. 장비를 확인하고 준비한다.
2. 성문위기도기의 말단부에 수용성 윤활제를 바른다.
3. 머리 위치를 올바르게 조정한다.
4. 혀 턱 들어올리기를 수행한다.
5. 적절한 깊이로 삽입한다.
6. 고정한다.
7. 백마스크로 환기를 시행하면서 양측 폐와 상복부 청진을 통해 적절한 환기(적절한 삽입 깊이)를 확인한다.
8. 필요에 따라 환기를 조절한다.
9. 가능한 경우 추가 평가를 통해 튜브 삽입 위치가 올바른지 확인한다.
10. 성문위기도기의 고정상태를 재확인한다.
11. 부상자에게 적절한 환기를 시행한다.

일부 제조업체는 소아용 크기의 성문위기도기를 개발했다. 소아 부상자에게 이러한 유형의 기도기를 사용할 경우 제조업체의 사양에 따라 적절한 크기를 사용한다.

입기관삽관 및 코기관삽관

입기관삽관은 입을 통해 기관내관을 기관에 삽입하는 것이다. 외상이 없는 환자는 삽관을 쉽게 할 수 있도록 '냄새 맡는 자세(sniffing position)'를 취한다. 이 자세는 외상 환자의 목뼈 골절 부위 중 두 번째로 흔한 부위인 C1~C2에서 목뼈를 과신전시키고 외상 환자의 목뼈 골절이 가장 흔하게 발생하는 부위인 C5~C6에서 목뼈를 과굴곡 시키기 때문에 환자에게 사용해서는 안 된다(**그림 4-5**).

의식이 있는 외상 환자나 구역반사가 있는 환자의 경우 기관내삽관이 어려울 수 있다. 자발적으로 호흡을 하는 경우 이점보다 위험이 많다면 맹목적 코기관삽관(BNTI)을 시도할 수 있다. 코기관삽관은 직접 성문을 확인하지 못하므로 입기관삽관보다 수행하기 어려운 경우가 많지만, 외상 환자에서 90%의 성공률이 보고되었다. 맹목적 코기관삽관을 시행하는 동안 환자는 기관내관이 성대를 통과할 수 있도록 환자가 숨을 쉬고 있어야 한다. 많은 문헌에서 얼굴 중간 외상이나 골절이 있는 경우 맹목적 코기관삽관이 금기라고 제안하지만, 철저한 문헌 검색 결과 기관내관이 머리덮개뼈로 들어간 사례에 대한 문헌은 발견되지 않았다. 무호흡은 맹목적 코기관삽관의 금기 사항이며 맹목적 코기관삽관을 시행할 때는 탐침을 사용하지 않는다.

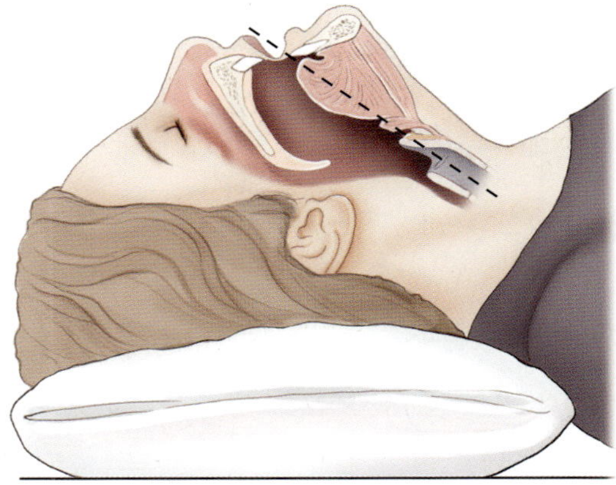

그림 4-5. 환자의 머리를 '냄새 맡는 자세(sniffing position)'로 취해주면 입을 통해 후두를 이상적으로 시각화할 수 있지만, 이러한 자세는 C1~C2를 과신전시키고 C5~C6에서 과굴곡시킨다. 이 두 지점이 목뼈 골절의 가장 흔한 부위이다.

대면 삽관은 병원 전 처치 제공자가 외상 환자의 머리 쪽에서 표준 자세를 취할 수 없어 표준 외상 삽관 방법으로 삽관을 시행할 수 없는 경우에 사용한다. 차량에 갇히거나 잔해에 환자가 깔린 경우 대면 삽관이 필요할 수 있는 상황이다.

지식 체크

기도를 유지하기 위해 __________을(를) 사용할 때는 백마스크 장비가 필요하다.

a. 입인두기도기
b. 성문위기도기
c. 코인두기도기
d. 식도 션트

외과적 반지갑상연골절개

다른 방법으로 기도를 직접 유지할 수 없는 경우 TECC 제공자는 반지갑상연골절개를 시행한다. 이 술기는 기관내관을 기도에 삽입할 수 있도록 반지갑상막을 통해 개구부를 만드는 현장 수술 절차이다(**그림 4-6**).

외과적 반지갑상연골절개는 외상 환자 처치에서 안전하고 효과적인 것으로 보고되었다. 간접적인 위협 관리/전방통제구역에 출동한 전문인명소생술(ALS) 자격을 갖춘 TECC 제공자의 경우 코인두기도기(NPA) 삽입이 효과적이지 않으면 다음 단계로 외과적 반지갑상연골절개를 고려하는 것이 적절할 수 있다. 전쟁과 재난의학 실무 지침에서는 "반지갑상연골절개는 혈액이

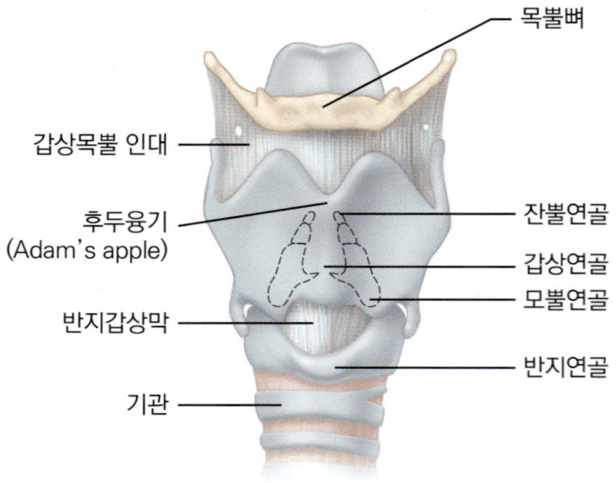

그림 4-6. 반지갑상연골절개술과 관련된 구조.

나 해부학적 구조가 손상되어 성대를 볼 수 없고 앉거나 앞으로 숙이는 자세가 안전한 기도를 유지하는 데 효과적이지 않은 위턱얼굴 손상이 있는 부상자에게 유일하게 실행할 수 있는 대안이 될 수 있다"라고 설명한다.

많은 제조업체에서 다음 항목이 포함된 응급 수술용 반지갑상연골절개 키트를 판매하고 있다.

- 기관내관(ET) 6.0~7.0mm 크기
- 기관내관 고정기
- 절개 부위의 경계를 확장하기 위한 곡선형 켈리 지혈겸자 또는 기관 후크
- 기관지 확장포셉
- luer-lock 주사기
- 개인보호장비
- 일회용 메스
- 소독제
- 거즈(4×4인치)

전술적 상황과 가용 자원에 따라 간접적인 위협/전방통제구역에서는 백마스크 장비와 산소가 유용할 수 있다. 이러한 물품은 안전구역에서 사용할 수 있다.

반지갑상연골절개술 표면 랜드마크

반지갑상막은 반지연골과 갑상연골 사이의 조직이다. 반지갑상연골절개술은 반지갑상막을 통해 외과적으로 튜브를 삽입하는 술기이다. 바로누운 부상자의 머리를 중립자세로 유지하고 후두융기(Adam's apple)라고 불리는 갑상연골을 촉진한다. 2015년 어려운 기도학회(DAS) 지침에서는 구조를 확인하기 위한 후두악수법(laryngeal handshake)을 설명했다**(그림 4-7)**. 어려운 기도학회에서는 후두 악수법을 첫 번째 단계로 사용할 것을 권장했는데 이는 후두 구조의 3차원 해부학적 구조인 목

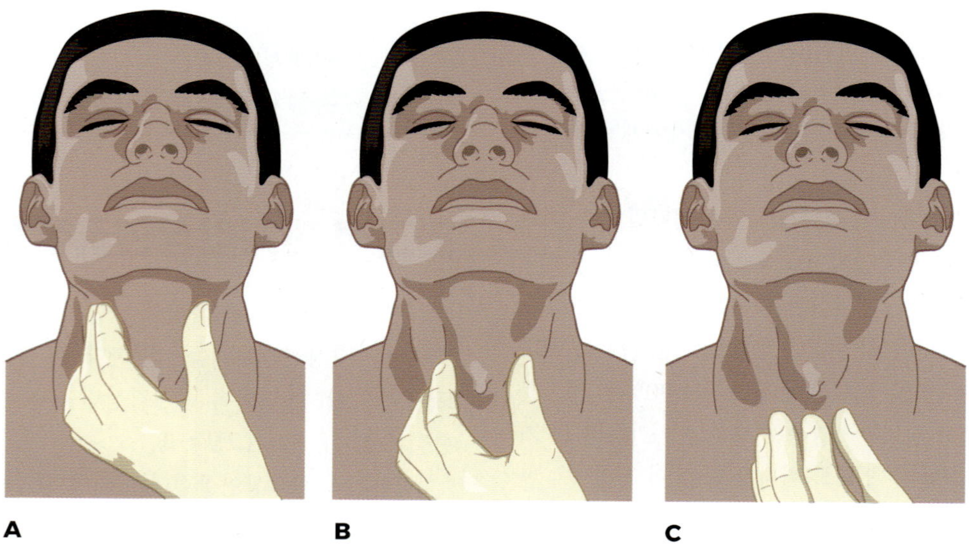

그림 4-7. 어려운 기도 학회의 후두악수법(laryngeal handshake). **A.** 검지와 엄지로 후두의 맨 위(목뿔뼈의 더 큰 각)를 잡고 양옆으로 움직여 본다. 후두의 뼈와 연골은 원추형으로 기관과 연결된다. **B.** 손가락과 엄지로 갑상선 층을 따라서 내려간다. **C.** 중지와 엄지는 반지연골에 놓고 검지로 반지갑상막을 촉지한다.

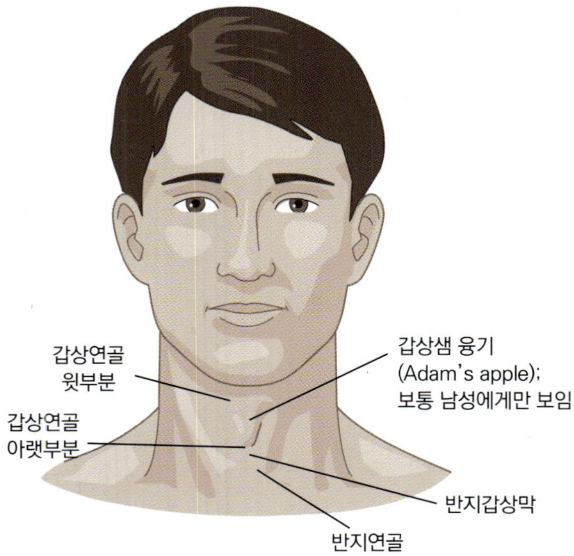

그림 4-8. 반지갑상연골절개술의 표면 랜드마크(외부 모습).

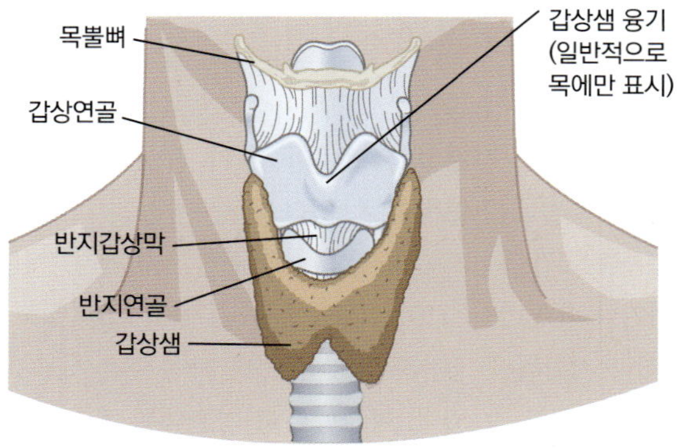

그림 4-9. 반지갑상연골절개술의 표면 랜드마크(내부 모습).

뿔뼈, 갑상연골, 반지연골로 구성된 원추형 연골 우리를 확인할 수 있는 자신감을 향상할 수 있다. 후두악수법은 주로 사용하지 않는 손으로 목뿔뼈와 갑상연골을 확인하고 엄지와 중지 사이에 후두를 고정한 뒤 검지로 목을 따라 내려가면서 반지갑상막을 촉지한다.

TECC 교육생은 반지갑상막을 찾는 데 사용되는 랜드마크를 찾는 법을 서로 연습할 수 있다**(그림 4-8)**.

- 갑상연골 윗부분
- 갑상샘 융기(후두융기): 일반적으로 남성에게서 볼 수 있음
- 갑상연골 아래쪽
- 반지갑상막
- 반지연골

반지갑상막은 외과적 응급 기도를 확보하기에 가장 좋은 위치이다. 반지갑상막은 작은 틈새로 틈 위에 갑상연골이 있고 틈 아래 앞쪽에 반지연골이 있다. 갑상샘은 갑상연골의 측면에 부착되어 있으며 갑상샘 아래에 4개의 큰 혈관이 있다. 2015년 EMS Word에 실린 기사에서 Collopy는 "이러한 혈관은 이 해부학적 부위에서 시술 시 출혈의 위험을 증가시키므로 이 부위를 피하는 것이 가장 좋다"라고 언급했다.

반지갑상막은 평균 세로 폭이 9mm, 평균 가로 길이가 30mm인 작은 공간이다. 이 공간은 외경이 8.2mm인 6.0mm 기관내관을 수용할 수 있지만, 대부분 부상자는 외경이 11.0mm인 8.0mm 기관내관을 수용하기 어려울 수 있다. 따라서 반지갑상막을 통해 큰 튜브를 강제로 삽입하는 것보다 더 작고 안전하게 기도를 확보하는 것이 더 좋다**(그림 4-9)**.

집중 조명

TECC 응급 외과적 기도유지 단계

1. 필요한 모든 장비의 이상 유무를 확인한다.
2. 상기도에 이물질이 있는지 확인한다.
3. 갑상샘과 반지연골 사이의 반지갑상막을 확인한다. 갑상연골의 윗부분, 갑상샘 융기(남성의 경우), 갑상연골 아랫부분, 반지연골의 윗부분, 반지갑상막의 위치를 확인한다.
4. 피부 절개 부위를 확인한다.
5. 반지갑상막을 촉진하고 연골을 고정하면서 반지갑상막 바로 위의 피부를 수직으로 절개한다.
6. 후두를 계속 고정하면서 메스나 지혈겸자를 사용하여 반지갑상막을 자르거나 찌른다.
7. 지혈겸자 끝을 구멍에 삽입하고 턱을 열어 구멍을 확장한다. 기관 갈고리(tracheal hook)를 사용할 수도 있지만, 기관 갈고리는 기관내관 커프를 파손시킬 수 있으므로 주의해야 한다.
8. 지혈겸자와 턱 사이로 기관내관을 삽입하고 이때 튜브 끝이 폐를 향하도록 삽입한다.
9. 커프를 팽창시킨다.
10. 튜브 안팎으로 공기가 통과하는 기관내관에 김 서림이 있는지, 양쪽 가슴이 오르내리는지 공기 교환을 확인하고 튜브의 위치를 확인한다.
11. 위치가 정확하면 테이프나 시중에 판매하는 튜브 고정기로 튜브를 고정한다.
12. 튜브와 절개 부위를 보호하기 위해 드레싱을 시행한다.
13. 부상자의 호흡을 모니터링하고 필요한 경우 환기를 시행한다.

반지갑상연골절개술

권장하는 현장 응급 술기는 피부를 수직으로 절개하고 반지갑상막을 수평으로 절개하는 것이다. 추가 절개가 필요한 경우 양쪽 끝에서 절개를 연장할 수 있다.

개구부가 만들어지면 확장기나 도구를 사용하여 개구부를 확대하거나 유지한다. TECC 제공자는 손가락, 기관 갈고리, 곡선형 켈리 지혈겸자 또는 메스 손잡이를 사용하여 개구부를 확장하거나 유지할 수 있다. 마지막으로 기관내관 또는 기관절개관을 삽입한다.

메스로 절개를 시작한다**(그림 4-10)**. 반지갑상막이 노출될 때까지 피부층을 조심스럽게 절개하여 확장한다**(그림 4-11)**. 메스로 반지갑상막을 한 번에 찌르듯이 절개한다**(그림 4-12)**. 곡선형 켈리 지혈겸자 또는 기관 갈고리를 사용하여 절개 부위를 벌린다**(그림 4-13)**.

기관내관 삽관 및 고정

기관내관에 수용성 윤활제를 바른다. 반지갑상막을 통해 기관내관을 기도로 7.5~10cm 삽관한다. 기관내관이 오른주기관지로 들어가지 않도록 주의한다**(그림 4-14)**.

주사기를 사용하여 기관내관 커프에 공기를 주입한다. 부상자에게 수동으로 환기하거나 백마스크 장비를 기관내관에 연결한다. 호흡음을 확인하면서 두 번 환기한다.

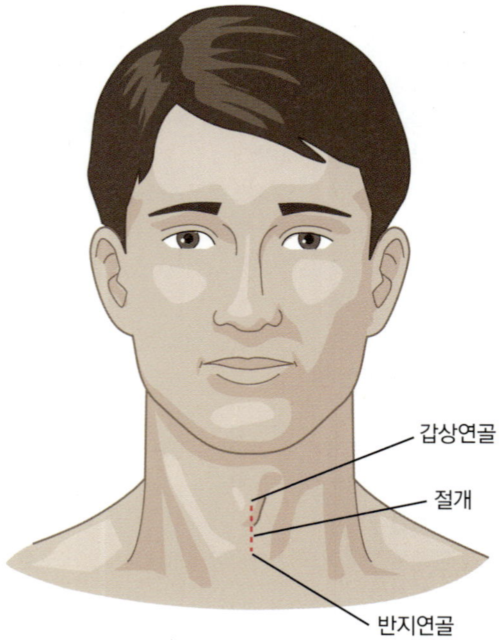

그림 4-10. 반지갑상막 절개선을 확인한다.

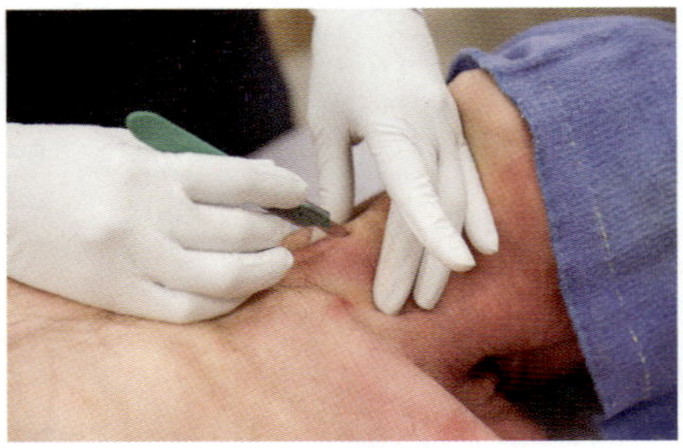

그림 4-11. 반지갑상막을 노출한다.

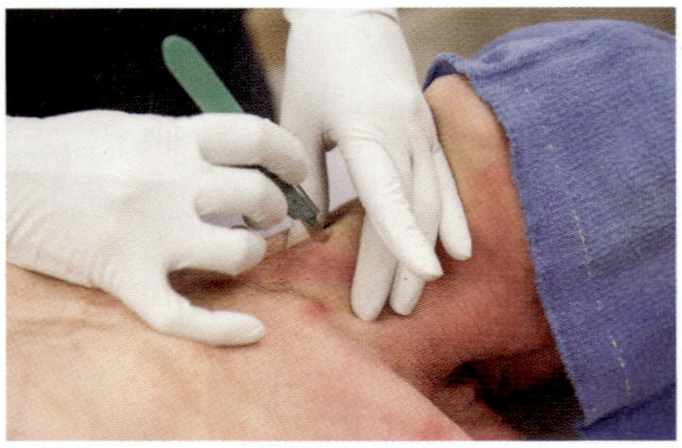

그림 4-12. 반지갑상막을 한 번에 절개한다.

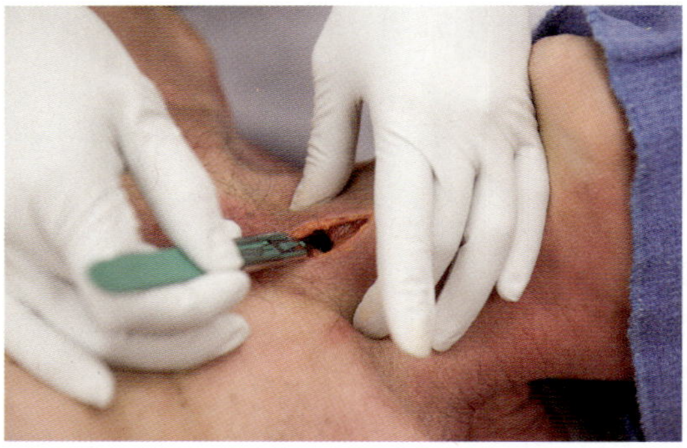

그림 4-13. 절개부위를 벌린다.

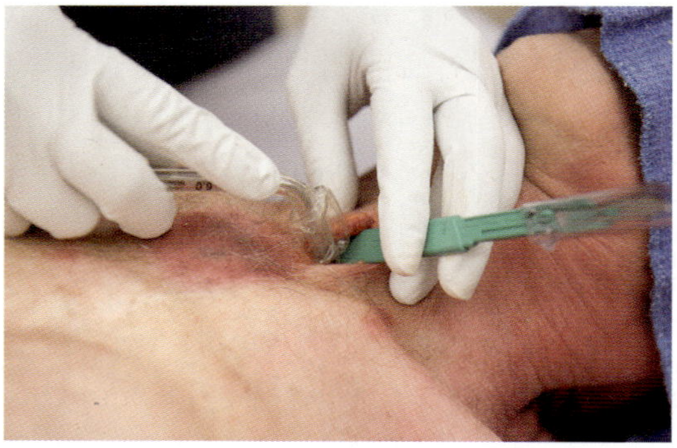

그림 4-14. 기관내관을 삽관한다.

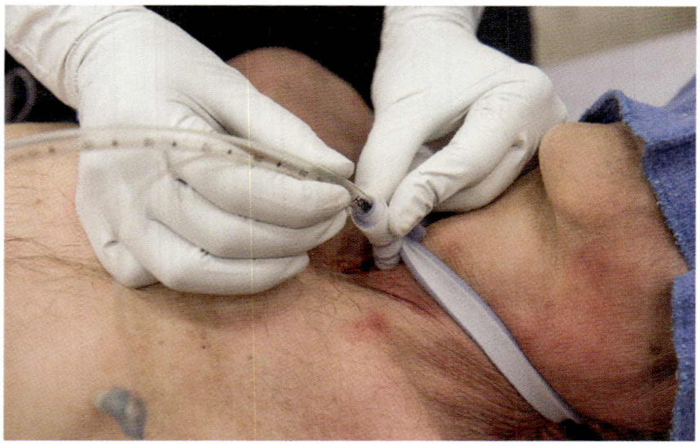

그림 4-15. 개구부에 드레싱을 시행한다.

호흡음이 들리지 않으면 기관내관을 제거 후 다시 삽관한다. 호흡음이 들리는지 다시 확인하여 기관내관이 올바르게 삽관되었는지 확인한다. 가능한 경우 백마스크 장비에 산소를 연결한다. 모든 기도유지와 마찬가지로 가능하면 호기말이산화탄소측정기로 다시 확인한다. 기관내관을 고정하고 거즈를 이용하여 드레싱으로 개구부를 덮는다(그림 4-15).

외과적 기도유지 시 부지를 이용한 기관내관 삽관

부지-보조 응급 반지갑상연골절개술(bougie-assisted emergency cricothyrotomy technique, BACT)은 부지를 사용하여 기관내관 삽입을 유도하는 신속한 4단계 기법(rapid four-step technique, RFST)을 수정한 것이다. RFST의 단계는 1) 촉진, 2) 찌르기 및 절개, 3) 아래쪽 견인, 4) 기관내관 삽입이다. 이 간소화된 방법은 간단하고 빠르다. 시술자의 신체 위치와 손의 움직임(3단계 및 4단계)이 입기관삽관과 유사하므로 시술의 유지율을 높일 수 있다.

BACT는 최소한의 장비를 사용하며 다른 절차에 비해 전장에서 더 나은 효과를 보였다.

1. 메스를 사용하여 목 조직을 절개한다.
2. 처치 제공자의 손가락으로 목 조직을 움직여 반지갑상막을 노출한다.
3. 주로 사용하지 않는 손의 엄지와 중지를 사용하여 기관을 고정한다.
4. 반지갑상막 위치를 확인한다.
5. 메스를 사용하여 반지갑상막을 가로로 절개한다.
6. 기관 갈고리를 이용하여 기관을 절개 구멍에 고정한다(그림 4-16).
7. 기관을 통해 부지를 삽입한다.
8. 6.0mm 기관내관을 부지 위와 절개 구멍에 삽입한다.
9. 기관내관의 커프를 팽창시킨다.
10. 부지를 제거한다.

TECC 과정에서 실습하는 절차는 찌르기 절개가 완료된 후 기관을 제자리에 고정하는 데 사용되는 부지를 보여준다.

기관 갈고리로 개구부를 유지하면서 부지의 유연한 끝을 개구부 안으로 조심스럽게 삽입하여 기관을 따라 내려간다(그림 4-17). 부지로 기관에 열상을 입히지 않는다.

부지를 삽입하면서 부지 끝이 기관을 따라 내려가 기관 고리에 닿을 때 '돌기'가 느껴지는지 확인한다. 부지가 환자의 복장뼈파임을 지나면 기관내관을 부지에 삽입하고 절개 부위를 통해 기관내관을 삽관한다(그림 4-18).

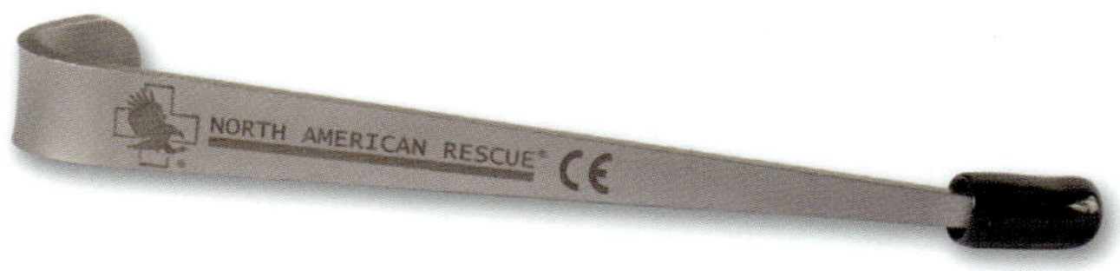

그림 4-16. 기관 갈고리.

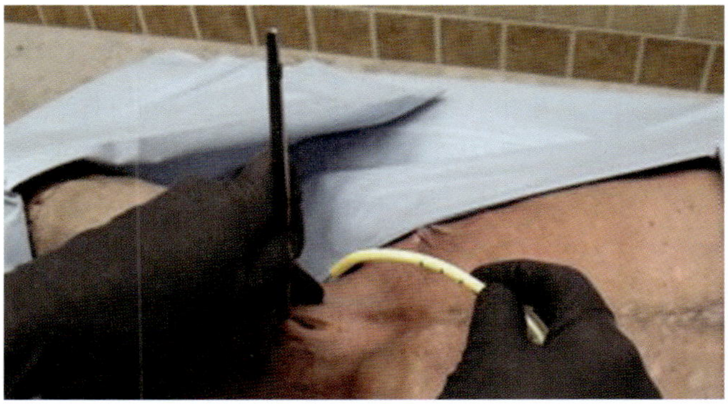

그림 4-17. 기관을 잡고 부지를 삽입한다.

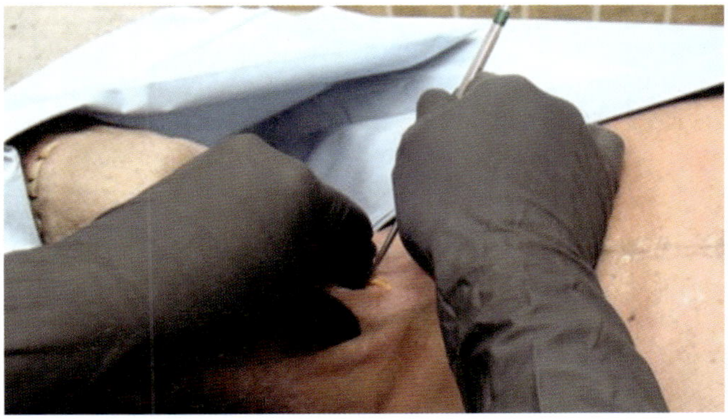

그림 4-18. 기관내관을 삽입한다.

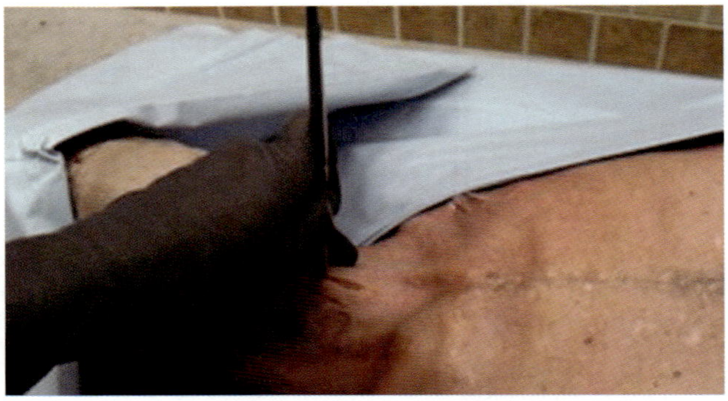

A

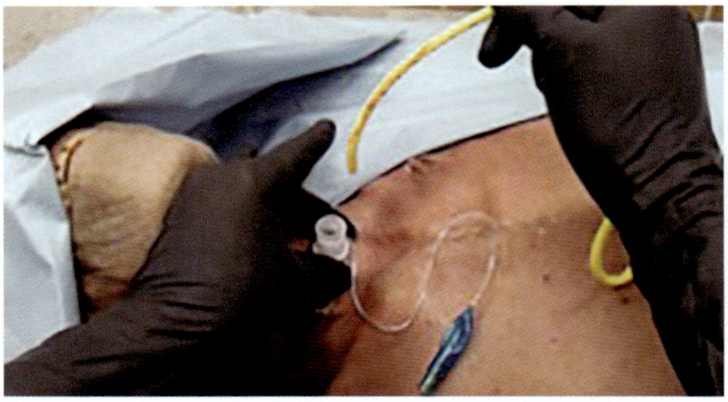

B

그림 4-19. 기관내관을 안정화한다.
Courtesy of Centre for Emergency Health Sciences.

기관내관이 제자리에 삽입되면 커프를 팽창시키고 부지와 기관 갈고리를 제거한다(그림 4-19). 가슴 오르내림이나 기관내관 내 김 서림이 있는지 확인하고 폐음 청진, 비색호기말이산화탄소측정기, 호기말이산화탄소 변화를 관찰하며 환기를 시행하고 기관내관 위치를 확인한다.

지식 체크

반지갑상연골절개술을 시행하는 부위는?

a. 반지연골
b. 갑상연골
c. 반지갑상막
d. 갑상샘 융기

소아 기도유지

소아 환자의 작고 다양한 크기와 기도의 고유한 해부학적 특징으로 인해 소아에게 기도 확보를 위한 표준 절차를 시행하기가 어렵고 기술적으로 어려운 경우가 많다(그림 4-20).

부적절하게 기도 확보를 시도하면 득보다 해를 끼칠 수 있다. 소아의 신장을 기반으로 만들어진 브로스로우 테이프(broselow tape)는 실용적인 약물 및 장비 참고 자료를 제공한다.

소아는 후두부와 혀가 상대적으로 크고 기도가 전방에 있다. 소아가 작을수록 두개골과 얼굴 중간의 크기 차이가 더 커진다. 따라서 상대적으로 큰 후두부는 목뼈를 수동적으로 굴곡시킨다(그림 4-21).

이러한 요인들로 인해 소아가 성인보다 해부학적 기도 폐쇄의 위험이 더 높다. 흡인, 도수 기도유지 및 기도유지기를 사용하여 기도를 확보하고 유지해야 한다. 소아 환자의 초기 처치에는 목뼈를 중립적 자세로 안정화하는 것이 포함된다. 머리 부분에 움푹 들어간 특수 소아용 척추고정판을 사용하지 않는 한

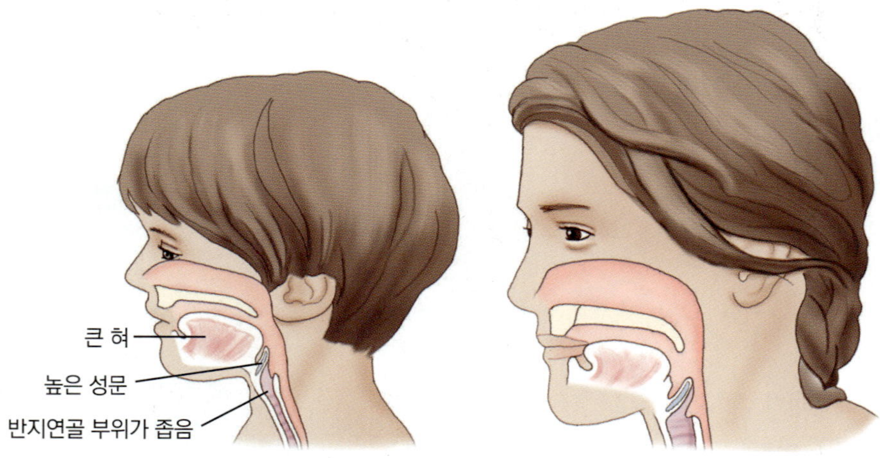

그림 4-20. 성인과 소아의 기도 비교.
© National Association of Emergency Medical Technicians (NAEMT).

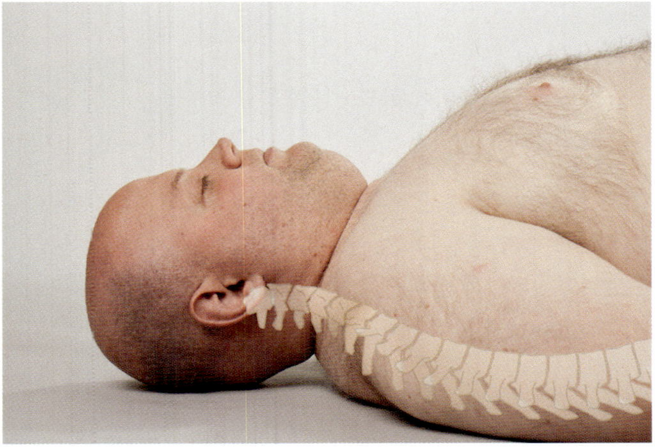

A

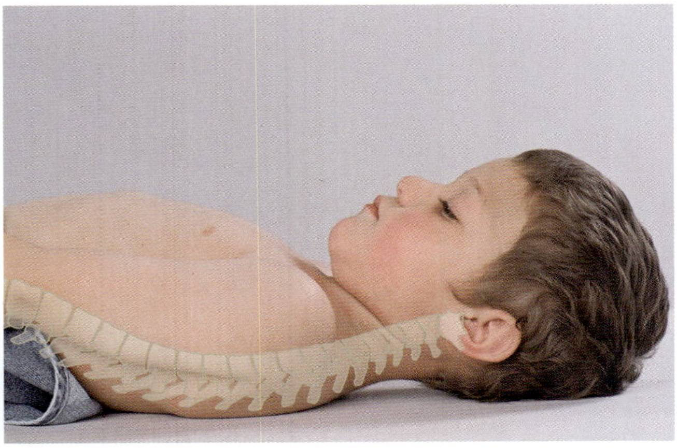

B

그림 4-21. 성인**(A)**보다 소아는 후두부가 크고 어깨 근육이 적다. 이러한 요인으로 인해 평평한 바닥에 바로누운자세를 취하면 목이 굴곡된다**(B)**.

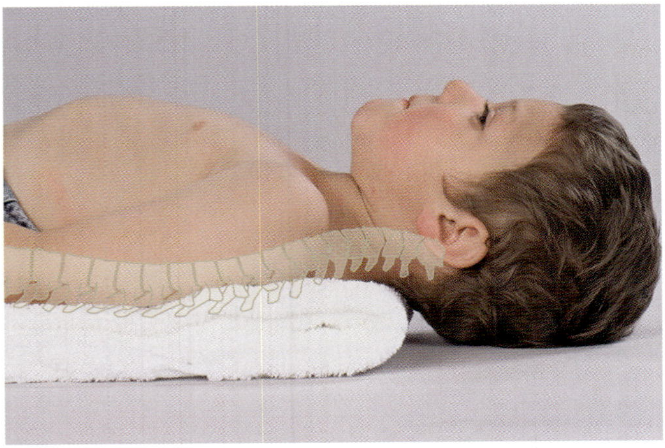

그림 4-22. 소아의 몸통 아래에 적절하게 패드를 대어주거나 머리 부분이 움푹 들어간 소아용 척추고정판을 사용한다.

후두부가 불균형하게 크기 때문에 목뼈가 일직선으로 유지되도록 소아의 몸통 아래에 적절하게 패드(2~3cm)를 대어준다. 기도 위치를 조정하고 유지할 때 목과 기관의 연부조직을 압박하지 않도록 해야 한다**(그림 4-22)**.

소아 코인두기도기

의식이 없거나, 기도가 폐쇄되지 않은 상태에서 의식이 있고 반응이 없는 소아에게 소아용 NPA 삽입을 고려한다. 소아 NPA 삽입 절차는 성인과 유사하다.

1. 적절한 크기의 NPA를 선택한다. NPA의 외경은 콧구멍의 지름보다 크지 않아야 하며 삽입 후 콧구멍이 하얗게 되는 현상이 없어야 한다.
2. NPA의 길이(코끝에서 귀의 귀구슬까지)를 측정한다. 귀구슬은 귀의 입구 앞에 있는 작은 연골 돌기이다.
3. 앞서 OPA에 대해 설명한 방법을 사용하여 소아 환자의 기도 위치를 조정한다.
4. NPA 끝부분에 수용성 윤활제를 바른다.
5. NPA의 경사면이 중격 또는 코의 중앙 구분선을 향하도록 하여 오른쪽 콧구멍에 삽입한다. 대부분 부상자는 오른쪽 콧구멍이 왼쪽 콧구멍보다 더 넓다.
6. 플랜지가 콧구멍 바깥쪽에 닿을 때까지 입천장을 따라 NPA를 앞으로 조심스럽게 삽입한다. 왼쪽 콧구멍에 NPA를 삽입하는 경우 거꾸로 삽입하여 경사면이 중격을 향하도록 한다. 약간의 저항이 느껴질 때까지 NPA를 약 2.5cm 천천히 삽입한 다음 180° 회전시킨다.
7. 삽입 후 NPA를 재평가한다.

지름이 작은 NPA는 점액, 혈액, 구토물 또는 인두의 연조직에 의해 쉽게 막힐 수 있다. NPA가 너무 길면 미주신경을 자극하여 심박수를 늦추거나 식도로 들어가 위 팽창을 일으킬 수 있다. 반응이 있는 환자에게 NPA를 삽입하면 후두 경련이 발생하여 구토를 유발할 수 있다. NPA는 연부조직을 찢어 기도로 출혈을 일으킬 수 있으므로 1세 미만 환자와 얼굴 외상이 있는 환자에게는 사용해서는 안 된다. 상태에 따라 환자를 회복자세를 취하는 것을 고려한다.

소아 성문위기도기

저자인 Jagannathan, Ramsey, White, Sohn은 "성문위기도기는 후두 바로 바깥쪽에 위치하여 후두 주위에 밀봉을 형성하면서 산소 공급과 환기를 용이하게 한다"라고 언급했다. 성문위기도기는 어려운 기도 및 신생아 소생술에 사용하는 것을 포함하여 일반적이거나 소아 환자의 응급 기도유지의 일부로 사용하였으며 크기가 다양하다.

또한 Jagannathan은 "성문위기도기는 위 접근 경로의 존재 여부에 따라 1세대 또는 2세대 장치로 분류할 수 있다. 1세대 장치는 성문 입구를 덮는 마스크에 부착된 간단한 기도 튜브이다. 2세대 장치는 위 환기를 허용하는 위 접근 경로에 위 튜브를 배치하는 방법이 통합되어 있다"라고 언급했다. 올바르게 삽입되면 성문위기도기는 개방성 기도 내에서 두 개의 밀봉을 제공한다.

가능하다면 산소를 공급한다. 병원 전 환경에서 성문위기도기와 함께 백마스크 장비를 사용하는 것은 삽관한 성인에게 백마스크 장비를 사용하는 것과 같은 효과가 있다.

소아 전문기도기

소아 삽관은 사고 현장의 상황, 사용할 수 있는 장비, 전문기도유지 시행 시 위험 및 이득, 특히 이송 시간이 짧은 경우 간접적인 위협 관리/전방통제구역 내에서 수행하기 어려울 수 있는 전문 기도유지 방법이다.

성문위기도기를 사용한 후 환기가 불가능한 상황에 직면하면 외과적 기도 확보가 더 적절한 처치일 수 있다. 소아 반지갑상막은 훨씬 작고 촉진하기가 더 어렵다. 경피적 바늘 반지갑상연골절개술은 중요한 구조물에 대한 손상 위험이 적으므로 권장된다.

권장되는 술기는 다음과 같다.

1. 접은 담요나 수건 등을 사용하여 목을 펴고 기관과 후두가 앞으로 밀리도록(목뼈 손상이 없는 경우) 소아를 눕힌다.
2. 갑상연골의 중앙을 촉진하고 손톱으로 반지갑상막의 움푹 들어간 부분에 위치할 때까지 발가락 쪽으로 손을 움직인다.
3. 주사기가 부착된 대-구경 정맥 카테터를 사용하여 반지갑상막에 아래 방향으로 천자하고 공기를 흡인하여 기관 내 위치를 확인한다. 공기를 흡인할 수 없으면 카테터 바늘 끝이 잘못 배치된 것으로 보고 이 단계를 반복한다(그림 4-23A).
4. 공기를 흡인한 후 카테터를 기관 내로 밀어 넣고 바늘과 주사기를 빼낸 후 다시 주사기를 카테터에 부착한다.

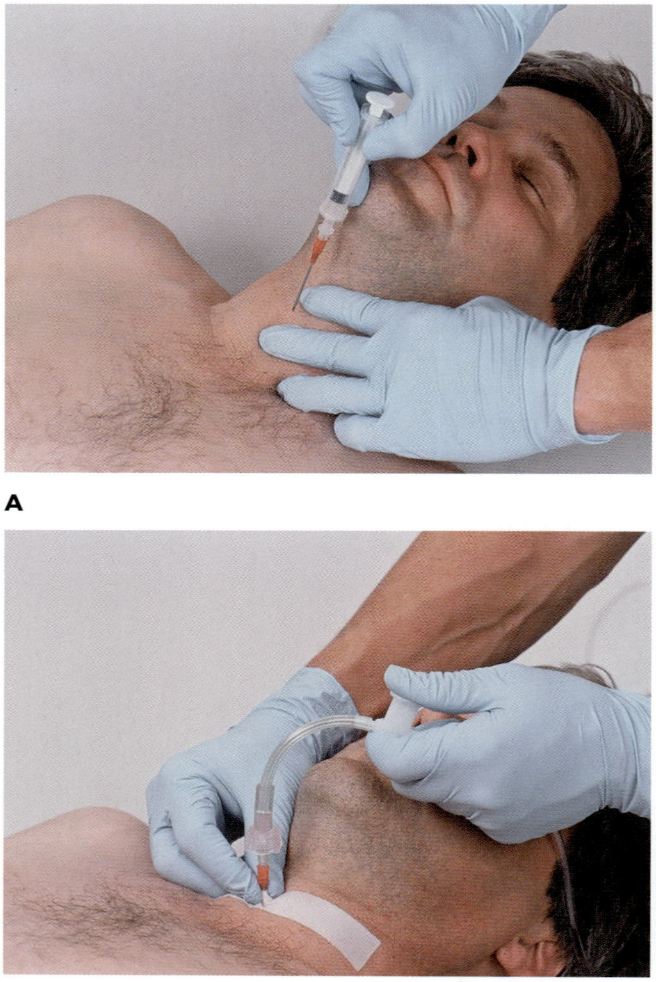

A

B

그림 4-23. 경피적 바늘 반지갑상연골절개술.

5. 기관 내 위치를 재확인하기 위해 다시 공기를 흡인한다.
6. 카테터에 3.0mm 기관내관의 어댑터를 꽂으면 백마스크 장비와 연결할 수 있다. 또는 3mL 주사기 배럴을 IV 카테터에 연결하고 8.0mm 기관내관 어댑터를 주사기 배럴에 배치한다(그림 4-23B).

지식 체크

소아 부상자의 기도 확보 시 고려해야 할 중요한 해부학적 차이점은 무엇인가?

a. 더 큰 혀
b. 낮은 일회호흡량
c. 두개골과 얼굴 중간 사이의 크기 차이 감소
d. 후방에 위치한 기도

요약

- 부상자가 의식이 있는 경우 환자를 앉히고 앞으로 몸을 숙이게 한다.
- 부상자가 의식이 없는 경우 첫 번째 방법은 외상 턱 밀어올리기 후 NPA를 삽입하는 것이다.
- 기도 폐쇄 또는 흡입 화상을 동반한 위턱얼굴 외상의 경우 일차 기도 확보 방법으로 반지갑상연골절개술 시행을 고려한다.
- 소아 환자를 목과 등을 지지하지 않은 상태로 바로누운자세로 눕히지 않는다.
- 소아 부상자의 신체 크기에 따라 기도확보 장비를 결정한다.

술기

코인두기도기(NPA)

1. 필요한 모든 장비를 조립하고 확인한다.
2. 상기도에 이물질이 있는지 확인한다.
3. 턱 들어올리기, 턱 밀어올리기 방법으로 기도를 개방한다.
4. NPA (의식이 없는 부상자)에 대한 적응증을 확인한다.
5. NPA에 수용성 윤활제를 바른다.
6. NPA를 얼굴과 90도 각도로 세워 더 큰 콧구멍으로 삽입한다. NPA가 머리 위쪽을 향하지 않도록 하며 플랜지까지 삽입한다.
7. NPA 삽입을 쉽게 하려면 회전 및 앞뒤로 움직인다.
8. 선택한 콧구멍으로 삽입할 수 없는 경우 NPA를 빼내 반대쪽 콧구멍으로 삽입한다.

성문위기도기

1. 도수로 기도를 개방한다.
2. 혀를 들어 올리고 단순 기도유지기를 삽입한다.
3. 산소를 연결하지 않는 백마스크 장비로 환기를 시행한다.
4. 백마스크 장비에 산소를 연결하고 분당 12~15L로 산소를 공급한다.
5. 부상자에게 적절한 양으로 분당 10~12회의 속도로 환기한다.
6. 환자에게 예방산소투여를 직접 보조한다.
7. 성문위기도기 장비를 확인하고 준비한다.
8. 성문위기도기 말단부에 수용성 윤활제를 바른다.
9. 머리 위치를 올바르게 조정한다.
10. 혀–턱 들어올리기를 수행한다.
11. 성문위기도기를 적절한 깊이로 삽입한다.
12. 부상자에게 성문위기도기를 고정한다.
13. 백마스크로 환기를 시행하면서 양측 폐와 상복부 청진을 통해 적절한 환기(적절한 삽입 깊이)를 확인한다.
14. 필요에 따라 환기를 조절한다.
15. 호기말이산화탄소분압측정, 식도검출기 또는 비색측정기와 같은 장비를 이용하여 튜브 삽입 위치가 올바른지 확인한다.
16. 성문위기도기의 고정상태를 재확인한다.
17. 호기말이산화탄소측정 및 맥박산소측정기를 확인하면서 부상자에게 적절한 속도와 양으로 환기를 시행한다.

응급 외과적 기도유지

1. 필요한 모든 장비의 이상 유무를 확인한다.
2. 적절한 신체 분비물 격리 예방 조치를 시행한다.
3. 상기도에 이물질이 있는지 확인한다.
4. 갑상샘과 반지연골 사이의 반지갑상막을 확인한다.
5. 피부 절개 부위를 확인한다.
6. 반지갑상막을 촉진하고 연골을 고정하면서 반지갑상막 바로 위의 피부를 수직으로 절개한다.
7. 후두를 계속 고정하면서 메스나 지혈겸자를 사용하여 반지갑상막을 자르거나 찌른다.
8. 절개부위를 지혈겸자 끝을 삽입하고 절개부위를 확장한다. 기관 갈고리를 사용할 수도 있지만, 기관 갈고리는 기관내관의 커프를 파손시킬 수 있으므로 주의해야 한다.
9. 지혈겸자 사이로 기관내관을 삽입하여 튜브 끝이 폐를 향하도록 삽입한다.
10. 커프를 팽창시킨다.
11. 튜브 안팎으로 공기가 드나드는지, 기관내관에 김 서림이 있는지, 양쪽 가슴이 오르내리는지 공기 교환을 확인하고 튜브의 위치를 확인한다.
12. 위치가 정확하면 테이프나 시중에 판매하는 튜브 고정기로 튜브를 고정한다.
13. 튜브와 절개 부위를 보호하기 위해 드레싱을 시행한다.
14. 부상자의 호흡을 모니터링하고 필요한 경우 환기를 시행한다.

참고 자료

Collopy KT. Surgical cricothyrotomies in prehospital care. *EMS World*. 2015; January. https://www.emsworld.com/magazine/ems/issue/2015/jan. Accessed February 7, 2019.

Frerk C, Mitchell VS, McNarry AF, Mendonca C, Bhagrath R, Patel A, O'Sullivan EP, Woodall NM, Ahmad I, Difficult Airway Society intubation guidelines working group. Difficult Airway Society 2015 guidelines for management of unanticipated difficult intubation in adults. *Br J Anaesth*. 2015;115(6):827-848.

Jagannathan N, Ramsey MA, White MC, Sohn L. An update on newer pediatric supraglottic airways with recommendations for clinical use. *Paediatrc Anaesth*. 2015;25(4):334-345.

National Association of Emergency Medical Technicians. *PHTLS: Prehospital Trauma Life Support*. 9th ed. Burlington, MA: Public Safety Group; 2019.

Otten EJ, Montgomery HR, Butler FK Jr. Extraglottic airways in tactical combat casualty care: TCCC guidelines change 17-01 28 August 2017. *J Spec Oper Med*. 2017;17(4):19-28.

Ryan JM, Hopperus Buma APCC, Beadling CW, Mozumder A, Nott DM, Rich NM, Henny W, MacGarty D (Eds.). *Conflict and Catastrophe Medicine: A Practical Guide*. 3rd ed. Switzerland: Springer Nature: 2014.

United Nations Department of Safety and Security. UN Security Officers' Emergency Trauma Bag/Basic First Aid (ETB/BFA). http://unesco.org.pk/documents/Basic%20Field%20Trauma%20Procedures.pdf. Accessed February 7, 2019.

LESSON 5

간접적인 위협 관리/전방통제구역: MARCH - 호흡

학습 목표

- 체스트 씰의 사용에 관해 설명할 수 있다.
- 긴장기흉의 증상과 징후에 관해 설명할 수 있다.
- 바늘감압을 시행하기 위해 근거를 기반한 해부학적 부위 변경에 대해 논의할 수 있다.
- 심정지 부상자에 대한 양측 바늘감압의 적응증에 관해 설명할 수 있다.
- 소아 부상자를 위한 바늘감압 시 특별한 고려 사항에 관해 설명할 수 있다.

간접적인 위협 관리/전방통제구역에서의 호흡/환기 개요

TECC 제공자가 효과적으로 기도를 확보하고 유지한 후 시행해야 할 다음 임상 술기는 환기를 실시하는 것이다. 처치 수준은 부상자의 임상적 상태와 간접적인 위협 관리/전방통제구역 내의 전술적 상황에 따라 결정된다. 전술적 상황이 갑자기 직접적인 위협 관리/위험구역으로 악화하여 부상자와 처치 제공자의 즉각적인 이동이 필요할 수 있음을 기억한다.

호흡의 해부학과 생리학

기도는 코, 입, 인두, 기관, 기관지를 통해 대기 중의 공기가 폐포에 도달하는 통로이다. 70kg인 성인은 숨을 쉴 때마다 평균적으로 약 500mL의 공기를 흡입한다. 기도계통은 중요한 가스 교환 과정에 참여하기 위해 실제로 폐포에 도달하지 않는 최대 150mL의 공기를 보유하고 있다. 이 공기가 머무는 공간을 사강이라고 한다. 이 사강 내부의 공기는 신체의 산소 공급에 사용할 수 없다.

숨을 쉴 때마다 공기가 폐로 유입된다. 폐포 안팎으로 공기가 이동하는 것은 특정 근육의 수축과 이완으로 발생하는 가슴안의 압력 변화로 인해 발생한다. 호흡의 주요 근육은 가로막이다. 일반적으로 가로막의 근육 섬유는 뇌에서 자극을 받으면 짧아지며 이것은 갈비뼈를 앞뒤로 당기는 데 도움이 된다. 갈비사이근의 작용과 함께 가로막이 편평해지는 것은 음압을 생성하는 적극적인 움직임이다. 이 음압으로 인해 대기 중의 공기가 손상되지 않은 폐포로 들어간다(그림 5-1).

가슴벽에 부착된 다른 근육도 이 음압 생성에 기여할 수 있으며 여기에는 목빗근, 목갈비사이근 등이 있다. 이러한 보조 근육의 사용은 외상 환자의 호흡이 증가함에 따라 분명해진다. 이와 대조적으로 날숨은 가로막과 가슴벽 근육의 이완과 이러한 구조의 탄성 반동으로 인해 발생하는 수동적인 과정이다. 그러나 호흡이 더 어려워지면 날숨이 활발해질 수 있다.

들숨 시 이러한 음압을 발생시키려면 가슴벽이 온전해야 한다. 예를 들어, 외상 환자의 경우 상처로 인해 외부 대기와 가슴안 사이에 개방된 통로가 생기면 공기가 폐가 아닌 개방된 상처를 통해 유입될 수 있다. 가슴벽의 뼈 구조가 손상되면 적절한 환기에 필요한 음압을 생성하는 환자의 능력도 손상될 수 있다.

대기의 공기가 폐포에 도달하면 산소는 폐포에서 폐포모세혈관막을 통과해 적혈구(RBC)로 이동한다(그림 5-2).

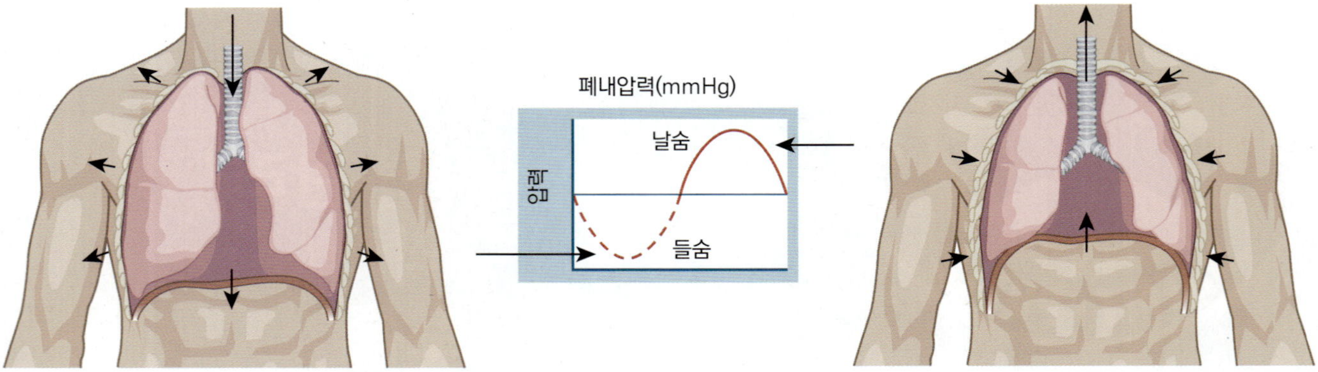

그림 5-1. 환기 단계 중 폐내압의 관계를 보여주는 그래프.

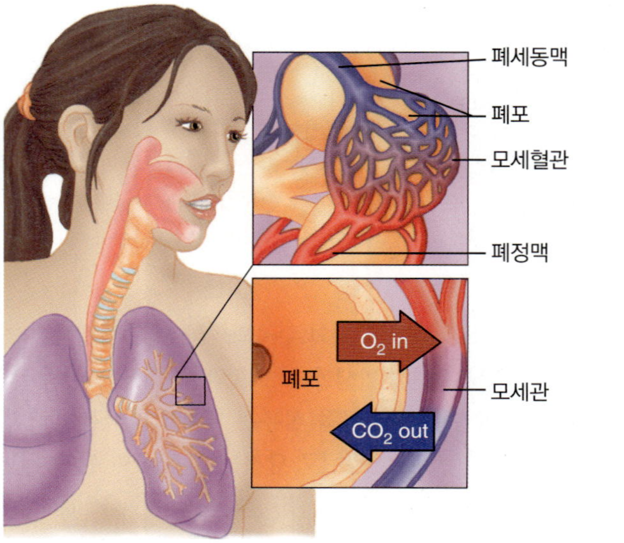

그림 5-2. 폐의 폐포 모세혈관 막을 통해 산소와 이산화탄소가 확산한다.

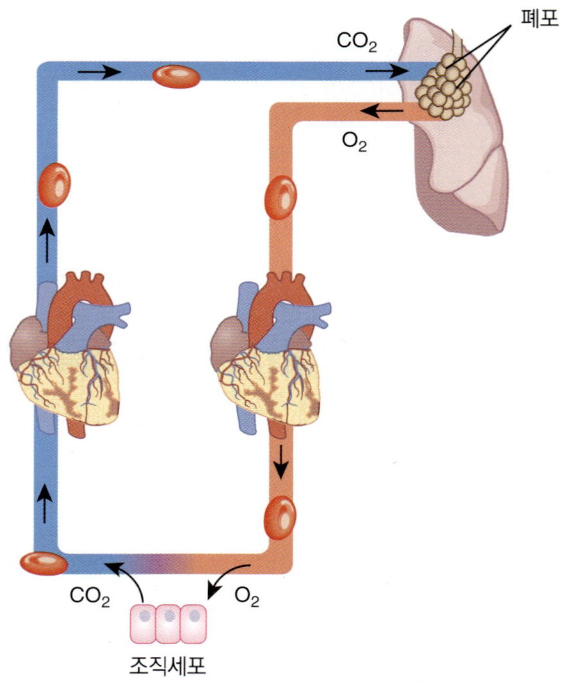

그림 5-3. 산소는 폐포에서 적혈구로 이동한다. 산소는 헤모글로빈과 결합하여 조직 세포로 전달된다. 헤모글로빈에서 분리된 산소는 조직 세포로 이동한다. 이산화탄소는 헤모글로빈 분자를 따라 이동하지 않고 반대 방향으로 이동한다. 이는 혈장 내에서 이산화탄소로 이동한다.

그런 다음 순환계는 산소를 운반하는 적혈구를 신체 조직으로 전달하여 산소를 신진대사의 연료로 사용한다. 산소가 폐포 내부에서 세포벽과 모세혈관 내피를 통과하여 혈장을 통해 적혈구로 전달되는 동안 이산화탄소는 반대 방향으로 혈액에서 폐포로 교환된다. 혈장에 용해된 이산화탄소(약 10%)는 단백질(주로 적혈구의 헤모글로빈[약 20%])에 결합한 상태거나 중탄산염(약 70%) 형태로 혈류에서 폐포 모세혈관막을 거쳐 폐포로 이동하여 날숨 중에 제거된다**(그림 5-3)**.

이 교환이 완료되면 산소가 공급된 적혈구와 이산화탄소 수치가 낮은 혈장은 심장의 왼쪽으로 돌아와 신체의 모든 세포로 펌핑된다.

세포에 도달하면 산소화된 적혈구는 산소를 전달하고 세포는 이를 유산소 대사에 사용한다. 유산소 대사의 부산물인 이산화탄소는 혈장으로 방출된다. 탈산소화된 혈액은 심장의 오른쪽으로 들어간다. 혈액은 폐로 펌핑되어 다시 산소가 공급되고 이산화탄소는 확산을 통해 제거된다. 산소는 대부분 적혈구 자체의 헤모글로빈에 의해 운반되는 반면, 이산화탄소는 앞서 언급한 혈장 내, 헤모글로빈과 같은 단백질에 결합, 중탄산염으로 완충되어 운반된다.

산소공급 및 환기 과정

폐포에는 적절한 양의 산소가 포함된 신선한 공기가 지속해서 공급되어야 한다. 환기라고 하는 이러한 공기 보충은 이산화탄소 제거에도 필수적이다. 산소화 과정은 다음과 같은 세 단계로 구성된다.

1. **외호흡(external respiration)**은 산소 분자가 공기에서 혈액으로 이동하는 것을 말한다. 공기에는 산소(21%), 질소(79%)가 포함되어 있다. 모든 폐포 산소는 자유 기체로 존재하므로 각 산소 분자는 압력을 가한다. 흡기된 대기의 산소 비율을 높이면 폐포 산소 압력 또는 장력이 증가한다. 산소를 보충하면 각 흡기 시 산소의 비율이 증가하여 각 폐포의 산소량이 증가한다. 액체에 들어가는 기체의 양은 액체가 가하는 압력과 직접적인 관련이 있으므로 혈액으로 전달되는 기체의 양이 증가한다. 기체의 압력이 높을수록 체액에 흡수되는 기체의 양도 많아진다.
2. **산소 전달(oxygen delivery)**은 환기 중에 대기로부터 적혈구로 산소가 전달되고 적혈구가 심혈관계를 통해 조직으로 운반되는 과정의 결과이다. 에너지 생산을 유지하기 위해 신체가 1분 동안 소비하는 산소의 양을 산소 소비량이라고 하며 적절한 심박출량과 적혈구에 의한 세포로의 산소 전달에 따라 달라진다. 적혈구는 신체의 "산소 운반선"이라고 할 수 있다. 이 산소 운반선은 혈관계를 따라 이동하여 신체의 분배 지점인 모세혈관층에서 산소를 공급한다.
3. **내(세포)호흡(internal/cellular respiration)**은 적혈구에서 조직 세포로 산소가 이동하거나 확산하는 것을 말한다. 대사는 일반적으로 해당 작용과 크렙스 회로를 통해 에너지를 생산한다. 이러한 과정의 구체적인 세부사항을 이해할 필요는 없지만, 에너지 생산에서 이러한 과정의 역할을 전반적으로 이해하는 것이 중요하다. 적혈구와 조직 사이의 실제 산소 교환은 벽이 얇은 모세혈관에서 이루어지기 때문에 산소 공급을 방해하는 요인은 이 순환을 방해하게 된다. 이와 관련된 주요 요인은 폐포벽, 모세혈관벽, 조직 세포벽(사이질 공간이라고도 함) 사이에 있는 체액(또는 부종)의 양이다. 투여 후 30~45분 이내에, 혈관계에서 사이질 공간으로 누출되는 결정질로 인한 혈관 공간의 과도한 수분 공급은 소생술 중 주요 문제이다. 보충 산소는 이러한 요인 중 일부를 극복하는 데 도움이 될 수 있다. 충분한 양의 산소가 공급되지 않으면 조직과 세포는 충분한 양의 산소를 소비할 수 없다.

병태생리학

외상은 다음과 같은 방법으로 산소를 적절하게 공급하고 이산화탄소를 제거하는 호흡계의 능력에 영향을 미칠 수 있다.

- 저산소혈증(혈중 산소 농도 감소)은 폐포-모세혈관 막을 통과하는 산소 확산이 감소하여 발생할 수 있다.
- 저산소증(조직 산소 공급 부족)은 다음과 같은 원인으로 발생할 수 있다.
  - 기도가 막히거나 폐포가 체액이나 이물질로 가득 차서 공기가 모세혈관에 도달하지 못하는 경우
  - 폐포로 가는 혈류 감소
  - 조직 세포로 가는 혈류 감소
- 저환기는 다음과 같은 원인으로 인해 발생할 수 있다.
  - 상기도 및 하기도를 통한 공기 흐름의 방해
  - 가슴벽이나 폐의 직접적인 손상으로 인한 폐의 확장 감소
  - 일반적으로 외상성 뇌손상 후 신경 기능 저하로 인한 환기 기능 상실

과다환기는 혈관 수축을 유발할 수 있으며 이는 외상성 뇌손상 부상자의 처치에 특히 해로울 수 있다. 저환기는 분당 호흡량 감소로 인해 발생한다. 저환기를 처치하지 않고 방치하면 이산화탄소가 축적되고 산증이 발생하여 결국 사망하게 된다. 처치에는 기존의 기도 문제를 교정하고 적절하게 환기를 지원하여 부상자의 환기 속도와 깊이를 개선하는 것이 포함된다.

지식 체크

들숨 중 음압을 생성하려면 ________이 필요하다.

a. 온전한 가슴벽
b. 적절한 심박출량
c. 수축기혈압이 50mmHg 이상
d. 온전한 폐포 구조

개방성 기흉

가슴 관통상은 다양한 크기와 유형의 물체가 가슴벽을 통과하여 가슴안으로 들어가 가슴 내 장기를 손상할 수 있다. 일반적으로 가슴막 사이에는 공간이 존재하지 않는다. 그러나 관통상으로 인해 가슴안과 외부가 연결되는 통로가 생기면 가슴안의 압력이 가슴안 외부의 압력보다 낮을 때 들숨 시 상처를 통해 가슴막안으로 공기가 들어갈 수 있다. 상처를 통한 공기 흐름에 대한 저항이 기도를 통과하는 저항보다 낮으면 공기가 상처로 더 많이 유입될 수 있다. 가슴막안의 공기(기흉)는 가슴막삼출액의 얇은 막에 의해 생성된 가슴막 사이의 밀착을 방해한다. 이러한 과정이 함께 진행되면 폐가 허탈되어 허탈된 부분 내에서 효과적인 환기가 이루어지지 않는다. 관통상 처치는 가슴벽 결손의 크기가 충분히 커서 들숨 또는 날숨 중에 주변 조직이 상처를 적어도 부분적으로 닫지 않는 경우에만 개방성 기흉을 유발한다**(그림 5-4)**.

관통하는 물체에 의해 폐에 상처가 생기면 공기가 폐에서 가슴막안으로 빠져나가 폐허탈이 발생한다. 두 경우 모두 부상자는 숨이 가빠지게 된다. 손실된 환기 능력을 보충하기 위해 호흡 중추는 더 빠른 호흡을 자극한다. 이것은 호흡 활동을 증가시킨다. 부상자는 한동안 증가한 작업량을 견딜 수 있지만, 이를 인지하고 처치하지 않으면 혈중 이산화탄소 농도가 상승하고 산소 농도가 감소함에 따라 호흡 곤란이 증가하여 환기부전의 위험에 처할 수 있다.

개방성 기흉은 가슴막안으로 공기가 유입되어 폐가 무너지는 것을 말한다. 가슴벽의 결함으로 인해 외부 공기와 가슴막안 사이의 공기 이동이 발생하는 것이 개방성 기흉의 특징이다. 개방성 기흉을 유발하는 부상에는 총상, 폭발, 자상, 드물게는 둔기에 의한 외상 등이 있다. 부상자가 숨을 들이마시려고 하면 호흡근이 수축하면서 가슴안에 음압이 발생하기 때문에 공기가 개방성 상처를 통과하여 가슴막안으로 들어간다. 더 큰 상처에서는 호흡의 여러 단계에 따라 가슴막 안팎으로 공기가 자유롭게 흐를 수 있다. 가슴벽의 구멍을 통해 공기가 드나들면서 가청 소음이 발생하는 경우가 많으므로 이러한 유형의 상처를 '흡입성 가슴 손상'이라고 한다**(그림 5-5)**.

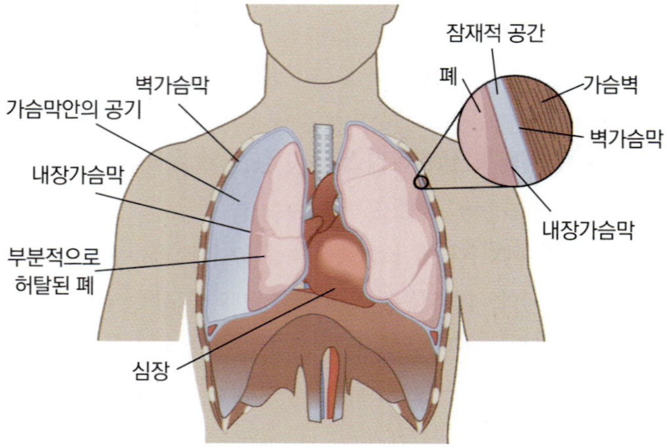

그림 5-4. 가슴막안의 공기가 폐로 유입되어 환기할 수 있는 양이 감소하여 폐에서 나가는 혈액의 산소 공급이 감소한다.

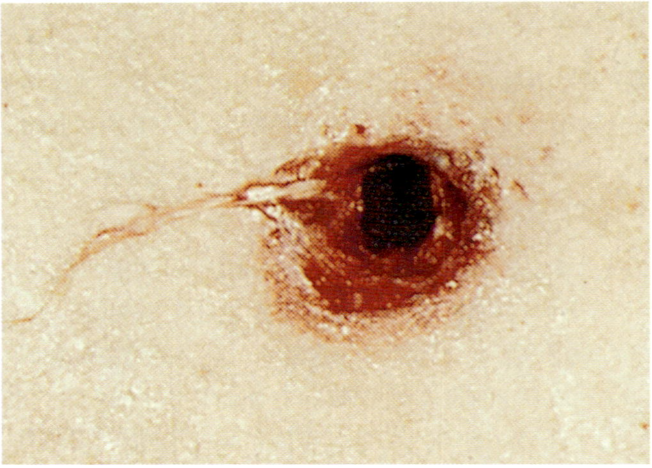

그림 5-5. 가슴에 총상을 입거나 자상을 입으면 가슴벽에 구멍이 생겨 공기가 가슴막 안팎으로 흐를 수 있다.

개방성 기흉의 평가 및 처치

개방성 기흉 환자를 평가하면 일반적으로 명백한 호흡 곤란이 나타난다. 환자는 일반적으로 불안하고 빠른 호흡을 보인다. 맥박이 빨라지고 숨이 가쁠 수 있다. 가슴벽을 확인하면 상처가 보이며 들숨 시 빨아들이는 소리가 들리고 숨을 내쉴 때 기포가 생길 수 있다.

개방성 기흉의 초기 처치는 가슴벽의 손상 부위를 폐쇄하고 보충 산소를 투여하는 것이다. 상처를 통해 가슴막안으로 공기가 유입되는 것을 방지하기 위해 상용 제품(halo, asherman 또는 SAM 체스트 씰)을 사용하여 폐쇄드레싱을 시행하거나 일반 거즈와 달리 알루미늄 포일이나 플라스틱 랩을 적용하여 공기가 유입되지 않도록 한다**(그림 5-6)**.

개방성 기흉 환자는 거의 항상 기저 폐에 손상을 입기 때문에 두 가지 공기 누출 원인이 있다. 첫 번째는 가슴벽에 있는 구멍이고 두 번째는 폐에 있는 구멍이다. 가슴벽 손상 부위를 폐

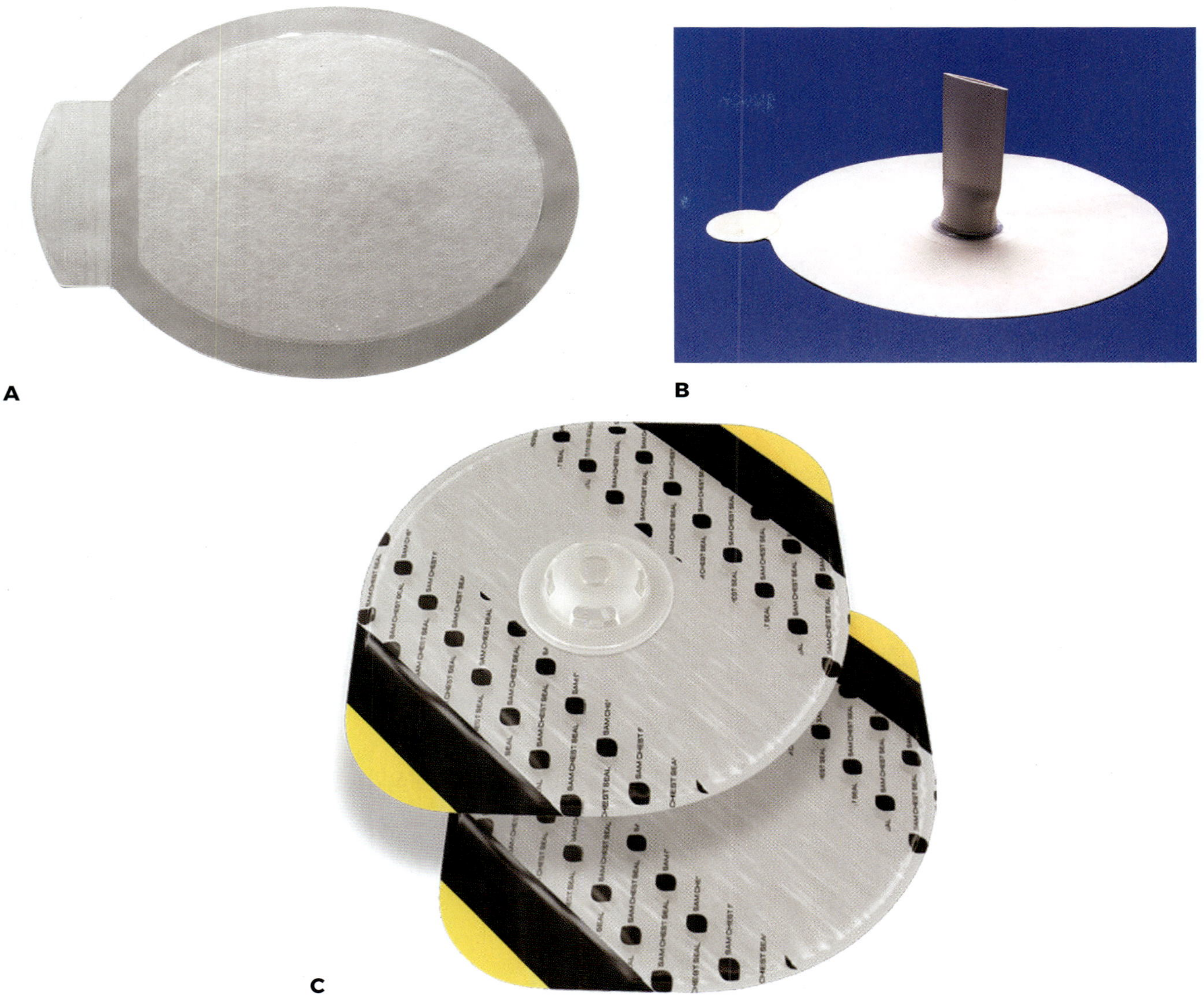

그림 5-6. **A.** Halo 체스트 씰. **B.** Asherman 체스트 씰. **C.** SAM 체스트 씰.

쇄드레싱으로 밀봉하더라도 손상된 폐에서 가슴막안으로 공기가 계속 누출되어 긴장기흉이 발생할 수 있다(**그림 5-7**).

> ### 지식 체크
> **개방성 기흉이 있는 부상자는 항상 ________**
>
> **a.** 척추 고정이 필요하다.
> **b.** 목정맥이 팽창된 상태이다.
> **c.** 심장눌림증에 대한 평가가 필요하다.
> **d.** 기저 폐 손상이 있다.

체스트 씰

전통적인 교육은 개방성 기흉이 발생한 경우 3면 폐쇄드레싱을 시행하는 것이다. 이렇게 하면 들숨 시 가슴안 내로 공기가 유입되는 것을 방지하는 동시에 날숨 시 드레싱의 느슨한 면을 통해 공기가 빠져나가 긴장기흉이 발생하는 것을 예방할 수 있다. 반면에 4면 폐쇄드레싱을 시행하는 것이 3면 폐쇄드레싱을 하는 것보다 더 바람직하다고 주장되어 왔지만, 이 문제에 대한 명확한 해답은 아직 결정되지 않았다.

동물을 대상으로 한 연구에서 상용되는 비통기성 체스트 씰

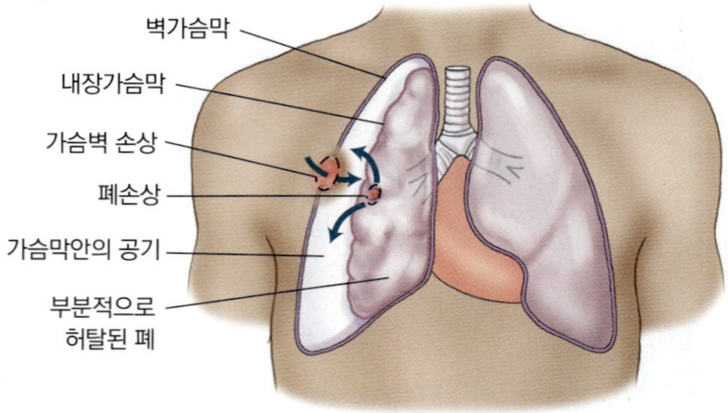

그림 5-7. 가슴벽과 폐가 근접해 있어서 관통상으로 가슴벽이 손상되고 폐가 손상되지 않기는 매우 어렵다. 가슴벽의 구멍을 막는다고 해서 가슴막안으로 공기 누출이 반드시 감소하는 것은 아니며 폐에서도 누출이 쉽게 발생할 수 있다.

로 완전히 밀폐한 개방성 기흉의 생리적 반응과 통기성 체스트 씰로 밀폐한 경우의 반응을 비교했다. 이 연구에 따르면 두 폐쇄드레싱 모두 개방성 기흉과 관련된 호흡 생리를 개선했고, 통기성 체스트 씰로 밀폐하였을 때 긴장기흉의 발생을 예방했지만, 비통기성 체스트 씰로 밀폐한 경우 예방하지 못했다. 이러한 발견에 따라 군의 Co-TCCC는 가능한 경우 통기성 체스트 씰이 비통기성 체스트 씰보다 선호된다고 권고했다**(그림 5-8)**. 통기성 체스트 씰을 사용할 수 없는 경우 비통기성 체스트 씰을 사용할 수 있지만, 이후 긴장기흉이 발생하는지 부상자를 주의 깊게 관찰해야 한다.

이 연구 결과를 고려하여 병원 전 외상 소생술(PHTLS)은 이제 개방성 기흉 처치에 대해 다음과 같은 처치 방법을 권장한다.

1. 개방성 가슴 상처 위에 통기성 체스트 씰을 놓는다.
2. 통기성 체스트 씰을 사용할 수 없는 경우 상처 부위에 알루미늄 포일, 랩 등을 이용하여 3면을 테이프로 붙인다.
3. 이러한 방법을 사용할 수 없는 경우 비통기성 체스트 씰을 사용하거나 바셀린 거즈와 같은 재료를 사용할 수 있지만, 이 방법은 긴장기흉을 유발할 수 있으므로 부상자의 상태 악화 징후를 주의 깊게 관찰해야 한다.
4. 부상자에게 빈맥, 빠른호흡 또는 기타 호흡곤란의 징후가 나타나면 드레싱을 몇 초간 제거하고 필요한 경우 환기를 보조한다.
5. 호흡곤란이 계속되면 긴장기흉이 발생했다고 가정하고 폐쇄드레싱을 제거한다. 그러나 다양한 요인으로 인해 효과적이지 않을 수 있다. 폐쇄드레싱을 제거한 후에도 호전되지 않으면 앞겨드랑선과 만나는 다섯 번째 갈비사이 공간 또는 빗장중간선과 만나는 두 번째 갈비사이 공간에 길이가 최소 8cm인 대구경(10~14게이지 바늘) IV 카테터를 사용하여 손상된 쪽에 바늘감압을 시행한다.

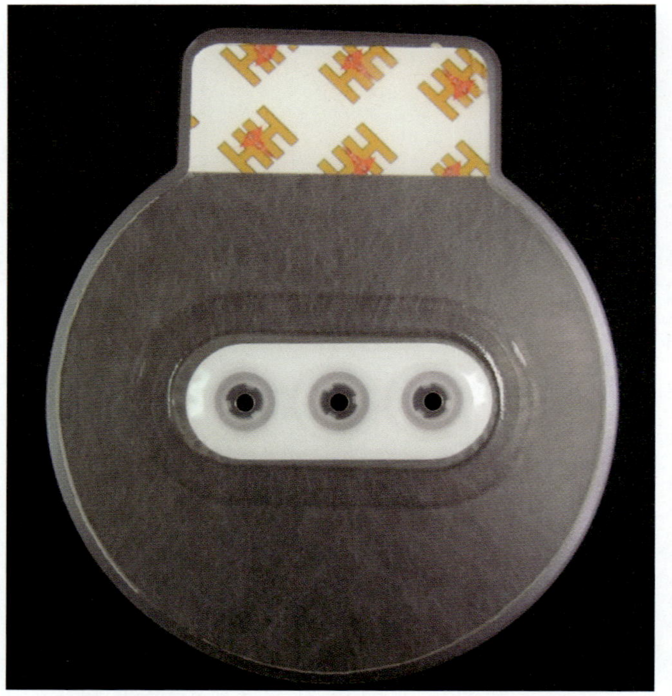

그림 5-8. 통기성 체스트 씰은 동물 연구에서 개방성 가슴 상처를 폐쇄한 후 긴장기흉의 발생을 예방하는 것으로 나타났다.

가능하면 부상자가 똑바로 앉는 등 편안한 자세를 취할 수 있도록 한다. 부상자가 누워 있기를 원하면 다친 쪽을 아래로 향하도록 눕혀서 폐가 허탈되어 호흡이 힘들어지지 않도록 한다.

이러한 조치로 환자를 적절하게 지지하지 못하는 경우 전술적 상황에 따라 기관내삽관 및 양압 환기를 시행할 수 있다. 양압을 사용하고 상처에 폐쇄드레싱을 시행한 경우 TECC 제공자는 긴장기흉이 발생하는지 환자를 주의 깊게 관찰해야 한다. 호흡곤란이 심해지는 징후가 나타나면 상처를 덮고 있는 드레싱을 제거하여 축적된 압력이 감압될 수 있도록 한다. 이 방법이 효과적이지 않으면 바늘감압과 양압 환기를 시행해야 한다.

양압 환기를 시행하는 경우 상처를 폐쇄할 필요는 없다. 양압 환기는 폐를 직접 환기함으로써 일반적으로 개방성 기흉과 관련된 병태생리를 효과적으로 관리한다.

긴장기흉

긴장기흉은 생명을 위협하는 응급상황이다. 공기가 가슴막안에서 빠져나가지 않고 가슴막안으로 계속 들어가면 가슴안 압력이 높아진다. 가슴안 압력이 상승하면 환기 기능 저하가 증가하고 심장으로 정맥혈 복귀가 감소한다. 심박출량 감소와 가스 교환이 악화하면 심각한 쇼크가 발생한다. 손상된 쪽 가슴의 압력이 증가하면 세로칸의 구조물이 손상되지 않은 쪽으로 밀려날 수 있다**(그림 5-9)**.

이러한 해부학적 왜곡은 가로막을 통과하는 아래대정맥의 꼬임으로 인해 심장으로의 정맥혈복귀를 더욱 방해할 수 있다. 또한 손상되지 않은 쪽의 폐 팽창이 점점 더 제한되고 호흡 저하가 더 심해질 수 있다.

가슴 손상을 입은 모든 부상자는 긴장기흉이 발생할 위험이 있다. 특히, 위험이 높은 부상자는 기흉이 발생할 가능성이 있는 부상자(예: 갈비뼈 골절 징후가 있는 부상자), 기흉이 발생한 부상자(예: 가슴에 관통상을 입은 부상자), 양압 환기를 받는 가슴 손상 부상자이다. 이러한 부상자는 순환 장애와 관련된 호흡곤란의 징후가 있는지 지속해서 모니터링하고 적절한 의료기관으로 신속하게 이송해야 한다.

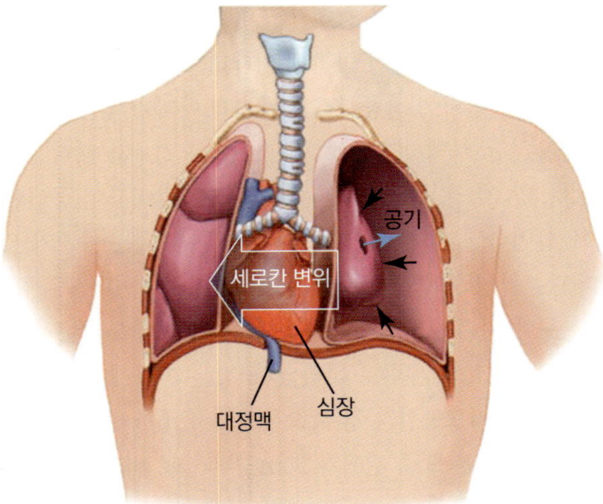

그림 5-9. 긴장성 기흉. 가슴막 공간에 갇힌 공기의 양이 계속 증가하면 영향을 받은 쪽은 폐가 허탈될 분만 아니라 세로칸이 반대쪽으로 이동하게 된다. 그러면 반대쪽의 폐가 압박되고 가슴안 압력이 증가하여 대정맥이 꼬이고 심장으로의 혈액 복귀가 감소한다.

긴장기흉 평가 및 처치

평가 중에 발견되는 소견은 가슴막안에 얼마나 많은 압력이 축적되었는지에 따라 달라진다. 처음에는 부상자가 불안과 불편함을 나타내고 일반적으로 흉통과 호흡곤란을 호소한다. 긴장기흉이 악화하면 초조, 빠른호흡 및 호흡곤란이 증가하고 심한 경우 청색증과 무호흡이 발생한다.

처치의 우선순위는 긴장기흉을 감압하는 것이며 감압은 다음과 같은 세 가지 소견이 있을 때 시행해야 한다.

1. 호흡곤란이 악화하거나 백마스크 장비로 환기가 어려운 경우
2. 한쪽만 호흡음이 감소하거나 부재한 경우
3. 비보상성 쇼크(수축기혈압이 90mmHg 미만이고 맥압이 좁아진 경우)

임상과 병원 전 처치 제공자의 교육 수준에 따라 가슴막 감압을 시행하기 위한 몇 가지 방법이 있다. 가슴막 감압을 시행할 수 없는 경우(즉, BLS만 가능하고 제거할 폐쇄드레싱이 없는 경우) 고농도 산소(흡입산소농도 >85%)를 투여하면서 적절한 의료기관으로 신속하게 이송한다. 양압 환기는 긴장기흉을 빠르게 악화시킬 수 있으므로 환자가 저산소 상태이고 산소 보충에 반응하지 않는 경우에만 시행해야 한다. 보조 환기를 시행하면 가슴막안에 공기가 더 빠르게 축적될 수 있으므로 의료기관으로 이송하는 것보다 더 빠르게 전문인명소생술(ALS)을 시행할 수 있는 경우에만 시행해야 한다.

개방성 기흉이 있는 환자에게 폐쇄드레싱을 시행했다면 잠시 드레싱을 제거해야 한다. 이렇게 하면 공기가 들어오는 상처를 통해 긴장기흉이 감압될 수 있다. 긴장기흉의 증상이 재발하는 경우 이 절차를 이송 중에 주기적으로 반복해서 시행해야 할 수도 있다. 몇 초 동안 드레싱을 제거해도 효과가 없거나 개방성 상처가 없는 경우 ALS 처치 제공자는 바늘감압술을 시행할 수 있다.

BOX 5-1.

긴장기흉의 징후

긴장기흉의 경우 다음과 같은 징후가 자주 논의되지만, 많은 징후가 나타나지 않거나 현장에서 식별하기 어려울 수 있다.

관찰

- 청색증은 현장에서 보기 어려울 수 있다. 열악한 조명, 피부색 변화, 외상과 관련된 혈액으로 인해 이 징후를 신뢰할 수 없는 경우가 많다.
- 목정맥 팽창은 긴장기흉의 전형적인 징후로 설명된다. 그러나 긴장기흉 환자는 상당한 양의 출혈이 있을 수 있으므로 목정맥 팽창이 눈에 띄지 않을 수도 있다.

촉진

- 피하기종은 흔한 소견이다. 가슴안 압력이 높아지면 가슴벽 조직을 통해 공기가 빠져나가기 시작한다. 긴장기흉으로 인해 가슴안 압력이 상당히 높아지기 때문에 피하기종은 종종 가슴벽과 목 전체에서 촉진될 수 있으며 때로는 복벽과 얼굴에도 나타날 수 있다.
- 기관 편위는 일반적으로 후기 징후이다. 존재하더라도 신체검사로 진단하기 어려울 수 있다. 목에서 기관은 근막 및 기타 지지 구조에 의해 목뼈에 고정되어 있으므로 기관 편위는 가슴안 현상에 가깝지만, 기관 편위가 심한 경우 목정맥구멍파임 부위에서 촉지될 수 있다. 기관 편위는 병원 전 환경에서 흔히 관찰되지 않는다.

청진

- 손상된 쪽의 호흡음이 감소한다. 신체검사에서 가장 도움이 되는 부분은 손상된 쪽의 호흡음이 감소했는지 확인하는 것이다. 그러나 이 징후를 확인하려면 병원 전 처치 제공자가 정상 호흡음과 감소한 호흡음을 구별할 수 있어야 한다. 호흡음을 구별하기 위해서는 많은 연습이 필요하다. 부상자를 처치할 때마다 호흡음을 듣는 것이 도움이 될 수 있다.

지식 체크

긴장기흉의 후기 징후는 무엇인가?

a. 불안
b. 호흡음 감소/부재
c. 기관 편위
d. 불균등한 가슴의 오르내림

바늘감압

손상된 쪽의 가슴막안에 바늘을 삽입하면 압력을 받아 축적된 공기가 빠져나갈 수 있다. 환자를 대상으로 한 연구는 주로 일화적인 것이었지만, 바늘감압은 동물 실험에서 효과적인 것으로 나타났다. 산소 공급이 즉각적으로 개선되고 환기가 용이해지면 생명을 구할 수 있다.

긴장기흉이 의심되는 환자에게 이전에 삽관한 경우 바늘감압을 시행하기 전에 기관내관의 위치를 평가하고 확인해야 한다. 기관내관이 기관에서 주기관지(일반적으로 오른쪽)로 더 깊게 삽입된 경우 반대쪽 폐는 환기되지 않아 호흡음과 가슴벽 확장이 현저하게 감소할 수 있다. 이러면 바늘감압을 고려하기 전에 기관내관 위치를 조정해야 한다.

바늘감압을 시행하기 위해 선호하는 위치는 손상된 가슴 쪽 앞 겨드랑선과 만나는 다섯 번째 갈비사이 공간이다. 이 위치에 카테터를 삽입하면 환자가 움직일 때 카테터가 가슴벽에서 빠질 가능성이 적다. 영향을 받은 쪽의 폐가 허탈되어 반대쪽으로 이동하므로 시술 중에 손상될 가능성이 낮다. 바늘과 카테터는 공기가 밀려 나올 때까지 삽입하고 더 이상 삽입하지 않는다. 감압이 완료되면 카테터가 빠지는 것을 방지하기 위해 가슴에 테이프로 고정한다. 부적절한 삽입(위치 또는 깊이)은 폐, 심장 또는 대혈관에 손상을 줄 수 있다**(그림 5-10)**.

여러 연구에서 이전에 선호했던 빗장중간선과 만나는 두 번째 또는 세 번째 갈비사이 공간에 카테터를 삽입하는 위치에 의문점을 제기하면서 빗장중간선의 가슴벽 두께가 감압에 일반적으로 사용하는 카테터 길이보다 더 두꺼운 경우가 많다는 점을 지적했다. 앞 겨드랑선과 만나는 다섯 번째 갈비사이 공간에 카테터를 삽입하면 더 높은 성공을 거둘 수 있다는 증거가 있다. 컴퓨터단층촬영(CT)을 이용해 외상 부상자의 가슴벽 두께를 확인한 연구에 따르면 빗장중간선의 평균 가슴벽 두께는 46mm(오른쪽)와 45mm(왼쪽)로 나타났다. 같은 환자에서 평균 가슴벽 두께는 앞 겨드랑선의 경우 오른쪽 33mm, 왼쪽 32mm였다. 이 연구자들은 표준 길이가 5cm인 바늘로 바늘감압을 빗장중간선에 시행하였을 때 42.5%에서 실패했지만, 앞 겨드랑선에 시행하였을 때 16.7%만 실패했다고 언급했다. 연구자들은 또한 사체 연구에서 다섯 번째 갈비사이 공간에 시행하였을 때 가슴안으로 100% 삽입이 성공적이었지만, 빗장중간선에 시행하였을 때 57.5%만이 성공했다고 언급했다.

빗장중간선에 시행한 감압은 병원 전 처치 제공자가 쉽게 접근할 수 있다는 장점이 있다. 그러나 카테터 길이가 부적절하

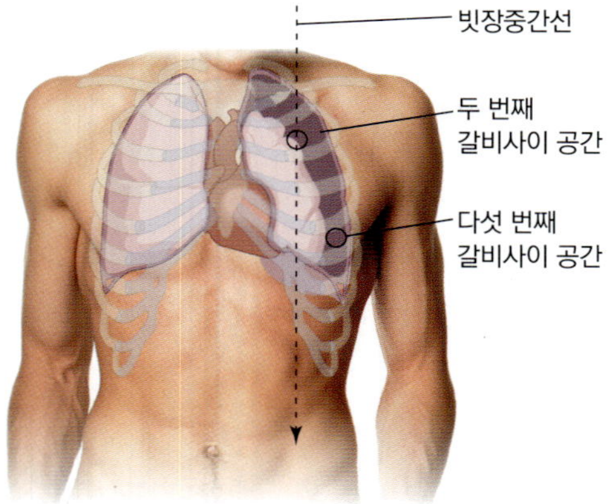

그림 5-10. 가슴안의 바늘감압은 앞 겨드랑선상의 다섯 번째 갈비사이 공간에 시행하는 것이 가장 쉽게 시행할 수 있으며 합병증 발생 가능성이 가장 적다.

© MariyaL/Shutterstock.

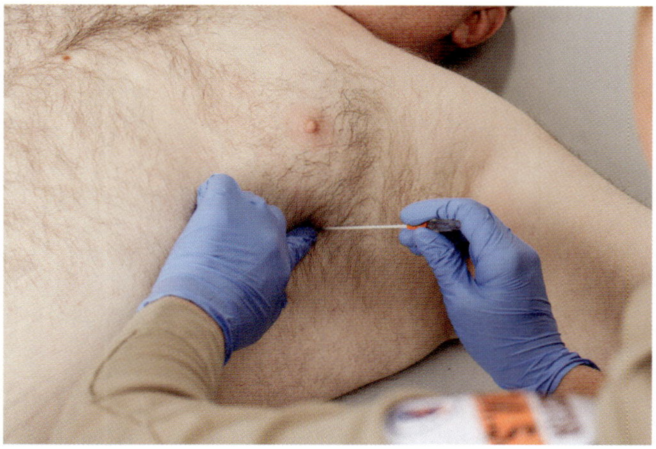

그림 5-11. 바늘감압.

© Jones & Bartlett Learning. Photographed by Darren Stahlman.

거나 앞 겨드랑선 부위에 시행하는 방법의 대체 위치로 인해 가슴 감압이 불충분하거나 완전히 실패할 위험이 더 높다. 앞서 언급했듯이 가슴벽 두께가 두꺼우면 카테터가 실제로 가슴안에 들어가지 않는 경우가 많다. 카테터를 앞 겨드랑선에 삽입하는 장점은 상대적인 안전성과 효과를 포함한다.

선택한 방법에 상관없이 길이가 8cm 이상인 대구경(10~14게이지) IV 카테터를 사용하여 감압을 시행해야 한다. 시술 후 부상자를 주의 깊게 모니터링해야 한다. 최근 검토에 따르면 꼬임, 막힘, 이탈로 인한 기계적 실패율이 26%에 달했으며 시도 중 43%는 결국 긴장기흉을 완화하는 데 실패했다(**그림 5-11**).

TECC 바늘감압 절차

1. 장비를 확인한다.
2. 신체 분비물 격리 예방조치를 시행한다.
3. 손상이 발생한 쪽의 앞 겨드랑선 상의 다섯 번째 갈비사이 공간을 확인한다.
4. 시술에 길이 8cm, 14게이지 바늘을 사용한다.
5. 바늘 삽입 부위를 알코올이나 베타딘으로 소독한다.
6. 바늘을 가슴에 삽입한다.
   a. 길이 8cm, 14게이지 바늘에서 플라스틱 뚜껑을 제거하고 플래시 챔버(flash chamber) 덮개를 제거한다.
   b. 앞 겨드랑선 상의 다섯 번째 갈비 사이 공간에 바늘을 삽입한다.
   c. 가슴에 바늘을 삽입하는 위치가 유두선의 측면에 있고 심장을 향하지 않는지 확인한다.
   d. 빗장중간선상에서 세 번째 갈비뼈 위쪽 경계선 위의 피부에 바늘을 삽입하고 바늘을 90도 각도로 두 번째 갈비 사이 공간을 향하게 한다.
   e. 바늘이 가슴막안으로 들어갈 때 '펑'하는 소리와 함께 공기가 빠져나오는 소리가 들린다. 바늘이 중심까지 들어갔는지 확인한다.
   f. 카테터는 그대로 두고 바늘을 제거한다.
   g. 긴장기흉이 재발하는 경우(호흡곤란이 재발하는 경우) 손상된 쪽에서 바늘감압을 반복해서 시행한다.
7. 0.5인치 거즈 테이프로 카테터 중심을 가슴벽에 고정한다.
8. 호흡음이 증가했거나 호흡곤란이 감소했는지 관찰한다.
9. 개인보호장비를 벗고 적절히 폐기한다.

바늘감압의 효과 평가

이 시술이 성공적으로 수행되면 긴장기흉이 경미한 개방성 기흉으로 전환된다. 호흡 노력의 완화는 개방성 기흉의 부정적인 영향보다 훨씬 더 크다. 바늘감압 카테터의 지름이 환자의 기도보다 훨씬 작아서 카테터를 통한 공기 이동으로 인해 호흡 노력이 크게 저하될 가능성은 거의 없다. 필요에 따라 보조 환기와 보조 산소 공급을 지속하는 것이 적절하다. 환자에게 후속 가슴관 삽입이나 추가 처치가 필요할 수 있으므로 바늘감압의 적응증을 확인하고 기록하는 것이 중요하다.

외상성 심정지 발생 시 양측 바늘감압

몸통 외상 환자가 맥박이나 호흡이 없는 상황에서 호흡 및 심정지의 원인으로 긴장기흉을 배제하기 위해 Co-TECC는 양측 바늘감압을 권장한다.

소아 긴장기흉

소아 긴장기흉의 증상과 징후는 몸통 외상이 있거나 의심되는 성인 환자의 진행성 호흡곤란의 증상과 징후와 같다.

성인 환자와 마찬가지로 긴장기흉이 있는 소아 환자는 일반적으로 심한 호흡곤란을 동반한 쇼크 상태를 나타내며 기관이 손상되지 않은 쪽으로 편위되거나 발생하지 않을 수도 있다. 기흉이 외상으로 인해 발생한 것이라면 가슴벽의 타박상이나 찰과상이 있는지 또는 외부와 가슴막안 사이에 공기가 자유롭게 이동할 수 없는 작은 천자 상처가 있는지 확인한다.

소아 바늘감압은 가슴벽에 수직이고 중간겨드랑선 앞쪽, 그리고 네 번째 또는 다섯 번째 갈비사이 공간, 측면 바늘감압 부위에 시행한다. 13세 미만의 소아 환자에게는 14~16게이지 바늘을 사용한다. 처치는 성인 환자와 같은 위치에 시행해야 한다.

- 항상 손상 부위에 위치
- 빗장중간선상에서 두 번째 갈비사이 공간, 유두선 측면, 심장을 향하지 않도록 한다.
- 중간겨드랑선상의 네 번째에서 다섯 번째 갈비사이 공간

지식 체크

바늘감압에 적합한 바늘/카테터 크기는 ________게이지이다.

a. 8
b. 14
c. 18
d. 22

요약

- 개방성 기흉은 통기성 체스트 씰로 폐쇄드레싱을 시행한다.
- 긴장기흉은 전술적 환경에서 예방 가능한 사망의 주요 원인 중 하나이다.
- 처치는 갇힌 공기가 빠져나가도록 하는 것이다.
- 예측과 인식이 중요하다.
- 총격 사건/적대적 사건(ASHE) 상황의 역동적인 특성을 기억한다.

술기

바늘감압

1. 장비를 준비한다.
2. 적절한 신체 분비물 격리 예방조치를 시행한다.
3. 진행성 호흡곤란이 가슴 외상으로 인한 것인지 확인한다.
4. 손상이 발생한 쪽의 앞 겨드랑선 상의 다섯 번째 갈비사이 공간을 확인한다.
5. 시술에 길이 8cm, 14게이지 바늘을 사용한다.
6. 바늘 삽입 부위가 유두선의 내측이 아닌지 확인하는 것이 중요하다.
7. 바늘 삽입 부위를 알코올이나 베타딘으로 소독한다.
8. 바늘을 가슴에 삽입한다.
    - **a.** 길이 8cm, 14게이지 바늘에서 플라스틱 뚜껑을 제거하고 플래시 챔버(flash chamber) 덮개를 제거한다.
    - **b.** 측면에 감압을 시행하는 경우 앞겨드랑선 상의 다섯 번째 갈비사이 공간에 바늘을 삽입한다.
    - **c.** 빗장중간선상에서 세 번째 갈비뼈 위쪽 경계선 위의 피부에 바늘을 삽입하고 바늘을 90도 각도로 두 번째 갈비사이 공간을 향하게 한다.
    - **i.** 가슴에 바늘을 삽입하는 위치가 유두선의 측면이고 심장을 향하지 않는지 확인한다.
    - **d.** 바늘이 가슴막안으로 들어갈 때 "펑"하는 소리와 함께 공기가 빠져나오는 소리가 들린다. 바늘이 중심까지 들어갔는지 확인한다.
    - **e.** 카테터는 그대로 두고 바늘을 제거한다.
    - **f.** 긴장기흉이 재발하는 경우(호흡곤란이 재발하는 경우) 손상된 쪽에서 바늘감압을 반복해서 시행한다.
9. 0.5인치 거즈 테이프로 카테터 중심을 가슴벽에 고정한다.
10. 호흡음이 증가했는지 또는 호흡곤란이 감소했는지 관찰한다.
11. 개인보호장비를 벗고 적절히 폐기한다.

참고 자료

Ferrie EP, Collum N, McGovern S. The right place in the right space? Awareness of site for needle thoracocentesis. *Emerg Med J.* 2005;22:788-789.

Inaba K, Branco BC, Eckstein M, et al. Optimal positioning for emergent needle thoracostomy: a cadaver-based study. *J Trauma.* 2011;71:1099-1103.

Inaba K, Ives C, McClure K, et al. Radiologic evaluation of alternative sites for needle decompression of tension pneumothorax. *JAMA Surgery.* 2012;*147*(9): 813-818. doi:10.1001/archsurg.2012.751.

Kheirabadi BS, Terrazas IB, Koller A, Allen PB, Klemcke HG, Convertino VA, Dubick MA, Gerhardt RT, Blackbourne LH. Vented versus unvented chest seals for treatment of pneumothorax and prevention of tension pneumothorax in a swine model. *J Trauma Acute Care Surg.* 2013;75(1):150-156.

Kolinsky DC, Moy HP. Evidence-based EMS: needle decompression. Recent data may cause us to reconsider our preferred thoracostomy location. *EMS World.* 2015 Mar;44(3):28-30, 32-34.

Martin M, Satterly S, Inaba K, Blair K. Does needle thoracostomy provide adequate and effective decompression of tension pneumothorax? *J Trauma Acute Care Surg.* 2012;73(6):1412-1417.

National Association of Emergency Medical Technicians. *PHTLS: Prehospital Trauma Life Support.* 9th ed. Burlington, MA: Public Safety Group; 2019.Check Your Knowledge

LESSON 6

간접적인 위협 관리/ 전방통제구역: MARCH - 순환

학습 목표

- 간접적인 위협이 있는 지역/전방통제구역에서 지혈대 적용에 관해 설명할 수 있다.
- 부분 및 완전 절단 시 안전하고 효과적인 지혈에 관해 설명할 수 있다.
- 골반 고정대의 적용에 관해 설명할 수 있다.
- 기본적인 쇼크 평가 및 처치에 관해 설명할 수 있다.
- 안전하고 효과적인 정맥 라인 확보에 관해 설명할 수 있다.
- 외상 부상자 처치에서 트라넥삼산(TXA)의 사용에 관해 설명할 수 있다.
- 외상 부상자 소생술의 이론적 근거와 개념에 관해 설명할 수 있다.
- 생리식염수를 이용한 수액 소생술과 관련된 잠재적 합병증에 관해 설명할 수 있다.

간접적인 위협 관리 순환 개요

기도와 호흡이 보장되면 TECC 제공자는 자기 자신이나 부상자가 직접적인 위협 관리/위험구역에 있을 때 처음에 적용했던 출혈 처치를 재평가해야 한다. 전술적 상황이 갑자기 악화하여 간접적인 위협 관리/전방통제구역이 직접적인 위협 관리/위험구역으로 변경되고 환자와 처치 제공자가 즉시 이동해야 할 수도 있다는 점을 기억한다.

간접적인 위협 관리/전방통제구역에서의 지혈대 평가 및 적용

지혈대는 팔다리 조직을 압박시켜 동맥 혈류가 차단되고 원위부 맥박이 촉지되지 않을 때 제대로 적용한 것이다. 잘 설계된 지혈대는 사용하기 쉬우면서도 내구성이 뛰어나야 한다. 중요한 것은 과도한 압력 없이 동맥 혈류를 차단할 수 있을 만큼 기계적으로 효과적이어야 한다는 것이다.

지혈대 사용은 특징적인 합병증과 관련이 있다. 예를 들어, 불충분한 압박은 정맥혈류만 차단하여 혈액이 팔다리에 갇혀 잠재적으로 해로운 결과를 초래할 수 있다. 갇힌 혈액은 팔다리 부종과 전신 순환으로의 혈액 손실을 유발하여 잠재적으로 쇼크 발생의 원인이 될 수 있다. 정맥 고혈압이 발생하면 출혈이 실제로 출혈이 증가할 수 있다. 다른 합병증으로는 허혈, 압박 및 재관류 손상 등이 있다. 특히 근육 세포는 장기간 지혈대를 사용한 후 허혈 및 재관류 효과에 더 취약할 수 있다. 그러나 신경 압박 신경병증 및 쇠약은 이러한 신경 손상이 일반적으로 경미하고 가역적이다.

미군은 TCCC 프로그램을 통해 CAT 지혈대, SOFT 지혈대, 응급 및 군용 지혈대(EMT) 등 세 가지 지혈대를 권장하고 있다. 군에서 테스트한 결과 이 세 가지 지혈대는 직접 지혈대를 적용한 지원자 팔다리의 동맥 혈류를 차단하는 데 100% 효과가 있는 것으로 나타났다. CAT 및 SOFT는 조임 끈과 조임 막대를 사용하여 조이고 응급 및 군용 지혈대는 공기주머니를 팽창시켜 압박하는 공압식 지혈대로 압박을 가하는 데 사용한다. 이 세 가지 지혈대는 넓적다리 또는 위팔에 사용하도록 고안되었다(그림 6-1).

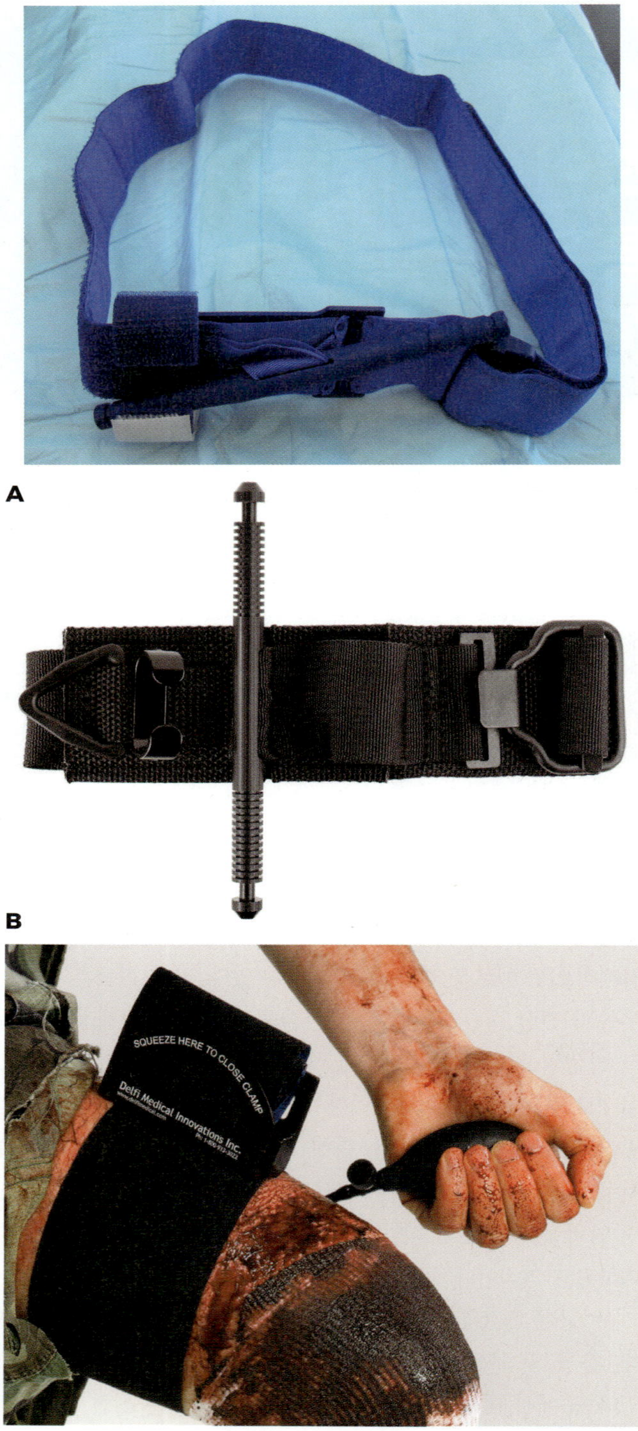

A

B

C

그림 6-1. **A.** CAT. **B.** SOFTT. **C.** Emergency and Military Tourniquet.

A: Courtesy of Peter T. Pons, MD, FACEP; **B:** Courtesy of TacMed Solutions; **C:** Reproduced with permission from Emergency & Military Tourniquet, Delfi Medical, Retrieved from http://www.delfimedical.com/emergency-military-tourniquet/.

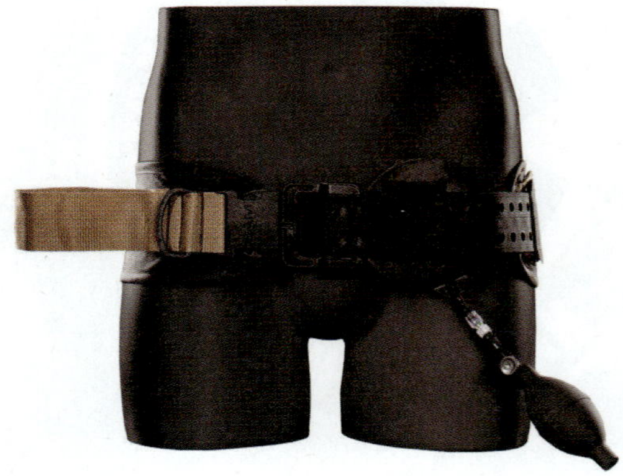

그림 6-2. 접합부 지혈대는 미군이 전투 현장에서 심한 출혈을 조절하기 위해 사용해 왔다.

Used with permission from SAM Medical.

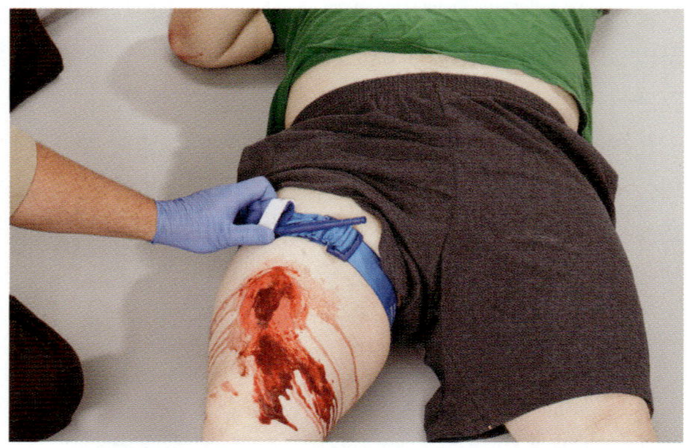

그림 6-3. 지혈대는 긴 현장 체류 시간(2시간 이상)이 예상되는 경우가 아니라면 서혜부 또는 겨드랑이 접합부에 최대한 가깝게 단단하게 적용해야 한다.

접합부 지혈대라고 하는 별도의 지혈대는 일반적인 지혈대를 사용할 수 없는 몸통과 팔다리 사이의 출혈을 지혈할 수 있도록 설계된 장치로 구성된다**(그림 6-2)**. CRoC는 전투 중 어려운 서혜부 출혈을 지혈할 수 있도록 특별히 설계되었으며 서혜부 또는 서혜부 부위의 넓적다리동맥을 압박하여 지혈한다. 이 장치는 접을 수 있고 가벼우며 둥근 플라스틱 디스크가 있어 넓적다리동맥에 직접 압력을 가할 수 있다. 고정용 끈이 지혈대에 부착되어 있어 몸통에 고정할 수 있다.

지혈대 적용

직접적인 위협 관리/위험구역에서 지혈대를 적용하는 경우 서혜부 또는 겨드랑이 접합 부위에 최대한 가깝게 적용해야 한다**(그림 6-3)**. 간접적인 위협 관리/전방통제구역에서 부상자가 병원에 도착하기까지 매우 오랜 시간이 걸릴 것으로 예상되는 경우 지혈대를 확인하여 출혈 상처 바로 옆에 적용할 수 있다. 하나의 지혈대로 출혈을 완전히 지혈하지 못하면 추가 지혈대를 첫 번째 지혈대 바로 근위부에 적용해야 한다. 두 개의 지혈대를 나란히 적용하면 압박 면적이 두 배로 늘어나 출혈을 성공적으로 지혈할 수 있는 가능성이 높아진다. 지혈대를 적용한 후에는 출혈이 재발하는지 쉽게 확인하고 모니터링 할 수 있도록 지혈 부위를 덮지 않는다. 지혈대는 출혈 여부와 관계없이 부분 절단이나 완전 절단에 적용해야 한다.

지혈대 조임 정도

지혈대는 동맥 흐름을 차단하고 원위부 맥박을 차단할 수 있을 정도로 단단히 조여야 한다. 팔다리의 정맥혈류만 차단할 수 있게 적용하는 지혈대는 오히려 상처로 인한 출혈을 증가시킬 수 있다. 또한 혈액이 팔다리로 들어갔지만 빠져나가지 못해 정맥에 고이면 이론적으로 구획증후군이 발생할 수 있으며 이는 외과적 처치가 필요하다. 출혈을 지혈하는 데 필요한 압력과 팔다리의 크기 사이에는 직접적인 관계가 있다. 따라서 평균적으로 지혈대는 팔보다 다리에 더 단단하게 적용해야 출혈을 조절할 수 있다. 지혈대를 적절하게 적용했는데도 출혈이 성공적으로 조절되지 않으면 두 번째 지혈대를 사용하여 첫 번째 지혈대 바로 옆에 적용할 수 있다. 일반적으로 하나의 지혈대로 지혈에 실패하면 두 번째 지혈대를 추가로 적용하여 추가적인 압박이 가능하며 지혈하는 데 성공할 수 있다.

제한 시간

동맥혈류를 차단할 수 있게 적용한 지혈대는 수술실에서 심각한 신경이나 근육 손상 없이 최대 120~150분 동안 일상적으로 매우 안전하게 사용됐다. 교외나 시골 지역에서도 대부분의 EMS 이송 시간은 이 시간보다 훨씬 짧다. 일반적으로 병원 전 환경에서 지혈대를 적용하면 환자가 가장 가까운 적절한 의료기관에서 최종 처치를 받을 때까지 지혈대를 그대로 유지해야 한다. 미군의 지혈대 적용 시간이 길어져도 심각한 악화를 보이지 않았다. 지혈대를 적용해야 하는 경우 환자는 출혈을 조절하기 위해 응급 수술이 필요할 가능성이 높으므로 이러한 환자는 가장 가까운 외상센터로 이송한다.

과거에는 이러한 혈류가 팔다리를 보존하고 이후 절단을 예방하는 데 도움이 될 것이라는 가정하에 손상된 팔다리에 약간의 혈류가 다시 흐르도록 하려고 10~15분마다 지혈대를 느슨하게 하는 것이 종종 권장되었다. 이 방법은 환자의 출혈량을 증가시키는 역할을 할 뿐 팔다리에는 아무런 도움이 되지 않았다. 일단 지혈대를 적용하면 응급실에서 제거할 때까지 지혈대를 그대로 두어야 한다.

지혈대를 노출하고 적용 시간, 재적용(필요시) 시간 및 제거 시간을 명확하게 기록한다. 가능하면 유성펜을 사용하여 지혈대에 시간을 기록한다. 지혈대 적용은 분류표 및 환자처치보고서에도 기록해야 한다. 지혈대 적용은 의식이 있는 환자가 견디기에는 고통스러울 수 있으므로 환자에게 쇼크 3단계 또는 쇼크 4단계의 징후가 없는 경우 통증 관리를 고려해야 한다.

BOX 6-1.

지혈대 적용 프로토콜

직접압박이나 압박 드레싱으로 출혈을 지혈할 수 없거나 실패하면 지혈대를 사용해야 한다. 지혈대를 적용하는 단계는 다음과 같다.

1. 상용화된 지혈대를 다리의 경우 서혜부, 팔의 경우 겨드랑이에 적용한다.
2. 출혈이 멈추고 맥박이 더 이상 촉지되지 않을 때까지 지혈대를 조인 다음 고정한다.
3. 지혈대 적용 시간을 테이프에 적어 지혈대에 부착한다. 예를 들어 "TK2145"는 지혈대를 21시 45분에 적용했음을 나타내는 것이다.
4. 지혈대를 적용한 후 출혈이 재발하는지 모니터링할 수 있도록 지혈대를 적용한 부위를 덮지 않는다. 첫 번째 지혈대를 적용하고 조인 후에도 출혈이 계속되면 첫 번째 지혈대 바로 옆에 두 번째 지혈대를 적용할 수 있다.
5. 통증 관리의 필요성을 예상한다.
6. 환자를 수술이 가능한 병원으로 이송한다.

지식 체크

지혈대 압박이 불충분하면 ______________.

a. 손상된 팔다리의 패혈증 발생률을 높인다.
b. 순환계 색전증을 일으킨다.
c. 순환계 혈액 손실을 유발한다.
d. 쇼크의 시작을 지연시킨다.

골반 고정대

골반 고정대에 대한 뉴브런즈윅 외상 프로그램 합의 성명서에는 "골반 고정대를 이용한 골반 둘레 압박은 불안정한 골반 골절이 의심되거나 확인된 환자를 조기에 안정화할 수 있다. 골반이 안정화되면 골반의 부피가 줄어들어 출혈이 조절된다. 또한 골절 움직임을 감소시켜 통증을 줄이고 이송 중 주요 혈관이 절단될 위험을 줄이는 데 도움이 된다"라고 명시되어 있다.

골반 골절의 안정화

2016년 TCCC 지침 변경 1602에서는 사람 사체의 외상성 손상에 대한 골반 고정대를 적용한 결과를 보고했다. "상업용 장비 및 골반 둘레를 감쌀 수 있는 시트는 5개의 개별 연구에서 다양한 조합으로 비교되었다. 테스트한 모든 장비는 최소한의 과잉 감소로 해부학적 골절에 가까운 골절 감소 효과를 제공하는 것으로 나타났다. 한 연구에서는 모의 환자 처치 동작 중에 각운동을 제어했다. 일반적으로 다양한 상업용 장비와 골반을 감쌀 수 있는 시트 간에 유의미한 차이는 발견되지 않았다."

또한, 2016년 TCCC 지침 변경 1602에서는 처치 제공자에게 "골반 고정대를 치골결합 및 대전자 수준(엉덩날개 위가 아닌)에 적용하는 것이 최소한의 힘으로 불안정한 골반 골절을 가장 효과적으로 감소시키는 것으로 나타났다고 한다. 골반 고정대의 적용 위치가 너무 높으면 골반 골절을 충분히 감소시키지 못하고 출혈이 증가할 수 있으므로 주의해야 한다."

골반 출혈의 조절

고에너지로 인해 골반 골절이 의심되는 경우 현장에서 골반 고정대를 적용해야 한다. 안정된 골절과 불안정한 골절을 구분할 수 없는 경우가 많지만, 신중한 TECC 제공자는 고정대를 적용할 것이다.

여러 임상 연구에서 골반 고정대 적용이 출혈 조절에 미치는 효과를 평가하려고 시도했다. Fu와 Wang은 외상센터로 이송해야 하는 골반 골절 환자 585명을 대상으로 후향적 연구를 진행했다. 이송 전에 골반 고정대를 적용한 환자는 병원에 입원하는 기간이 짧았고 수혈 횟수도 적었다.

골반 고정대 적용이 다른 방법에 비해 수혈과 치명적인 출혈을 줄일 수 있다는 임상적 증거는 적다.

골반 고정대 사용에 대한 적응증 및 금기사항

신중한 연구 끝에 Co-TCCC는 골반 고정대 적응증으로 다음 징후 중 하나 이상과 함께 심각한 무딘손상 또는 폭발 손상의 기전에 기반한 골반 골절이 의심되는 경우로 정하였다.

- 골반 통증
- 주요 다리 절단 또는 절단에 가까운 경우
- 골반 골절을 시사하는 신체검사 소견
- 무의식
- 쇼크

골반 고정대로 가려질 수 있는 삽입된 물체가 있는 경우 금기이다. 뉴브런즈윅 외상 프로그램의 2017년 성명서에 따르면 "환자에게 넓적다리 골절과 골반 불안정성을 모두 있을 수 있는 경우 견인부목이 골반 고정대 적용을 방해한다는 점을 염두에 두고 넓적다리뼈 고정 전에 골반 고정을 시행해야 한다. 이런 경우에는 골절된 다리에 일반적인 부목을 고정하는 것이 좋다"라고 설명했다. 부상자가 혈역학적으로 불안정한 경우 견인부목 적용은 금기이다. 이러한 상황에서는 환자를 신속하게 의료기관으로 이송해야 한다.

골반 고정대 적용

골반 골절이 의심되는 부상자는 내부출혈을 증가시킬 수 있으므로 TCCC 교육 과정에서는 처치 제공자가 골반 고정대를 적용하기 위해 부상자에게 통나무굴리기법을 시행하지 말 것을 경고한다. 제조업체의 지침과 프로토콜을 따라 사용한다**(그림 6-4)**. 또한, SAM 접합부 지혈대와 JETT 접합부 지혈대를 즉

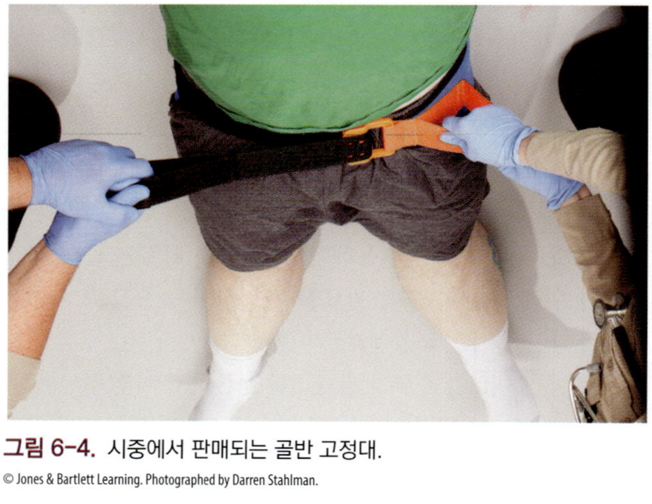

그림 6-4. 시중에서 판매되는 골반 고정대.

석에서 골반을 고정하기 위해 사용할 수 있다.

쇼크 평가

쇼크는 조직 세포의 관류저하로 인해 유산소 대사에서 무산소 대사로 세포 기능이 변화하는 상태이다. 그 결과 세포 수준에서 산소 공급이 신체의 신진대사 요구를 충족시키기에 충분하지 않게 된다. 쇼크는 저혈압, 빠른맥, 차갑고 축축한 피부로 정의되지 않으며 이는 쇼크라고 하는 병리학적 과정의 전신적인 증상일 뿐이다.

쇼크는 현장에서 환자를 사망에 이르게 할 수 있다. 실제 사망은 몇 시간에서 며칠 또는 몇 주까지 지연될 수 있지만, 사망의 가장 흔한 원인은 초기 소생술의 실패이다. 산소가 공급된 혈액에 의한 세포 관류가 부족하면 무산소대사가 일어나고 장기 생존에 필요한 세포의 기능이 저하된다. 초기에 일부 세포를 살리더라도 남은 세포가 해당 장기의 기능을 무기한으로 적절하게 수행할 수 없으므로 나중에 사망할 수 있다(표 6-1).

표 6-1 허혈에 대한 장기 내성

장기	허혈 시간
심장, 뇌, 폐	4~6분
신장, 간, 위장관	45~90분
근육, 뼈, 피부	4~6시간

세포 관류의 주요 결정 요인은 심장(시스템의 펌프 또는 모터 역할), 체액량(유압 유체 역할), 혈관(도관 또는 배관 역할) 그리고 마지막으로 신체의 세포이다. 이러한 관류 시스템의 구성요소에 따라 쇼크는 다음과 같이 분류할 수 있다.

1. 저혈량 쇼크는 주로 외상 부상자에게서 출혈이 발생하며 산소 운반 능력과 체액량을 가진 순환 혈액 세포의 손실과 관련이 있다. 외상 부상자에서 출혈이 쇼크의 가장 흔한 원인이다.
2. 분포성(혈관성) 쇼크는 여러 가지 원인으로 인해 발생하는 혈관의 긴장 이상과 관련이 있다. 외상에서 가장 흔한 분포성 쇼크의 원인은 척수 손상이다.
3. 심장성 쇼크는 심장의 펌프 기능 방해와 관련이 있다.

외상 환자에서 쇼크의 가장 흔한 원인은 출혈이며 쇼크 상태의 외상 환자를 처치할 때 가장 안전한 방법은 달리 쇼크의 원인이 입증될 때까지 출혈로 간주하는 것이다(표 6-2).

지식 체크

쇼크의 정의는?

a. 분당 140회 이상의 맥박수
b. 세포 수준에서 불충분한 조직 관류
c. 20분 이상 이완기혈압이 50mmHg 미만인 경우
d. 맥박산소포화도측정기 측정값이 84% 미만인 경우

표 6-2. 외상성 쇼크의 유형

	저혈량 쇼크	심장성 쇼크	분포성 쇼크
발생 원인	순환량 손실 출혈(출혈성 쇼크) 혈장 손실(화상 부상자)	심장 기능 장애 긴장기흉 심장눌림증 심장 타박상	혈관의 비정상적인 팽창상부 척수 손상
피부온도/상태	차갑고 축축한	차갑고 축축한	따뜻하고 건조한
피부색	창백하고 청색증	창백하고 청색증	핑크
혈압	감소	감소	감소
의식 수준	변경	변경	명료
모세혈관 재충전 시간	느려짐	느려짐	정상

저혈량 쇼크

출혈로 인한 급격한 혈액량 손실(혈장 및 적혈구 손실)은 체액량과 용기의 크기 관계에 불균형을 초래한다. 용기는 정상 크기를 유지하지만, 체액량은 감소한다. 저혈량 쇼크는 TECC 환경에서 발생하는 쇼크의 가장 흔한 원인이며 혈액 손실은 외상 환자에서 쇼크의 가장 흔한 원인이다.

순환계에서 혈액이 손실되면 심장은 수축 강도와 속도를 증가시켜 심박출량을 증가시키도록 자극을 받는다. 이러한 자극은 부신에서 에피네프린이 분비되면서 발생한다. 동시에 교감 신경계는 노르에피네프린을 분비하여 혈관을 수축시켜 용기의 크기를 줄이고 남아 있는 체액의 양에 비례하도록 한다. 혈관 수축은 말초 모세혈관의 폐쇄를 초래하여 영향을 받는 세포로 산소 공급을 감소시키고 세포 수준에서 강제로 유산소 대사에서 무산소 대사로 전환된다.

이러한 보상 기전은 어느 정도까지는 잘 작동하며 일정 기간 부상자의 활력징후를 유지하는 데 도움이 된다. 빈맥과 같은 보상 징후가 있는 환자는 쇼크에 빠지는 상태가 아니라 이미 쇼크 상태에 있는 것이다. 보상 기전이 더 이상 손실된 혈액의 양을 보상할 수 없으면 환자의 혈압이 떨어진다. 이러한 혈압 감소는 보상성 쇼크에서 비보상성 쇼크로의 전환을 의미하는 것이며 이는 임박한 사망의 징후이다. 적극적인 소생술이 이루어지지 않는 한 비보상성 쇼크에 빠진 환자는 회복 불가능한 쇼크에 빠져 사망에 이르게 된다.

지식 체크

보상성 저혈량 쇼크에서 비보상성 저혈량 쇼크로 전환되는 것을 어떻게 확인할 수 있는가?

a. 혈압이 떨어진다.
b. 맥박수가 분당 50회 이하로 감소한다.
c. 환자가 땀을 많이 흘리기 시작한다.
d. 환자가 심한 기침을 시작한다.

출혈 쇼크

평균 70kg 성인 남성의 순환 혈액량은 약 5L이다(그림 6-5). 출혈 쇼크(출혈로 인한 저혈량 쇼크)는 출혈의 정도와 양에 따라 네 단계로 분류하고(표 6-3), 이러한 쇼크 단계에 대해 나열된 기준값과 설명은 상당한 중복이 존재하므로 쇼크 단계의 절대적인 결정 요인으로 해석해서는 안 된다는 단서가 붙는다.

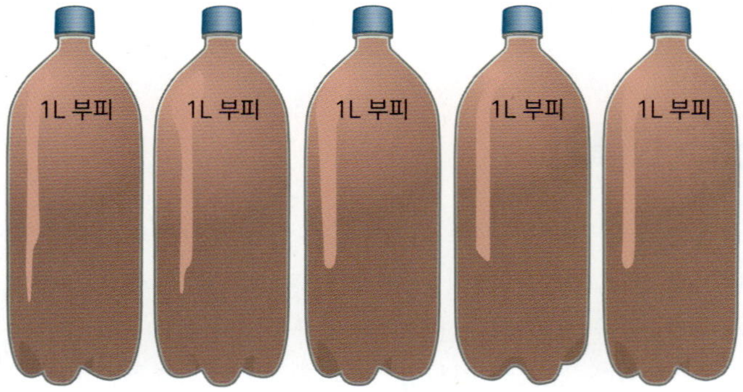

그림 6-5. 평균 70kg 성인 남성의 순환 혈액량은 약 5L이다.

I 단계 출혈은 성인에서 최대 15%의 혈액량 손실(최대 750mL)을 나타낸다(그림 6-6). 이 단계에는 임상적 증상이 거의 나타나지 않는다. 빈맥은 미미한 경우가 많으며 혈압, 맥박, 맥압, 환기율에 측정할 수 있는 가능한 변화가 발생하지 않는다. 이 정도의 출혈이 지속되는 대부분 건강한 부상자는 더 이상의 출혈이 발생하지 않는 한 보존할 수 있는 수액만 투여하면 된다. 신체의 보상 기전은 혈관 내 용기-체액 비율을 회복하고 혈압을 유지하는 데 도움을 준다.

II 단계 출혈은 혈액량의 15~30%(750~1,500mL)가 손실되는 것을 의미한다(그림 6-7). 대부분 성인은 교감 신경계가 활성화되어 혈압을 유지함으로써, 이 정도의 혈액 손실을 보상할 수 있다. 임상 소견으로는 호흡수 증가, 빈맥, 맥압 감소 등이 나타난다. 이 단계의 임상적 단서는 빈맥, 빠른 호흡 및 정상 수축기혈압이다. 혈압이 정상이기 때문에 이를 '보상성 쇼크'라고 하며 부상자는 쇼크 상태이지만 당분간은 보상할 수 있다. 부상자는 종종 불안이나 도피 반응을 보인다. 일반적으로 현장에서 측정하지는 않지만, 성인의 경우 체액을 보존하기 위해 소변 배출량이 시간당 20~30mL로 약간 감소한다. 때때로 이러한 부상자는 병원에서 수술이 필요할 수 있지만, 이 단계에서 출혈이 조절되면 대부분 결정질 수액 투여에 환자는 잘 반응하고 경미한 불안과 발한 증상을 보이는 경우가 많다.

III 단계 출혈은 혈액량의 30~40%(1,500~2,000mL)가 손실되는 것을 의미한다(그림 6-8). 혈액 손실이 이 단계에 도달하면 대부분 환자는 더 이상 혈액량 손실을 보상할 수 없으며 저혈압이 발생한다. 쇼크의 전형적인 증상으로 빈맥(심박수 분당 120회 이상), 빠른 호흡(호흡수 분당 30~40회), 심한 불안 또는 혼란 등이 나타나고 소변량이 시간당 5~15mL로 감소한다.

표 6-3. 출혈 쇼크의 분류

	Ⅰ단계	Ⅱ단계	Ⅲ단계	Ⅲ단계
실혈량(mL)	< 750	750~1,500	1,500~2,000	> 2,000
실혈량(혈액량 %)	< 15%	15~30%	30~40%	> 40%
맥박	< 100	100~120	120~140	> 140
혈압	정상	정상	감소	감소
맥압(mmHg)	정상 또는 증가	감소	감소	감소
호흡수	12~14	20~30	30~40	> 35
중추신경계/의식 수준	약간 불안	경미한 불안	불안, 혼미	혼미, 기면
수액 보충	결정질	결정질	결정질과 혈액	결정질과 혈액

참고: 이러한 쇼크 단계에 대해 나열된 기준값과 설명은 상당히 중복됨으로 쇼크 단계의 절대적인 결정 요인으로 해석해서는 안 된다.

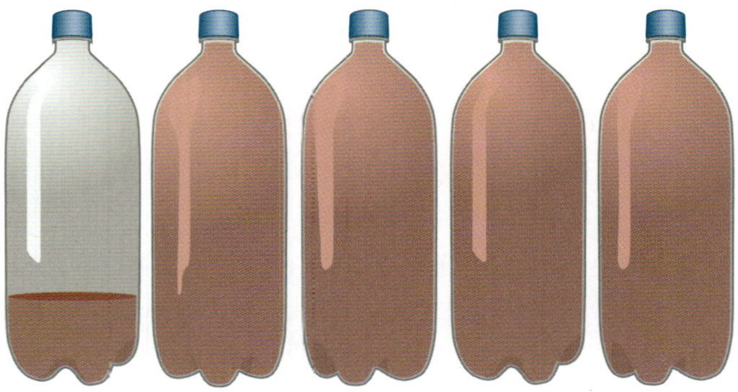

출혈량 750mL/혈액량 4.25L
Ⅰ단계 출혈 = 최대 750mL의 출혈량

그림 6-6. Ⅰ단계 출혈.

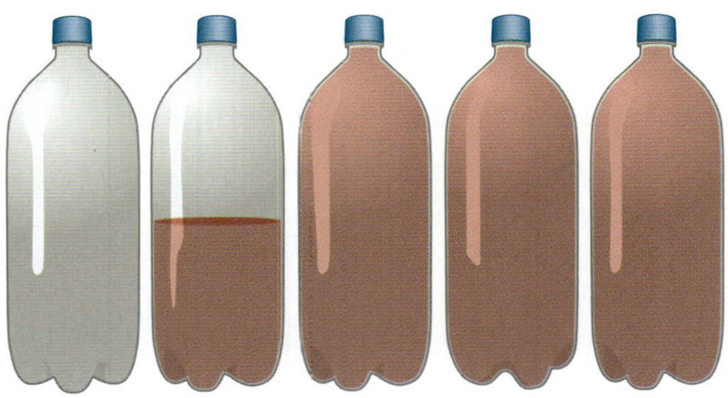

출혈량 1,500mL/혈액량 3.5L
Ⅱ단계 출혈 = 최대 1,500mL의 출혈량

그림 6-7. Ⅱ단계 출혈.

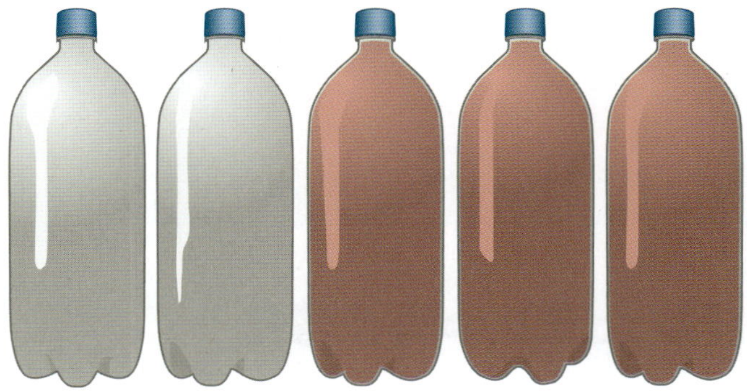

출혈량 2,000mL/혈액량 3L
Ⅲ단계 출혈 = 최대 2,000mL의 출혈량

그림 6-8. Ⅲ단계 출혈.

이러한 환자 중 상당수는 적절한 소생술, 수혈과 지혈을 위한 외과적 처치가 필요하다.

Ⅳ단계 출혈은 혈액량의 40% 이상(2,000mL 이상)이 손실된 상태를 말한다**(그림 6-9)**. 이 중증 쇼크 단계에서는 빈맥(심박수 분당 140회 이상), 빠른 호흡(호흡수 분당 35회 이상), 심각한 혼란 또는 무기력, 수축기혈압이 많이 감소하는 것이 특징이며 일반적으로 수축기혈압은 60mmHg 범위로 나타난다. 이러한 환자는 실제로 몇 분밖에 생존할 수 없다. 생존 여부는 즉각적인 출혈 조절(내부출혈은 수술)과 최소한의 결정질 수액 투여와 혈액 및 혈장 수혈을 포함한 적극적인 소생술에 달려 있다.

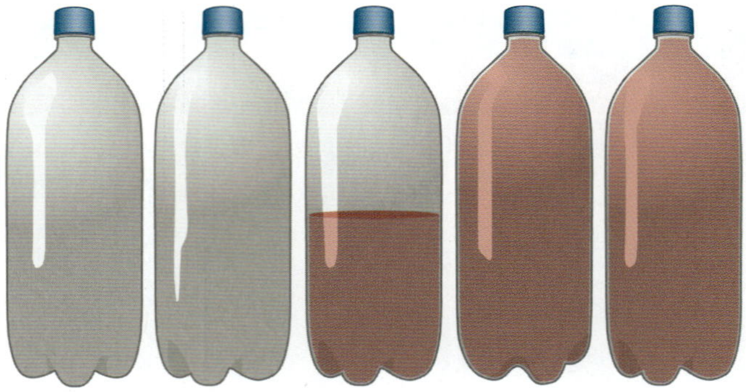

그림 6-9. Ⅳ단계 출혈.

지식 체크

교감신경계는 _____단계 출혈 상황을 보상할 수 있다.

a. Ⅱ
b. Ⅲ
c. Ⅳ
d. 교감신경계는 출혈 상황을 감당할 수 없다.

출혈 쇼크의 수액 소생술

환자가 쇼크에 빠지는 속도는 순환계에서 혈액이 얼마나 빨리 손실되는지에 따라 달라진다. 혈액 손실이 발생한 외상 부상자는 출혈의 원인을 차단해야 하며 상당한 출혈이 발생하면 혈액 보충이 이루어져야 한다. 손실된 혈액은 산소 운반 능력이 있는 적혈구, 응고 인자, 삼투압을 유지하기 위한 단백질 등 다양한 성분을 모두 포함하는 전혈이다.

전술적 병원 전 환경에서는 전혈 또는 성분 수혈을 시행하지 못할 수도 있다. TECC 처치 제공자는 외부출혈을 지혈하고 최소한의 정맥 내 전해질 용액(가능한 경우 혈장)을 투여하며 필요에 따라 혈액, 혈장, 응고 인자를 사용할 수 있고 출혈을 조절하기 위한 응급 수술을 시행할 수 있는 외상센터로 환자를 신속하게 이송해야 한다.

쇼크 연구에 따르면 손실된 혈액의 경우 전해질 용액으로 대체하는 비율은 손실된 혈액 1L당 3L의 대체 수액이 필요하다는 것이 입증되었다. 생리식염수(NS) 또는 락테이트 링거액과 같은 등장성 결정질 용액은 투여한 후 30~60분이 지나면 혈관 내 공간에 약 1/4~1/3만 남기 때문에 이렇게 높은 비율의 대체 수액이 필요하다.

쇼크 연구에 따르면 병원으로 이송하는 중에는 수혈 전에 전해질 용액을 제한적으로 투여하는 것이 가장 안전한 방법이라고 한다. 결정질 수액을 너무 많이 투여하면 사이질액(부종)이 증가하여 남은 적혈구 및 조직 세포로 산소 전달이 손상된다. 또한, 수액 소생술의 목표는 혈압을 정상 수준으로 올리는 것이 아니라 관류를 유지하고 심장, 뇌 및 폐에 산소가 공급된 적혈구를 계속 공급할 수 있는 충분한 양의 수액만 투여하는 것이다. 혈압을 정상 수준으로 올리면 응고 인자가 희석되고 이미 형성된 혈전이 파괴되어 출혈을 증가시키는 역할만 한다.

출혈 쇼크 처치에 가장 적합한 결정질 용액은 락테이트 링거액이다. 생리식염수는 체액 대체에 사용할 수 있는 또 다른 등장성 결정질 용액이지만, 이론적으로 고염소혈증(혈중 염화물 수치의 현저한 증가)을 유발하여 산증을 유발할 수 있다.

출혈량이 많은 경우 최적의 대체 수액은 가능한 한 전혈에 가까운 것이 가장 이상적이다. 첫 번째 단계는 농축 적혈구와 혈장을 1:1 또는 1:2의 비율로 투여하는 것이다. 이 처치는 현재 민간 환경의 병원에서만 가능하다. 필요에 따라 혈소판, 동결침전제제 및 기타 응고 인자를 추가한다.

혈장에는 작은 혈관에서 출혈을 조절하는 데 필요한 응고 인자 및 기타 성분이 많이 포함되어 있다. 응고 단계에는 13가지 인자가 있다. 대량 출혈로 대량 수혈이 필요한 환자의 경우 대부분의 인자가 소실된 상태이다. 혈장 수혈은 이러한 인자 대부분을 안정적으로 공급하는 방법이다. 대량 출혈이 발생하면 수술적 처치 또는 때에 따라 혈관 내 코일 또는 응고 스펀지 삽입을 통해 큰 혈관의 출혈을 지혈하는 것이 우선이다.

지식 체크

출혈 쇼크의 수액 소생술의 목표는 무엇인가?

a. 결정질 수액을 적극적으로 투여하여 수축기혈압을 120mmHg까지 높인다.
b. 공동화를 방지하기 위해 결정질 수액과 혈장을 번갈아 투여한다.
c. 전해질 불균형을 완화하기 위해 락테이트 링거액과 생리식염수를 번갈아 투여한다.
d. 관류를 유지하고 심장, 뇌, 폐에 산소가 공급된 적혈구를 계속 공급할 수 있을 만큼의 수액을 투여한다.

신경성 쇼크

신경성 쇼크 또는 신경성 저혈압은 척수 손상으로 인해 교감신경계 경로가 중단될 때 발생한다. 일반적으로 목뼈 하부, 등허리, 가슴 부위에 손상을 입은 경우가 많다. 혈관 벽의 평활근을 조절하는 혈관계의 교감신경 조절 기능이 상실되어 말초혈관이 손상 부위 아래로 확장된다. 혈액량을 담는 용기가 증가함에 따라 발생하는 전신 혈관 저항과 말초혈관 확장의 현저한 감소는 상대적 혈량저하증을 초래한다. 환자는 실제로 혈량저하증은 아니지만, 정상 혈액량이 확장된 용기를 충분히 채우지 못한다.

신경성 쇼크의 경우 일반적으로 조직 산소 공급은 적절하게 유지되며 혈압이 낮더라도 혈류는 정상적으로 유지된다(신경성 저혈압). 또한, 신경성 저혈압에서도 에너지 생산은 적절하게 유지된다. 따라서 이러한 혈압 감소는 에너지 생산에 영향을 미치지 않으므로 쇼크가 아니다. 그러나 혈류에 대한 저항이 적기 때문에 수축기 및 이완기 혈압이 더 낮다(표 6-4).

보상되지 않는 저혈량 쇼크와 신경성 쇼크는 모두 수축기혈압을 감소시킨다. 그러다 다른 활력징후와 임상 징후 그리고 각각의 처치 방법은 다르다. 수축기 및 이완기 혈압이 감소하고 맥압이 좁아지는 것이 저혈량 쇼크의 특징이다. 신경성 쇼크도 수축기 및 이완기 혈압이 감소하지만, 맥압은 정상으로 유지되거나 더 넓어진다. 저혈량 쇼크는 피부가 차갑고 축축하며 창백하거나 청색증을 일으키고 모세혈관 재충전 시간이 지연된다. 신경성 쇼크 부상자의 피부는 따뜻하고 건조하며 특히 손상 부위 아래쪽이 건조하다. 저혈량 쇼크 부상자의 맥박은 약하고 가늘며 빠르다. 신경성 쇼크에서는 심장의 부교감신경 활동으로 인해 빈맥보다 서맥이 나타나지만, 맥박의 질은 약할 수 있다. 저혈량 쇼크는 의식 수준이 저하되거나 최소한 불안감을 유발하며 종종 전투적이다. 외상성 뇌손상이 없는 경우 신경성 쇼크 부상자는 일반적으로 바로누운자세에서 의식이 명료하고 지남력이 있다.

신경성 쇼크 환자는 종종 심각한 출혈을 유발하는 손상을 동반한다. 따라서 신경성 쇼크와 빈맥과 같은 혈량저하증 징후가 있는 환자는 출혈이 있는 것으로 간주하여 처치해야 한다.

BOX 6-2.

신경성 쇼크 대 척수 쇼크

신경성 쇼크라는 용어는 일반적으로 척수 손상이나 혈역학적인 현상으로 인한 교감신경계의 장애로 말초 동맥이 크게 확장되는 것을 말한다. 처치하지 않으면 신체 조직에 대한 관류 장애가 발생할 수 있다. 일반적으로 하나로 묶어서 설명하지만, 이 상태를 척수 손상과 함께 발생하는 척수 내 반사궁의 일시적인 기능 저하를 의미하는 용어인 척수 쇼크와 혼동해서는 안 된다.

지식 체크

좁은 맥압으로 ______쇼크와 ______쇼크를 구분할 수 있다.

a. 출혈, 폐쇄
b. 저혈량, 신경성
c. 신경성, 심장성
d. 신경성, 폐쇄

표 6-4. 쇼크 유형과 관련된 징후

활력징후	저혈량 쇼크	신경성 쇼크	심장성 쇼크
피부온도/상태	차갑고 축축한	따뜻하고 건조한	차갑고 축축한
피부색	창백하고 청색증	핑크	창백하고 청색증
혈압	감소	감소	감소
의식 수준	변화	명료	변화
모세혈관 재충전 시간	지연	정상	지연

정맥 내 접근

소생술의 또 다른 중요한 단계는 심혈관계를 가능한 한 빨리 적절한 관류량으로 회복시키는 것이다. 이 단계에는 혈압을 정상으로 회복시키는 것이 아니라 중요한 장기에 관류될 수 있도록 충분한 수액을 공급하는 것이다. 병원 전 환경에서는 일반적으로 혈액을 사용할 수 없으므로 락테이트 링거액 또는 생리식염수와 같은 등장성 결정질 수액을 외상 소생술에 사용한다. 락테이트 링거액에는 나트륨과 염화물 외에도 소량의 칼륨, 칼슘 및 젖산이 포함되어 있으며 효과적인 부피 확장제이다. 그러나 락테이트 링거액 및 생리식염수와 같은 결정질 수액은 손실된 적혈구의 산소 운반 능력이나 응고 및 출혈 조절에 필요한 손실된 혈소판을 대체하지 못한다. 따라서 중증 환자를 적절한 의료기관으로 신속하게 이송하는 것이 절대적으로 필요하다.

간접적인 위협 관리/전방통제구역 내에서는 18게이지 카테터를 사용하는 것이 좋다. 이 카테터는 수액 및 약물 투여를 위한 적절한 접근을 제공한다. 부상자가 전술 구역을 벗어날 때까지는 즉시 수액이 필요하지 않은 한 정맥 라인보다 식염수 잠금 장치를 사용하는 것이 좋다. 즉시 생리식염수 5mL를 주입하고 1~2시간마다 반복하여 정맥 라인을 유지한다. 정맥 라인 부위에 심각한 상처가 있는 팔다리에는 정맥 라인 확보를 시도해서는 안 된다.

골내 접근

부상자가 간접적인 위협/전방통제구역에 있고 수액 소생술이 필요하거나 정맥 라인 확보가 불가능한 경우 골내(IO) 접근이 적절할 수 있다. 이 혈관 확보 방법은 다양한 방법으로 수행할 수 있다. 적절한 장비를 사용하여 복장뼈에 시행할 수 있다(**그림 6-10**).

FAST1, EZ-IO, 수동 IO와 같은 특수 장비를 사용하여 발목 위쪽 원위 정강뼈, 근위 정강뼈, 원위 넓적다리뼈, 근위 위팔뼈 또는 복장뼈(단, 복장뼈 부위는 EZ-IO를 사용해서는 안 됨) 부위에 시행할 수도 있다(**그림 6-11**).

최종 처치까지 이송이 지연되거나 장기화하는 경우 성인 외상 환자에게는 골내 접근이 도움이 될 수 있다.

골내 접근 절차

이 술기는 성인과 소아 환자에게 상용화된 다양한 장비를 사용하여 시행할 수 있다.

1. IO 주입 바늘, 멸균 식염수 5mL 이상 채워진 주사기, 소독제, IV 수액 및 수액 세트, 테이프를 포함한 물품을 확인한다. 적절한 개인보호장비를 착용한다. 환자를 바로누운자세로 눕힌다. 삽입 부위는 위팔뼈머리, 원위 넓적다리뼈, 정강뼈 또는 복장뼈 중 선택할 수 있다. 소아의 경우 정강뼈 결절 바로 아래 전내측 근위 정강뼈가 일반적인 삽입 부위이다. 병원 전 처치 제공자는 정강뼈 삽입 부위를 확인하고 다른 처치 제공자가 다리를 안정화한다. 소독제로 삽입 부위를 소독한다(**그림 6-12**).
2. 바늘을 드릴에 연결한 후 뼈에 90도 각도로 잡고 바늘을 피부를 통해 찔러 뼈에 닿으면 드릴을 작동시켜 뼈 피질에 바늘을 삽입한다. 뼈 피질에 들어가면 "펑"하는 소리가 느껴진다(**그림 6-13**).

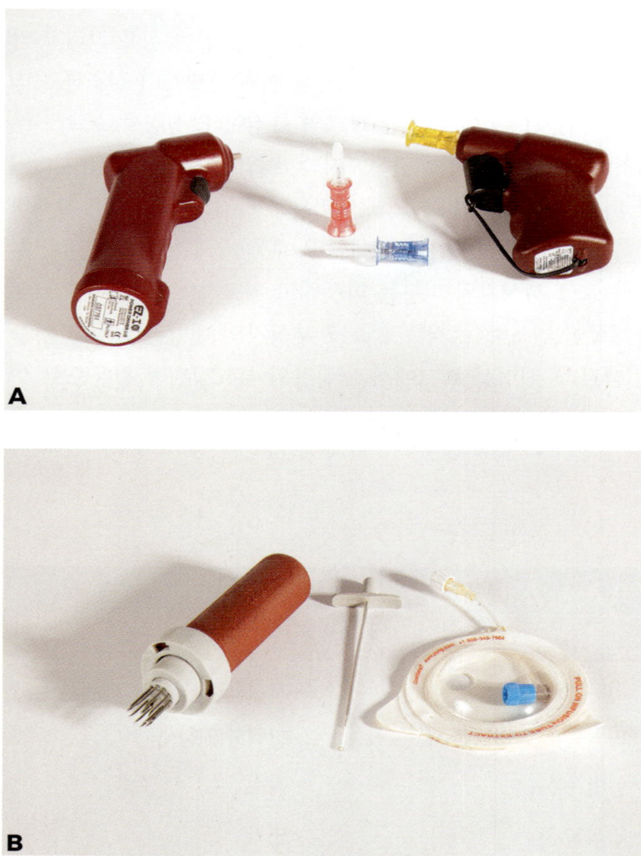

그림 6-10. A. 수동 삽입용 IO 바늘 및 IO (다양한 크기 표시). **B.** IO 복장뼈 드라이버.

3. 바늘에 대한 저항이 감소하면 드릴 작동을 멈춘 후 바늘을 잡고 바늘에서 드릴을 제거한다**(그림 6-14)**.
4. 바늘 중앙에서 투관 침을 풀어 제거한다**(그림 6-15)**.
5. 식염수가 담긴 주사기를 바늘 허브에 연결한 후 주사기 플런저를 약간 뒤로 당겨 골수공간에서 액체가 나오는지 확인한다. '마른' 탭은 드문 일이 아니다**(그림 6-16)**.
6. 다음으로 식염수 5mL를 주입하면서 침윤 징후가 있는지 관찰한다. 침윤 징후가 없으면 바늘 허브에서 주사기를 제거하고 수액 세트를 연결한 후 유속을 조절하고 주사침과 수액 세트를 고정한다**(그림 6-17)**.

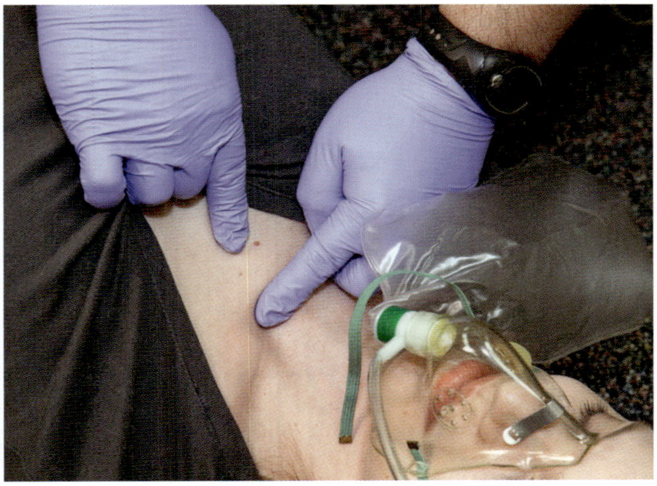

A

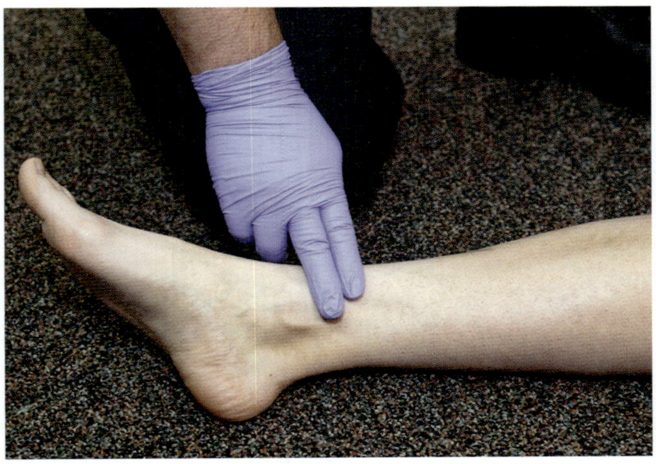

B

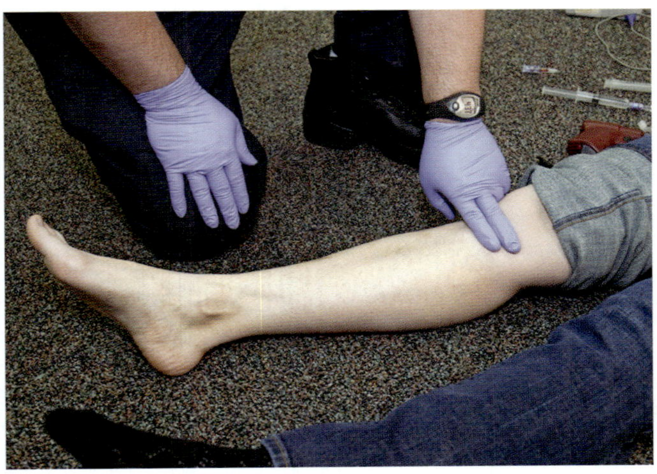

C

그림 6-11. **A.** 복장뼈위파임 아래 복장뼈 자루내 복상뼈 삽입 부위. 복장뼈 부위에는 EZ-IO 장치를 사용할 수 없다. **B.** 발목 위의 원위 정강뼈 삽입 부위. **C.** 무릎 아래 근위 정강뼈 삽입 부위.

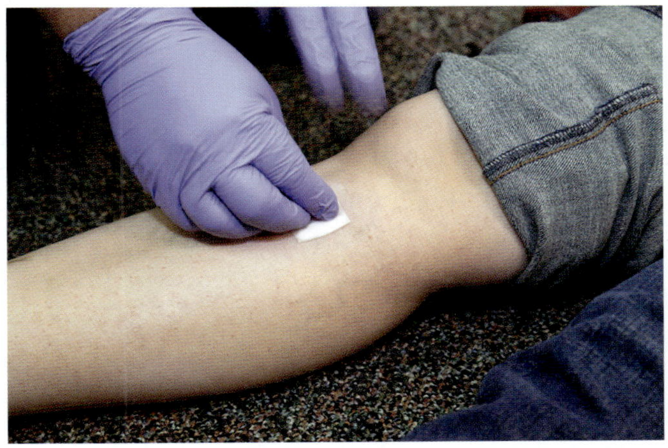

그림 6-12. 삽입 부위를 소독제로 소독한다.

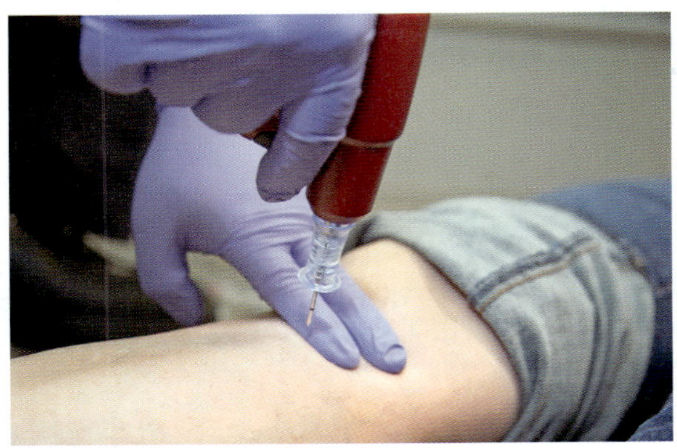

그림 6-13. 드릴과 바늘을 선택한 뼈에 90도 각도로 잡고 바늘로 피부를 뚫고 들어가 뼈에 닿으면 드릴을 작동시켜 뼈 피질에 삽입한다.

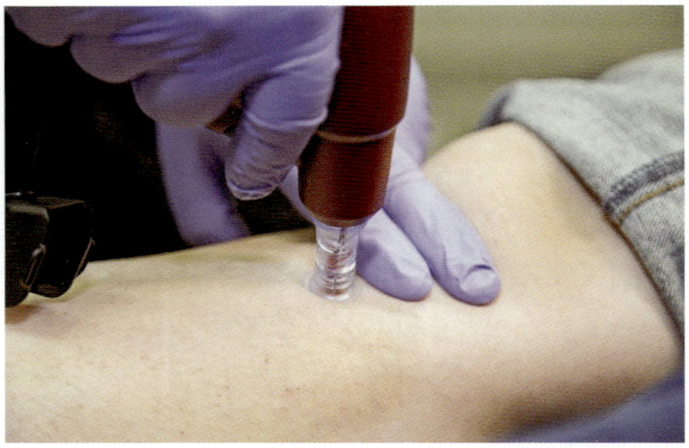

그림 6-14. 바늘에 대한 저항 감소가 느껴지면 드릴의 작동을 멈춘다.

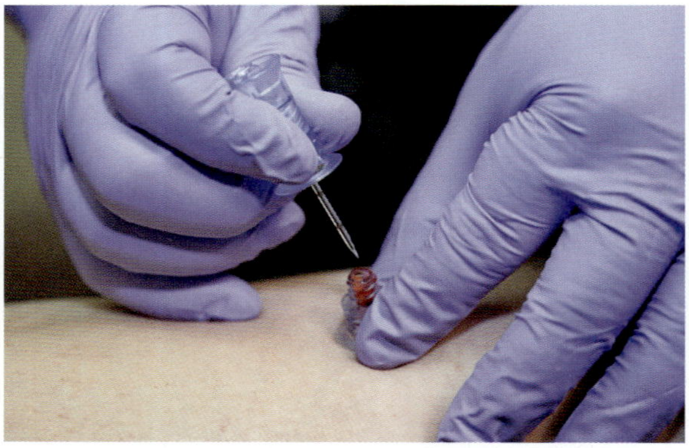

그림 6-15. 바늘 중앙에서 투관 침을 제거한다.

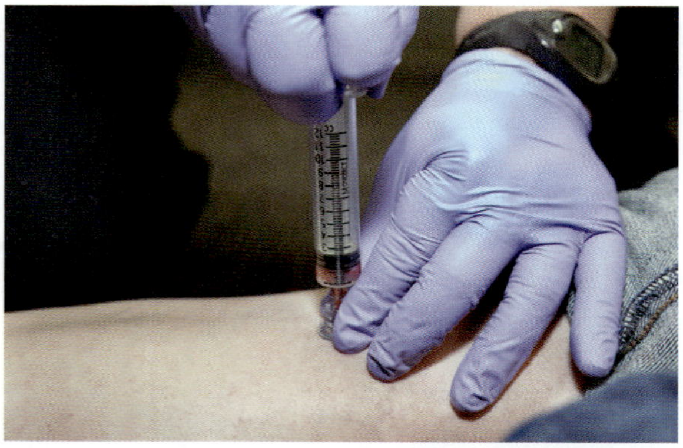

그림 6-16. 주사기 플런저가 약간 뒤로 당겨지고 처치 제공자는 골수공간에서 액체가 나오는지 확인한다.

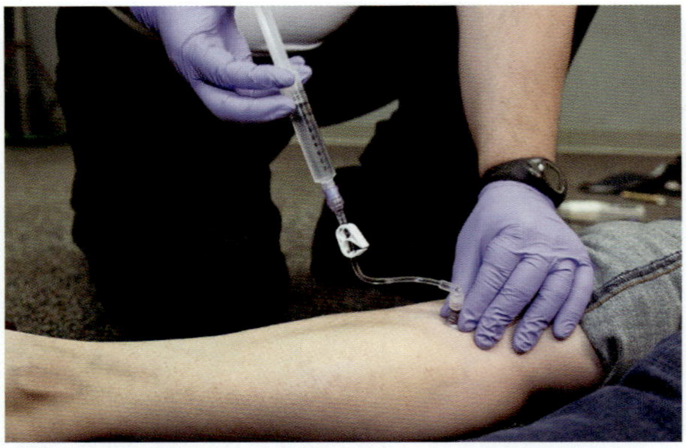

그림 6-17. 식염수 5mL를 주입한다.

지식 체크

간접적인 위협 관리/전방통제구역에서 복부 장기에 총상을 입었고 수축기혈압이 90mmHg인 환자를 처치하고 있다. 환자를 후송 중 처치/안전구역으로 옮기는 데 15~20분 정도 지연될 수 있다. 가장 적절한 수액 소생술은 무엇인가?

a. 간접적인 위협 관리/전방통제구역에서는 수액 소생술을 실시하지 않는다.

b. 식염수 잠금장치가 있는 18게이지 바늘

c. 골내 접근 및 결정질 수액을 수여할 수 있는 정맥 라인 1개 확보

d. 락테이트 링거액을 투여할 수 있는 14게이지 정맥라인 2개 확보

트라넥삼산(TXA)

트라넥삼산(TXA)은 플라즈미노겐과 피브린의 라이신 잔여물의 상호작용을 차단하는 효과적인 항섬유소 용해제이다. 출혈 환자에게 TXA를 투여하면 외상 발생 후 처음 3시간 이내에 수혈 필요성이 감소하고 사망률이 감소하는 등 유익한 효과가 나타났다. 이러한 효과는 2010년 중증 출혈에 대한 항섬유소 용해제의 임상 무작위화 연구(CRASH-2)에서 검증되었다.

2012년에 발표된 또 다른 연구인 외상 응급 및 소생술에서 트라넥삼산의 군사적 적용(MATTERs)에서는 아프가니스탄의 바스티온 병원에서 처치 받은 896명의 사상자를 조사했다. 연구 결과에 따르면 전투 부상 후 혈액 성분 기반 소생술과 함께 TXA를 사용한 결과 응고 병증 및 생존율이 개선되었다.

TXA는 경구 또는 정맥 내로 투여하거나 출혈 부위에 직접

바를 수도 있다. TECC 분야에서 TXA는 출혈성 쇼크 부상자를 처치하기 위한 보조제로 사용된다. 금기 사항으로는 심각한 신부전 및 혈뇨가 있다.

TXA 투여

TXA는 가능한 한 빨리 투여해야 하지만 늦어도 부상 후 3시간 이내에 투여해야 한다. TXA 투여는 현지 프로토콜에 따라 사용한다. 다음 권장 사항은 병원에서 사용하는 투여 과정과 해당 분야에서 효능을 입증하여 발표된 연구와 관련된 내용을 설명한다.

투여에 대한 주요 정보는 다음과 같다.

- TXA는 1g 앰풀로 공급된다.
- TXA 1g을 생리식염수 또는 락테이트 링거액 100mL에 주입한다.
- 10분에 걸쳐 천천히 투여한다.
- 정맥 내로 빠르게 투여하면 저혈압과 위장 장애가 발생할 수 있다.
- 투여하는 동안 혈압이 새로 감소하면 TXA 투여 속도를 늦춘다.

프로토콜에 따라 결정질 또는 혈액 제제를 투여한다. 부상자가 아직 현장에 있고 수액 소생술이 완료되면 부상자가 외상 센터에 도착하기 전에 TXA의 두 번째 투여를 승인할 수 있다. 첫 번째 투여와 같은 프로토콜을 따른다.

지식 체크

현재 정맥 내로 TXA를 투여하고 있으며 환자가 어지럼증과 구토를 호소하는 경우 당신이 수행해야 할 행동으로 가장 적절한 것은?

a. TXA 투여 속도를 높인다.
b. TXA 투여 속도를 늦춘다.
c. TXA 정맥 내 투여를 중단한다.
d. 환자의 혈압을 확인하고 수축기혈압이 60mmHg 미만이면 TXA 투여를 중단한다.

손상 통제 소생술

2017년 손상 통제 소생술에 관한 논문에서 미조바타는 "극한 상황에 처한 외상 환자에 대한 전략적 접근 방식인 손상 통제 소생술(DCR)은 균형 잡힌 소생술, 지혈 소생술, 산증, 저체온증, 저칼슘혈증 예방으로 구성된다"라고 언급했다. 균형 소생술에서는 결정적인 지혈 처치가 시행될 때까지 수액 투여를 제한하고 저혈압을 허용한다. 소생술 초기에 신선동결혈장, 농축 적혈구, 혈소판의 비율이 전혈과 유사한 혈액 제제를 투여하는 것이 권장된다.

- 개방성 기흉은 통기성 체스트 씰로 폐쇄드레싱을 시행한다.
- 긴장기흉은 전술적 환경에서 예방할 수 있는 사망의 주요 원인 중 하나이다.
- 처치는 갇힌 공기가 빠져나가도록 하는 것이다.
- 예측과 인식이 중요하다.
- 총격 사건/적대적 사건(ASHE) 상황의 역동적인 특성을 기억한다.

응고병증과 치명적인 3요소

미조바타는 "응고병증은 혈액의 응고(혈전 형성) 능력이 손상된 상태"라고 말한다. 이 상태는 장기간 또는 과도한 출혈 경향을 유발할 수 있으며 이는 자연적으로 발생하거나 손상이나 처치 및 치과 시술 후 발생할 수 있다. 전통적으로 외상 환자에서 관찰되는 응고병증은 응고인자의 소모, 대량 수액 투여 후 응고 인자의 희석, 저체온증 및 산증으로 인해 발생하는 소생술과 관련된 응고병증으로 여겨졌다. 정맥 내 수액 투여량이 증가함에 따라 응고병증의 발생률이 증가하는 것으로 관찰되었다.

다량의 수액 및 혈액 제제 투여, 신체 노출, 소생술을 위한 외과적 처치는 저체온증을 유발한다. 외상 사고의 원인 중 하나인 알코올과 약물은 외상 환자의 열 손실을 증가시킨다. 저체온증은 응급 수술이 필요한 외상 환자의 60%에서 관찰되었으며 외상 환자의 출혈 및 사망률 증가와 관련이 있다. 출혈성 쇼크로 인한 부적절한 조직 관류는 무산소대사와 그에 따른 젖산 생산을 초래하여 대사성 산증을 유발한다. 0.9% 생리식염수와 같은 결정질 수액의 염화물 함량이 높으면 대사성 산증을 악화시킨다.

치명적 3요소라는 용어는 이들 환자에서 관찰되는 생리적 이상을 설명하기 위해 사용되었으며 외상 환자의 급성 응고병증, 저체온증, 산증 상태가 악화의 3요소이다. 치명적인 3요소는 아래쪽으로 나선형을 형성하고 더 나아가 추가 출혈은 3요소를 악화시킨다.

미조비타는 "응고병증과 치명적인 3요소는 환자 입원 시 또는 병원 전 환경에서 외상으로 인한 응고병증에 직접 대처한다. 응고병증과 치명적인 3요소는 균형 잡힌 소생술, 지혈 소생술, 산증, 저체온증, 저칼슘혈증 예방으로 구성된다"라고 언급했다.

TECC 손상 통제 소생술

전술 구역 내에서는 출혈성 쇼크가 발생한 환자에게만 수액을 투여한다. 노동맥 맥박이 약하거나 촉지되지 않고 머리 외상의 증거 없이 정신 상태가 변화된 경우 TECC 처치 제공자는 이러한 환자를 확인할 수 있다.

과도한 결정질 수액은 사이질액을 증가시켜 부종을 일으키고 나머지 적혈구 및 조직과의 산소 전달을 방해할 수 있으므로 투여하는 수액의 양을 제한해야 한다. 목표는 혈압을 정상 수준으로 올리는 것이 아니다. 정상적인 혈압을 유지하기 위해 결정질 수액을 투여한 외상 환자는 응고 인자가 희석되어 응고병증이 증가하고 출혈 속도를 증가시켜 혈전이 떨어질 수 있다.

외상성 뇌손상

외상성 뇌손상(TBI)은 머리에 직접 충격이 가해지거나 자동차 사고 시 폭발이나 목뼈 손상과 같이 머리뼈 내에서 뇌가 흔들릴 때 발생할 수 있다. 뇌 손상을 입은 사람은 방향 감각을 잃고 혼란에서 혼수상태에 이르기까지 다양한 의식 변화를 나타낼 수 있다. 또한 손상을 일으킨 사건 직전이나 직후에 대한 기억 상실이 있을 수도 있다.

외상성 뇌손상의 중증도는 손상 시점에 결정되며 의식 상실 기간, 기억 상실 또는 방향 감각 상실 기간, 손상 후 개인의 반응 정도에 따라 결정된다. 그러나 모든 머리 손상이 외상성 뇌손상으로 이어지는 것은 아니다.

미 국방성은 이라크와 아프가니스탄에서 발생한 모든 전투 사상자 중 22%가 뇌 손상을 입은 것으로 추정한다. 외상성 뇌손상은 군대 밖에서도 장애를 일으키는 중요한 원인이며 대부분 폭행, 낙상, 자동차 사고 또는 스포츠 손상으로 인해 발생한다. 외상성 뇌손상은 두통, 과민성, 수면 장애부터 기억력 문제, 사고력 저하, 우울증에 이르기까지 다양한 증상을 수반할 수 있다.

TECC 현장에서 외상성 뇌손상 환자는 저혈압과 저산소증으로 사망할 수 있다. 맥박이 약하거나 촉지되지 않는 외상성 뇌손상이 의심되는 환자는 수액 소생술이 필요하다. 목표는 정상적인 노동맥 맥박을 회복시키는 것이 아니라 혈압을 모니터링할 수 있는 장비가 있는 경우 외상성 뇌손상이 있는 환자의 최소 수축기혈압을 90mmHg로 유지한다.

지식 체크

외상성 뇌손상과 저혈압 징후가 있는 환자는?

a. 환자를 회색/검은색 분류표로 분류한다.
b. 정상적인 노맥박을 유지하기 위해 수액 소생술이 필요하다.
c. 고유량 산소로 과다환기를 시행해야 한다.
d. 트렌델렌버그 자세로 이송해야 한다.

요약

- 필요에 따라 지혈대를 적용하고 기존에 적용한 지혈대를 평가하여 지혈의 적절성과 원위부 맥박이 촉지되지 않는지 평가한다.
- 골반 골절이 의심되는 경우 골반 고정대를 적용한다.
- 간접적인 위협/전방통제구역에서 쇼크의 가장 좋은 지표는 의식 수준 감소 및 노동맥의 비정상적인 특성이다.
- 정맥 라인 확보에는 18게이지 카테터를 사용하는 것을 권장한다.
- 환자에게 수액 소생술이 필요하거나 정맥 내로 약물 투여가 필요하지만, 정맥 라인을 확보할 수 없는 경우 골내(IO) 경로가 대안이 될 수 있다.
- TXA는 외상센터에서 일부 내부출혈을 늦추거나 멈추게 하는 것으로 나타났다. 병원 전 단계에서의 효능은 아직 논란의 여지가 있지만, 점점 사용이 늘어나고 있다.
- 수액 투여는 출혈성 쇼크의 증상이나 징후가 나타난 부상자에게만 시행해야 한다.

술기

골내(IO) 접근

1. 적절한 감염 예방 조치를 시행한다.
2. 장비의 이상 유무를 확인한다.
3. 최소 두 곳의 해부학적 부위(성인 및 소아)를 확인한다.
4. 삽입 부위를 확인하고 소독한다.
5. 바늘 세트와 드릴을 확인한다.
6. 장비에서 바늘 안전 뚜껑을 제거한다.

7. 바늘을 뼈에 90도 각도로 위치시킨다.
8. 카테터가 최소 5mm 이상 보이도록 바늘이 뼈에 닿도록 한다.
9. 드릴을 작동시켜 골수공간으로 들어갈 때까지 단단하고 안정적이게 아래쪽으로 압력을 가한다(저항 감소).
10. 드릴 작동을 정지한 후 바늘 허브를 고정하고 바늘에서 드릴을 분리한다.
11. 투관 침을 제거하고 카테터의 안정성을 확인한다.
12. 바늘 허브에 루어락 잠금장치를 연결한다.
13. 확인을 위해 혈액/골수를 흡인한다.
14. 생리식염수 10mL를 플러시 한다.
15. 부위를 안정시키고 변위 및 합병증의 증후가 있는지 관찰한다.
16. 반응이 있는 환자의 경우 마취제 투여를 고려한다.
17. 수액을 연결하고 필요에 따라 압력 백을 사용한다.
18. 바늘을 제거한다.
    - 주사기를 EZ-IO 카테터에 연결하고 카테터가 흔들리거나 구부러지지 않도록 주의하면서 시계 방향으로 비틀면서 당겨 제거한다.
    - 날카로운 바늘을 적절한 폐기물 용기에 버린다.

정맥 내로 TXA 투여

1. 장비의 이상 유무를 확인한다.
2. 트레이닝 장치에 견고한 식염수 잠금장치를 시작한다.
3. 환자에게 절차를 설명하고 알레르기가 있는지 확인한다.
4. TXA의 바이알 용량(1g)을 확인한다.
5. 10mL 주사기에 주삿바늘을 연결한다.
    a. 10mL 주사기에 10mL의 공기를 흡인한다.
    b. 소독솜(알코올)으로 TXA 바이알의 윗부분을 닦는다.
    c. 바늘을 TXA 바이알에 삽입한다.
    d. TXA 바이알에 공기 5mL를 주입한다.
    e. TXA 용액 5mL를 주사기로 흡인한다.
    f. TXA 바이알에 공기 5mL를 주입한다.
    g. 나머지 5mL의 TXA 용액을 주사기로 흡입한다.
6. 주사기에 10mL의 TXA 1g이 들어 있는지 확인한다.
7. TXA 바이알에서 주삿바늘을 뺀다.
    a. 주사기에서 주삿바늘을 분리하여 폐기물 용기에 버린다.
8. 새 주삿바늘을 주사기에 연결한다.
9. 소독솜(알코올)으로 생리식염수 백에 있는 포트를 닦는다.
10. 바늘을 생리식염수 백의 포트에 삽입한다.
11. TXA 용액 10mL를 생리식염수 백에 주입한다.
12. 백의 포트에서 주삿바늘을 뺀다.
    a. 주삿바늘과 주사기를 폐기물 통에 버린다.
13. 생리식염수 백을 흔들어 TXA가 완전히 섞이도록 한다.
14. TXA 1g이 110mL에 혼합되어 생리식염수 백에 들어 있는지 확인한다.
15. 견고한 식염수 잠금장치의 주사 포트를 알코올 솜으로 닦는다.
16. 수액 세트를 TXA를 혼합한 생리식염수 백에 연결한다.
    a. 수액 세트의 다른 쪽 끝을 식염수 잠금장치에 연결한다.
17. 수액 세트의 수액 조절기를 연다.
18. 수액 투여 속도를 18gtt/10초(= 108gtt/분 = 10.8mL/min = 108mL/10분)로 조절한다. 이 속도로 10분에서 110mL 용량에 1g의 TXA를 주입한다.
19. 환자에게 부작용이 나타나는지 관찰한다.
20. 수액 세트와 수액 백을 분리하여 폐기물 용기에 버린다.
21. TXA 투여를 기록한다.

참고 자료

Fu CY, Wu YT, Liao CH, Kang SC, Wang SY, Hsu YP, Lin BC, Yuan KC, Kuo IM, Ouyang CH. Pelvic circumferential compression devices benefit patients with pelvic fractures who need transfers. *Am J Emerg Med*. 2013;31(10):1432-1436.

Mizobata Y. Damage control resuscitation: a practical approach for severely hemorrhagic patients and its effects on trauma surgery. *J Intensive Care*. 2017;5:4.

Morrison JJ, Dubose JJ, Rasmussen TE, Midwinter MJ. Military Application of Tranexamic Acid in Trauma Emergency Resuscitation (MATTERs) study. *Arch Surg*. 2012;147(2):113-119.

Napolitano LM. Prehospital tranexamic acid: what is the current evidence? *Trauma Surg Acute Care Open*. 2017;2(1):e000056.

National Association of Emergency Medical Technicians. *PHTLS: Prehospital Trauma Life Support*. 9th ed. Burlington, MA: Public Safety Group; 2019.

New Brunswick Trauma Program. NBTP Consensus Statement Pelvic Binders. 2017;1. https://nbtrauma.ca/wp-content/uploads/2018/02/FAQ-Pelvic-Binder-May-2017-final.pdf. Accessed February 20, 2019.

Roberts I, Shakur H, Coats T, Hunt B, Balogun E, Barnetson L, Cook L, Kawahara T, Perel P, Prieto-Merino D, Ramos M, Cairns J, Guerriero C. The CRASH-2 trial: a randomised controlled trial and economic evaluation of the effects of tranexamic acid on death, vascular occlusive events and transfusion requirement in bleeding trauma patients. *Health Technol Assess*. 2013;17(10):1-79.

Scerbo MH, Mumm JP, Gates K, Love JD, Wade CE, Holcomb JB, Cotton BA. Safety and appropriateness of tourniquets in 105 civilians. *Prehosp Emerg Care*. 2016;20(6):712-722.

Shackelford S, Hammesfahr R, Morissette D, Montgomery HR, Kerr W, Broussard M, Bennett BL, Dorlac WC, Bree S, Butler FK. The use of pelvic binders in tactical combat casualty care: TCCC guidelines change 1602 7 November 2016. *J Spec Oper Med*. 2017;17(1):135-147.

Snyder D, Tsou A, Schoelles K. *Efficacy of Prehospital Application of Tourniquets and Hemostatic Dressings to Control Traumatic External Hemorrhage*. Washington, DC: National Highway Traffic Safety Administration; 2014.

LESSON 7

간접적인 위협 관리/전방통제구역: MARCH - 저체온증 및 머리 손상

학습 목표

- 저체온증이 외상 환자에게 미치는 부정적인 영향을 이해할 수 있다.
- 외상성 뇌손상(TBI)에 대한 최신의 처치 방법을 설명할 수 있다.
- 사용할 수 있는 모니터링 장비와 환자를 재평가하는 방법을 이해할 수 있다.
- 진통제 사용 방법에 관해 설명할 수 있다.
- 무기로 사용되는 화염(fire as a weapon, FAW)에 관해 설명할 수 있다.
- 현재의 화상 처치 방법을 검토할 수 있다.
- 눈 보호 및 눈 손상 처치의 중요성에 관해 설명할 수 있다.
- 사용할 수 있는 대피 장소와 환자와 효과적인 의사소통 방법을 이해할 수 있다.
- 다수 사상자 발생 시 심폐소생술 시도에 관해 설명할 수 있다.
- 기록의 중요성에 관해 설명할 수 있다.

간접적인 위협 관리/전방통제구역에서의 순환 개요

7장 간접적인 위협 관리/전방통제구역: 저체온증 및 머리 손상에서는 MARCH 관행의 균형을 살펴봄으로써 간접적인 위협 관리/전방통제구역에 관해 마무리한다. 출혈 조절이 완료되면 TECC 제공자는 저체온증과 머리 손상인 'H'를 확인할 수 있다. 전술적 상황은 계속 예측할 수 없으며 간접적인 위협/전방통제지역이 갑자기 직접적인 위협/위험구역으로 악화하여 환자와 처치 제공자의 즉각적인 이동이 필요할 수 있다는 점을 기억한다.

저체온증

저체온증은 저산소증과 혈량저하증에 이어 외상 환자에서 세 번째로 심각한 상태이다. 저체온증은 일반적으로 우려되는 징후로 간주하지만, 저체온증이 생존에 영향을 미치는 실제 온도는 명확하지 않으며 손상의 중증도에 따라 달라질 수 있다. 1987년 연구에서 유르코비치, 그리저, 루터만, 케레리는 손상 중증도 점수(ISS)가 25점 이상인 성인 외상 환자 71명의 결과에 영향을 미치는 심부 저체온증의 영향을 조사했다.

- 환자의 42%는 심부 체온이 34℃ 미만이었다.
- 환자의 23%는 심부 체온이 33℃ 미만이었다.
- 환자의 13%는 심부 체온이 32℃ 미만이었다.

유르코비치, 그리저, 루터만, 케레리에 따르면, "저체온증 환자의 사망률은 심부 체온과 관계없이 따뜻하게 체온을 유지한 환자보다 일관되게 높았다"라고 한다. 또한 연구자들은 "사망률과 저체온증 발생률은 손상 중증도 점수가 높을수록, 대량 수액 소생술을 받았을수록, 쇼크가 있을수록 증가한다는 사실을 발견했다. 각 하위 그룹(예: 손상 중증도 점수, 대량 수액 투여, 쇼크)에서 저체온증 환자의 사망률은 체온을 따뜻하게 유지한 환자보다 유의하게 높았다. 심부 체온이 32℃ 이하로 떨어진 환자는 생존하지 못했다"라고 한다.

저체온증의 치명적인 3요소

저체온증, 산증, 응고병증은 외상 환자의 사망으로 이어지는 악순환의 치명적인 3요소이다. 연구에 따르면 산증과 저체온증은 그 자체로 혈전을 형성하는 신체의 능력인 응고에 영향을 미칠 수 있다. 산증과 저체온증이 함께 존재하는 상황에서는 개별 조건으로 인한 응고 장애를 합친 것보다 더 심각한 응고 장애가 발생한다. 이 세 가지 질환의 존재와 이들 간의 관계는 중증 외상 환자의 사망률을 90%까지 높일 수 있다.

열 손실은 일반적으로 복사, 전도, 대류, 증발의 네 가지 방법을 통해 발생한다(**그림 7-1**).

복사는 전자가 에너지의 형태로 열이 손실되거나 증가하는 것으로 따뜻한 물체에서 차가운 물체로 에너지가 전달되는 것을 말한다.

전도는 넘어진 후 얼어붙은 잔디밭에 누워 있는 환자와 같이 서로 직접적으로 접촉하는 두 물체 사이에서 열이 전달되는 것을 말한다. 환자는 일반적으로 차가운 공기에 노출되었을 때보다 차가운 바닥에 누워 있을 때 더 빨리 열을 잃기 때문에 병원 전 처치 제공자는 단순히 담요로 환자를 덮어 주는 것보다 추운 날씨에 부상자를 바닥에서 들어올려야 한다.

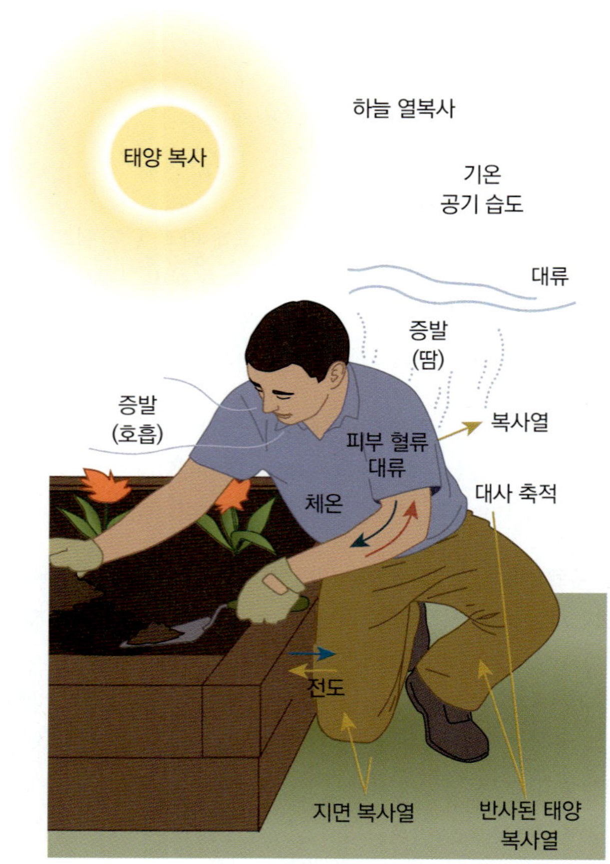

그림 7-1. 인간이 환경과 열에너지를 교환하는 방법.

대류는 고체 물체에서 공기나 물과 같이 고체 물체를 가로질러 이동하는 매개체로 열이 전달되는 것을 말한다. 차가운 공기나 물이 따뜻한 피부를 가로질러 이동하면 몸에서 열이 지속해서 제거된다. 신체는 같은 온도의 공기보다 물속에서 25배 더 빨리 열을 잃는다. 젖은 옷을 입은 환자는 낮은 온도에서 체온을 빠르게 잃게 되므로 병원 전 처치 제공자는 체온을 유지하기 위해 젖은 옷을 벗기고 환자를 건조하게 유지해야 한다.

땀이 액체에서 증기로 증발하는 것은 상대 습도나 공기 중의 수분에 따라 신체에서 열 손실을 일으키는 매우 효과적인 방법이다. 증발에 의한 열 손실은 서늘하고 건조하며 바람이 많이 부는 환경(예: 사막)에서 증가한다. 대류와 증발은 중심 체온을 조절하기 위해 신체에 의해 조절되기 때문에 다른 열전달 방법보다 더 중요하다.

Moffatt에 따르면 "외상 후 자발적인 저체온증은 외상 환자에게 심각한 해로운 결과를 초래할 수 있지만, 환자를 적극적으로 따뜻하게 하면 환자의 예후를 개선할 수 있다. 외상으로 인한 자발적 저체온증을 예방하기 위해 환자를 적극적으로 따뜻하게 하는 것이 현재로서는 환자의 예후를 개선할 수 있는 유일한 방법이다."

저체온증 예방

TECC 처치 제공자는 다음과 같은 조치를 하여 외상 환자의 열 손실 전달을 줄이고 저체온증을 줄일 수 있다.

- 젖거나 피가 묻은 옷을 벗긴다.
- 가능한 경우 부상자와 함께 보호 장비를 함께 착용한다.
- 차가운 표면을 피한다.
- 환자를 보호한다.
- 환자 밑에 담요를 놓는다.
- 투여 전에 정맥으로 투여할 수액을 따뜻하게 한다.
- 가능한 경우 강제 공기 담요 보온기(forced-air blanket warmers)를 사용한다.

머리 손상, 척수 손상, 쇼크는 저체온증을 악화시킨다. 갑상샘 질환, 부신 질환, 당뇨병, 심장 기능 장애, 간 질환, 자율 신경계 기능 장애, 영양실조 등 기존에 앓고 있는 질환의 영향을 고려한다.

투여하는 결정질 수액의 온도는 저체온증 발생에 영향을 미친다. 실온의 결정질 수액은 환자의 심부 체온을 감소시킬 수 있으므로 가능하다면 정맥 내로 따뜻한 수액을 투여한다.

저체온증 예방 및 처치 키트(HPMK)

저체온증을 예방하기 위해 저체온증 예방 및 처치 키트를 사용하는 것을 권장한다. 이 키트에는 환자를 감싸는 열 반사판 셸이 있다. 일부 키트는 외부 전원 공급 장치가 필요 없는 산소 활성화 자체 발열 라이너를 사용하여 최대 10시간 연속 건열을 제공한다**(그림 7-2)**.

처치 제공자는 또한 자신이 저체온증에 걸릴 수 있다는 가능성을 인지하고 적절한 복장을 갖춰야 한다. 여러 겹으로 옷을 입을 때는 세 가지 W를 고려한다.

- 재료(wicking; 양모, 폴리에스터 또는 폴리프로필렌)
- 보온성(warmth; 다운, 폴리에스터 플리스 또는 울)
- 방풍(wind; GORE-TEX® 또는 이와 유사한 소재의 겉감)

가능하면 구조대원이 사용할 수 있는 재가온 스테이션이 있는지 확인한다.

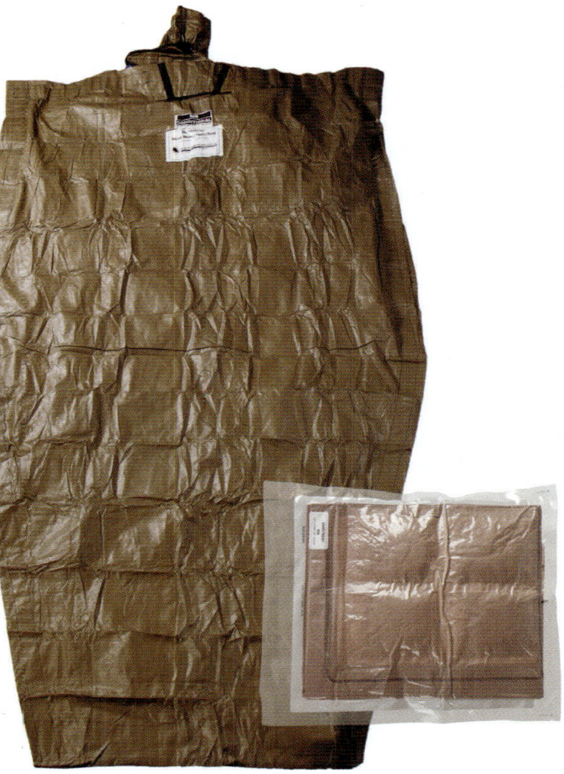

그림 7-2. 저체온증 예방 및 처치 키트.

Reproduced with permission from North American Rescue. Retrieved from https://www.narescue.com/nar-hypothermia-prevention-and-management-kit-hpmk

외상성 뇌손상 평가 및 처치

일차 뇌 손상은 최초 손상이 발생한 시점에 나타나는 뇌 및 관련 혈관 구조에 대한 직접적인 외상이다. 타박상, 출혈, 열상 및 기타 직접적인 기계적 손상으로 인해 뇌, 혈관 및 그 덮개에 손상이 발생한다. 신경조직은 잘 재생되지 않기 때문에 일차적 손상으로 인해 손실된 구조와 기능의 회복을 기대하기는 어렵다. 또한 회복 가능성도 거의 없다.

글래스고혼수척도(GCS)

환자의 의식 수준을 평가하기 위해 글래스고혼수척도(GCS)를 사용한다**(그림 7-3)**. GCS 점수는 환자의 눈뜨기, 언어 반응, 운동 반응을 평가하여 가장 좋은 반응 점수를 사용하여 계산한다. 점수의 각 구성요소는 단순히 총점만 제공하는 것이 아니라 개별적으로 기록해야 시간이 지남에 따라 구체적인 변화를 확인할 수 있다. 환자가 자발적으로 눈을 뜨지 않는 경우 구두 명령(예: 눈을 떠보세요)을 사용해야 한다. 환자가 언어 자극에 반응하지 않으면 펜으로 손톱 밑을 누르거나 복장뼈 위 피부에 압력 자극을 가해야 한다.

GCS 13~15점은 경미한 외상성 뇌손상, 9~12점은 중등도 외상성 뇌손상, 3~8점은 중증 외성성 뇌손상을 의미한다. 물론 중독성 물질이나 기타 약물의 존재를 포함하여 다른 많은 요인

눈뜨기 반응	**점수**
자발적으로 눈 뜨기	4
명령에 따라 눈 뜨기	3
압력에 눈 뜨기	2
눈을 뜨지 않음	1
언어 반응	
적절하게 답변(지향적)	5
혼란스러운 대답	4
부적절한 단어 사용	3
알아들을 수 없는 소리를 냄	2
언어적 반응이 없음	1
운동 반응	
명령을 따름	6
통증 자극 부위를 인지	5
정상 굴곡 반응	4
비정상 굴곡 반응(겉질제거자세)	3
신전 반응(대뇌제거자세)	2
운동 반응 없음	1
합계	

그림 7-3. 글래스고혼수척도(GCS).

이 GCS에 영향을 미칠 수 있다. GCS를 결정하는 것 외에도 동공의 대칭과 빛에 대한 반응을 신속하게 검사한다. 성인의 경우 안정 시 동공 지름은 일반적으로 3~5mm 사이이다. 동공 크기가 1mm 이상 차이가 나면 비정상으로 간주한다. 인구의 상당 부분이 선천적이거나 눈 외상의 결과 때문에 후천적으로 동공의 크기가 불균형인 동공부등을 가지고 있다. 심각한 뇌 손상의 다른 증거가 있는 경우 동공부등은 적절한 검사를 통해 뇌부종이나 운동 또는 눈신경 손상을 배제할 때까지 항상 급성 외상으로 인한 발생한 이차적인 것으로 취급해야 한다.

쿠싱 3 징후

Pinto와 Adeyinka에 따르면 머리뼈는 뇌, 뇌척수액, 혈액의 세 가지 주요 구성 요소를 포함하는 단단한 구조이다. 내용물의 부피가 증가하면 머리뼈 내의 압력이 증가한다. 쿠싱 3 징후는 서맥, 수축기 고혈압, 불규칙한 호흡으로 설명되는 임상적 상황으로 뇌부종과 뇌 조직 저산소증으로 인한 두개내압 상승으로 인해 발생한다. 다음과 같은 증상이 있다.

- 수축기 혈압 증가(일반적으로 180mmHg 이상)
- 서맥
- 체인-스톡스 호흡: 느리고 불규칙한 호흡, 무호흡과 빠른 호흡이 반복되며 속도와 깊이가 증가했다가 무호흡이 다시 발생할 때까지 감소하여 주기를 다시 시작한다.

쿠싱 3 징후는 뇌탈출의 위험이 임박했음을 나타내므로 감압이 필요하다. 일시적인 조치로 적당한 과다환기를 시행하고 머리 높이를 올리는 것을 고려한다. 과다환기는 뇌혈관을 수축시켜 두개내압을 낮출 수 있다.

두개내압 상승

쿠싱 3 요소는 두개내압 상승의 임상적 징후이지만, TECC 처치 제공자가 주의해야 할 다른 증상도 있다.

- 의식 소실
- 뿜는 듯한 구토
- 방향 감각 상실 및 의식 상태 저하
- 시각 장애
- 두통 악화
- 전신 쇠약
- 비정상적인 말소리
- 발작

환자는 또한 비정상적인 굴곡 또는 신전 자세를 보일 수 있다.

외상성 뇌손상 처치

외상성 뇌손상 처치의 핵심은 추가 손상을 방지하면서 두개내압을 낮추는 것이다.

- 산소포화도 모니터링이 가능한 경우 95% 이상이 될 수 있도록 충분한 산소를 공급한다.
- 필요한 경우 환기를 보조한다(성인 10~12회/분, 소아 12~20회/분)
- 출혈을 조절한다.
- 18게이지 바늘을 삽입하고 정맥라인을 연결한다.
- 혈압이 낮으면 정맥 내로 락테이트 링거액이나 생리식염수를 투여한다. 노동맥 맥박이 촉지되거나 수축기 혈압이 80mmHg가 될 때까지 투여한다.
- 평가 결과 필요한 경우 척추 움직임 제한을 시행한다.
- 환자가 쇼크 상태가 아닌 경우 머리를 30도 이상 올려준다.

외상성 뇌손상 환자, 몸통 관통상 환자, 쇼크 상태 환자는 신속한 이송을 고려한다.

지식 체크

중등도의 외상성 뇌손상이 있는 환자의 GCS 점수는?

a. 13~15점
b. 9~12점
c. 3~8점
d. 0~3점

환자 재평가, 관찰 및 기록

치명적인 문제가 모두 해결되었지만, TECC 처치 제공자는 환자를 후송 관리/안전구역으로 이동하기 전에 철저한 이차평가를 완료한 후 필요한 경우 부목으로 고정하고 재평가를 시행해야 한다. 그러나 환자의 상태가 불안정한 경우에는 이차평가를 연기해야 한다.

이차평가

이차평가는 환자의 머리부터 발끝까지 평가하는 것이다. 이차평가는 일차평가를 완료한 후 치명적인 모든 손상을 확인하고 처치하며 소생술이 시작된 후에만 실시한다. 지속적인 소생술이 필요한 경우 이차평가를 연기하거나 이송 중에 실시해야 한다. 이차평가의 목적은 일차평가에서 확인하지 못한 손상이나 문제를 파악하는 것이다. 일차평가가 잘 수행되면 치명적인 모든 상태를 파악할 수 있으므로 이차평가는 정의상 덜 심각한 문제를 다룬다. 따라서 중증 외상 환자는 일차평가 끝난 후 가능한 한 빨리 이송하며 정맥 내로 수액을 투여하거나 이차평가를 시행하기 위해 현장에 머무르지 않는다.

이차평가는 보고, 듣고, 느끼는 방법을 사용하여 피부와 그 안에 포함된 모든 것을 평가한다. 몸 전체를 한 번에 살펴보고, 모든 부위에서 듣고, 마지막으로 모든 부위를 촉진으로 확인한다. 병원 전 처치 제공자는 머리부터 시작해서 목, 가슴, 복부를 거쳐 팔다리까지 전체 부위별로 확인하고 신체 소견을 파악한 후 상세한 신경학적 검사로 마무리한다. 다음 문구는 전체 평가 과정의 핵심을 요약한 것이다**(그림 7-4)**.

- 눈으로만 보지 않는다.
- 듣기만 하지 않는다.
- 만지기만 하는 것이 아니라, 느껴본다.

환자를 평가하는 동안 이용할 수 있는 모든 정보를 사용하여 환자 처치 계획을 수립한다. TECC 처치 제공자는 환자에게 이송을 제공할 뿐만 아니라 생존을 보장하기 위해 가능한 모든 조치를 한다.

본다(시진)

- 각 부위의 피부를 모두 평가한다.
- 외부출혈이나 복부팽만, 팔다리의 현저한 긴장감, 혈종 확장 등 내부출혈의 징후가 있는지 주의 깊게 관찰한다.
- 찰과상, 화상, 타박상, 혈종, 열상, 자상 등을 포함한 연부조직 손상에 주의한다.
- 종괴나 부종, 뼈의 변형이 있는지 확인한다.
- 피부의 비정상적으로 움푹 들어간 부분과 피부색을 확인한다.
- 정상적으로 보이지 않는 모든 것을 기록한다.

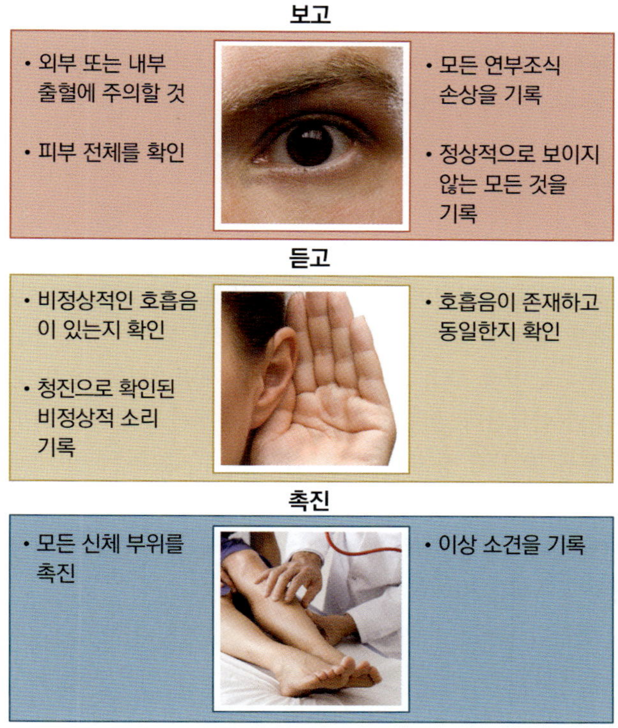

그림 7-4. 외상 환자의 신체적 평가에는 주의 깊은 관찰, 청진, 촉진이 포함된다.

듣는다(청진)

- 환자가 숨을 들이쉬거나 내쉴 때 비정상적인 소리가 들리는지 확인한다.
- 가슴을 청진할 때 비정상적인 소리가 들리는지 확인한다.
- 양쪽 페에서 호흡음이 동일한지 확인한다.
- 목동맥과 다른 혈관을 청진한다.
- 혈관 손상을 나타낼 수 있는 비정상적인 소리(파열음)가 들리는지 확인한다.

느낀다(촉진)

- 해당 부위의 각 뼈를 조심스럽게 움직인다. 그로 인한 비빔소리, 통증, 경련 또는 비정상적인 움직임이 있는지 확인한다.
- 해당 부위의 모든 부분을 부드럽게 촉진한다. 움직이지 않아야 할 부분이 움직이는지, 찌그러지는 느낌이 있는지, 부상자가 압통을 호소하는지, 맥박이 촉지되는지, 맥박이 촉지되지 않아야 할 부위에서 촉지되는지 등을 평가하고 기록한다.

이차평가를 시행하는 동안 TECC 처치 제공자는 이전에 연기되었던 알려진 상처를 확인하고 드레싱 한다. 또한 골절이 확인되거나 의심된 경우 골반 고정대를 포함하여 부목을 고정하는 것을 고려해야 한다.

활력징후

전술적 상황이 허용되는 경우 간접적인 위협 관리/전방통제구역에서 TECC 처치 제공자가 활력징후를 평가하고 기록한다. 중요한 변화가 빠르게 발생할 수 있으므로 맥박과 호흡 및 일차평가의 기타 구성 요소를 지속해서 재평가하고 이전 평가 결과와 비교한다. 정량적 활력징후를 측정하고 팔다리 모두에서 운동 및 감각 상태를 평가한다. 맥박수, 호흡수, 혈압의 정확한 수치는 심각한 다발성 환자의 초기 처치에서 중요하지 않다. 따라서 소생술과 안정화라는 필수 단계가 완료될 때까지 정확한 측정은 지연할 수 있다.

완전한 활력징후에는 혈압, 맥박수 및 맥박의 질, 호흡수(호흡음 포함), 피부색 및 체온이 포함된다. 중증 외상 환자의 경우 3~5분마다 가능한 한 자주 또는 상태 변화나 의학적 문제가 발생할 때마다 활력징후를 평가하고 기록한다. 초기 혈압은 수동으로 측정해야 한다. 환자가 심각한 저혈압 상태인 경우 자동 혈압계 측정은 부정확할 수 있으므로 이러한 환자의 경우 모든 혈압을 수동으로 측정해야 한다.

관찰

전자 장비를 사용할 수 있는 경우 다음과 같은 내용을 관찰한다.

- 맥박산소측정기
- 심전도 모니터링
- 호기말이산화탄소측정기(삽관한 경우)
- 혈압

또한 수동 또는 전자 모니터를 사용하여 활력징후를 평가하고 기록한다.

기록

TECC 처치 제공자는 환자를 후송 관리/안전구역에 있는 팀에게 인계할 것이다. 부상자의 임상 상태, 제공된 처치, 이차평가에서 얻은 모든 정보를 전달해야 한다. 특히 다수의 사상자가 발생한 상황에서는 분류표를 사용하는 것이 가장 적절한 방법일 수 있다(**그림 7-5**).

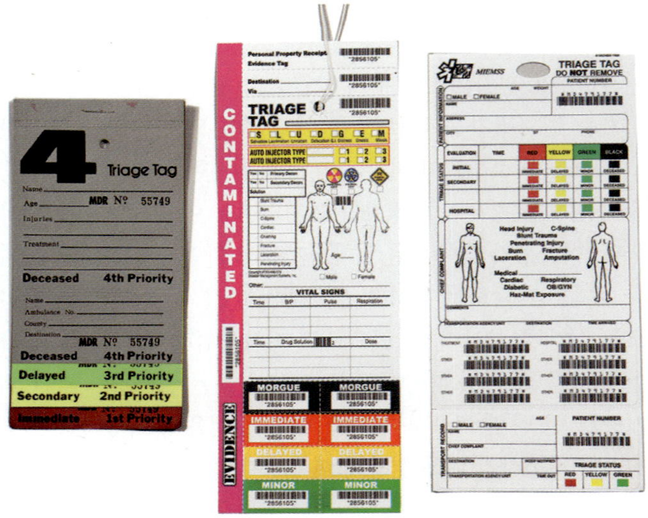

그림 7-5. 분류표.

역동적인 다수 사상자 발생 시에는 분류표를 사용하여 의사소통하기가 어려울 수 있다. 2017년 라스베이거스에서 발생한 루트 91 하베스트 컨트리 뮤직 페스티벌 총격 사건 당시 처치나 이송이 필요한 환자들은 더 빠른 대응을 받을 수 있을 것으로 생각하고 사망한 콘서트 관람객의 검은색 분류표를 제거했다. 일부 주와 기관에서는 무선 주파수 식별(RFID) 분류표를 사용하여 다수 사상자 발생 시 환자를 전자방식으로 추적하는 실험을 진행하고 있다. 무선 주파수 식별 분류표는 정확한 무선 신호를 조회하면 데이터를 제공하는 소형 전자 장치이다. 이 기술은 다수 사상자 발생 시 처치 제공자가 사상자를 분류, 처치, 이송 및 인근 병원으로 이송된 사상자를 추적하는 데 효율성을 높이는 데 사용할 수 있다.

분류 태그나 양식이 없는 경우 TECC 처치 제공자는 사상자의 옷에 유성 매직을 사용하여 글을 쓸 수 있다. 일부 시스템에서는 처치 제공자가 휴대전화를 통해 구두로 보고할 수 있다.

지식 체크

초기 혈압은 언제 측정하는가?

a. 간접적인 위협 관리/전방통제구역에 도착할 때
b. 이차평가 중
c. 간접적인 위협 관리/전방통제구역을 떠나기 직전
d. 후송 관리/안전구역을 떠나기 직전

진통제

진통제를 투여할 권한이 있는 TECC 처치 제공자에게는 다양한 방법이 있다. 경증에서 중등도의 통증에는 아세트아미노펜(타이레놀)과 같은 경구용 비마약성 약물 투여를 고려한다. 비스테로이드성 항염증제(NSAID; 예: 아스피린, 이부프로펜, 나프록센, 케토롤락 등)는 혈소판 기능을 방해하고 출혈을 악화시킬 수 있으므로 외상 부상자에게는 사용을 피한다.

중등도에서 심한 통증의 경우 진통제 용량으로 케타민뿐만 아니라 마약성 약물(하이드로코돈, 옥시코돈, 점막경유 펜타닐 시트르산염 등)을 사용하는 것을 고려한다. 모든 아편제 투여 시 날록손을 즉시 사용할 수 있도록 준비한다. 호흡 억제 또는 저혈압과 같은 부작용이 있는지 환자를 모니터링하고 항구토제의 병행 투여를 고려한다.

이후 환자를 직접적이고 지속해서 모니터링 할 수 없는 경우에는 이러한 약물을 투여하지 않는다. 동적 간접적인 위협 관리/전방통제지역에서 작업하면서 아편유사제로 인한 정신 상태 변화가 후속 작업과 필요한 자원에 미치는 영향을 고려한다. 아편유사제를 투여하기 전에 환자가 후송 관리/안전구역에 도착할 때까지 기다리는 것이 현명할 수 있다.

케타민

케타민 염화수소는 마취에 사용되는 비아편유사제 계열의 강력한 진통제이다. 케타민은 교감신경계를 자극하고 심박수와 수축기 혈압을 적당히 증가시킨다. 이러한 부작용은 외상 환자에게 도움이 될 수 있다. 케타민은 호흡이나 후두반사에 직접적인 영향을 미치지 않으며 케타민 진통 및 마취 상태에서 부상자는 자발적으로 호흡을 하고 기도 조절을 유지한다. 보고된 부작용으로는 불쾌감, 초조, 방향 감각 상실, 비현실적인 느낌, 메스꺼움 및 구토 등이 있다.

브레드모스, 로키, 그리어, 와츠, 데이비스에 따르면 "런던 항공 응급의료서비스에서 진통제 및 절차적 진정을 위해 케타민을 사용한 사례를 보고했으며 병원 전 외상 처치에서 의사가 케타민을 사용할 경우 안전하다는 결론을 내렸다"라고 한다. 군의 연구에 따르면 케타민의 신뢰할 수 있는 전장 진통제인 것으로 보인다. 케타민의 빠른 작용 시작과 강력한 진통 효과는 이전에 아편유사제를 투여했지만, 통증을 적절히 조절하지 못한 경우 케타민을 성공적으로 사용할 수 있도록 도와주었다. 특히, 연구에 참여한 환자 중 누구에게도 케타민의 마취 유도 용량과 관련된 환각이나 발작 현상이 나타나지 않았다.

지식 체크

TECC 처치 제공자가 사용할 진통제를 선택하는 경우 제외해야 하는 약물은?

a. 아세트아미노펜
b. 케타민
c. 아스피린
d. 옥시코돈

무기로서의 화염 및 폭탄

화염을 무기로 사용하는 것은 고대로 거슬러 올라가며 현재 테러 활동에서 중요한 요소로 남아 있다. 2008년 11월 26일부터 29일까지 발생한 뭄바이 테러 공격은 다수의 공격자와 표적, 복합 무기(일반적으로 총기와 폭발물), 언론 보도를 극대화하기 위한 장기간의 작전 등 공격의 요소로서 화염의 역할을 보여주었다(그림 7-6).

현장에는 화재, 강렬한 연기, 시야가 거의 보이지 않는 상황, 총기 및 폭발물의 위협이 포함될 수 있다. 불을 무기로 사용하는 것은 훈련이나 전문 지식이 거의 필요하지 않은 저비용의 낮은 기술 도구이다. 미국화재예방협회(NFPA)의 도시 화재 포럼은 테러리스트들이 '인구 밀집 지역이나 대형 건물에 근접한 장소를 표적으로 삼아 피해와 사상자를 극대화할 수 있다'고 지적한다. 많은 주거용 및 상업용 건물은 탈출 수단이 제한된 높이, 내장형 화재 방지 시스템, 연소 및 연기 이동을 촉진하는 구조적 특징 등 테러리스트가 악용할 수 있는 고유한 특성이 있다.

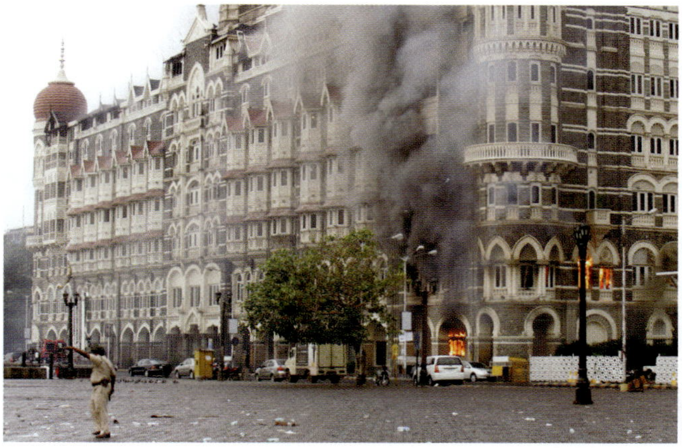

그림 7-6. 테러범들에 의해 불이 난 타지마할 호텔.

공공 안전 화재 발화 원인

공공 안전에 사용되는 일부 도구는 전술적 상황에서 화재의 원인이 될 수도 있다.

- **섬광 수류탄**. 비교적 오랜 시간 동안 뜨거운 상태를 유지하고 떨어진 곳의 가연성 물질을 발화시키며 집어 들면 살이 탈 수 있다.
- **폭발적인 침해**. 문이나 벽을 강제로 열 수 있도록 설계된 형태의 폭탄이다. 폭발로 인해 가연성 물질이 발화될 수 있으며 폭발물에 너무 가까이 있는 사람은 폭발로 인한 손상을 입을 수 있다. 흔한 손상은 고막 파열이다.
- **화염병 또는 발화성 최루탄**. 더 나은 침투를 위해 사용되는 연소 가스이다. 민간 특수 무기 및 경찰특공대(SWAT)에서 사용하며 일반적으로 건물 내에서 화재가 발생한다. 2013년 캘리포니아 남부에서 전직 경찰관과의 치명적인 총격전에서 사용되었다.
- **로봇을 이용한 폭발물 배송**. 2016년 댈러스 경찰관 5명을 기습 살해한 사건에서 사용된 기술이다. 경찰 폭탄 로봇은 바리케이드를 치고 있던 총격범에게 폭발물이 들어 있는 음식물을 배달하던 중 폭발물이 터졌다.

폭발물

법무부의 연례 폭발물 사건 보고서에 따르면 2016년에는 총 439건의 폭탄 테러 사건이 보고되어 2015년보다 10% 증가했으며 439건의 폭탄 테러 중 178건의 주거용 건물을 대상으로 발생했다. 교회 폭탄 테러는 2016년 6건에서 2건으로 감소했지만, 학교 폭탄 테러는 2015년보다 16건 증가했다. 보고된 폭탄 테러의 대부분은 고등학교와 중학교에서 발생했다.

- 학교 폭탄 테러 표적. 22건의 학교 폭탄 테러 중 9건은 급조폭발물(IED), 9건은 급조폭발물이 아닌 폭발물, 나머지 4건은 과압 장치로 분류된 탄약이 사용된 것으로 보고되었다. 캘리포니아(4건), 인디애나(4건), 뉴욕(3건)에서 가장 많은 사건이 발생했다.
- 주거용 구조물 표적. 2016년 주거용 건물에 대한 폭탄 테러 사건의 절반 이상을 폭발물이 아닌 급조폭발물이 차지했다. 그 뒤를 이어 급조폭발물이 29%, 과압 장치가 15%, 기타가 5%를 차지했다.

2016년에는 총 1,536건의 폭탄 위협 사건이 보고되었다. 폭탄 방화 추적 시스템(BATS)은 법 집행 기관/공공 안전 기관에서 미국 폭탄 데이터 센터(USBDC)에 보고한 방화 및 폭발물 관련 사건을 보관하는 국가 저장소이다**(그림 7-7)**.

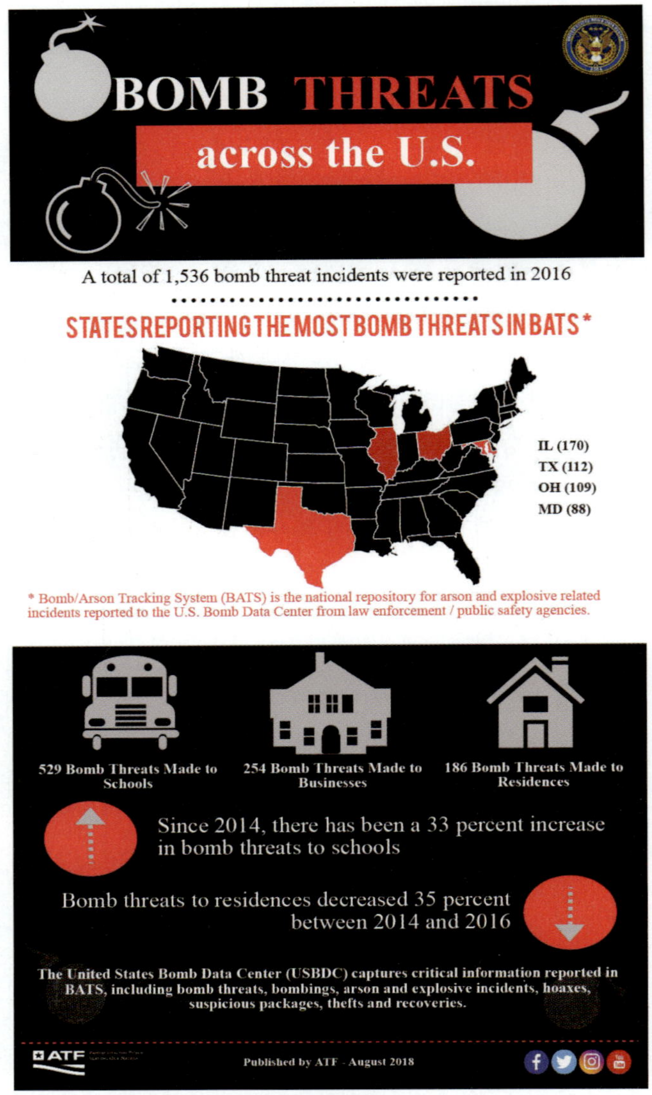

그림 7-7. 미국 전역에 폭탄 위협이 발생했다.

Reproduced from ATF Bomb Threats Across the United States, August 17, 2018. Retrieved from https://www.atf.gov/resource-center/infographics/bomb-threats-across-united-states

> ### 지식 체크
> **화재 기반 테러 공격의 문제점은 무엇인가?**
>
> **a.** 강렬한 연기
> **b.** 폭발물의 위협
> **c.** 가시성이 낮거나 없음
> **d.** 모두 맞다.

화상 처치

화상은 다양한 원인으로 발생한다. 화상의 가장 흔한 원인은 화재나 화상으로 인한 열화상이지만, 화학적, 전기적 및 방사선 노출도 원인이 될 수 있다. 화상의 원인을 고려하면 구조자가 화상 원인에 노출되어 불필요한 손상을 입는 것을 방지할 수 있을 뿐만 아니라 구조자가 피해자에게 최적의 처치를 제공할 수 있다.

큰 화상은 심장, 폐, 신장, 위장관 및 면역 체계와 관련된 생명을 위협할 수 있는 광범위한 다기관 손상이 될 수 있다. 화재 피해자의 가장 흔한 사망 원인은 화상 상처로 인한 직접적인 합병증이 아니라 호흡부전으로 인한 합병증이다.

외상의 한 형태로 간주하지만, 화상은 다른 유형의 외상과는 고려해야 할 몇 가지 중요한 차이점이 있다. 자동차 충돌이나 추락과 같은 외상 후 피해자의 생리적 반응은 생명을 브존하기 위해 몇 가지 적응 기전을 시작하는 것이다. 이러한 반응에는 신체 말초에서 중요한 장기로 혈액을 이동시켜 심박출량이 증가하며 다양한 보호 혈청 단백질 생산 증가 등이 포함될 수 있다. 대조적으로 화상을 입은 후에는 부상자의 신체는 본질적으로 기능을 정지하고 쇼크 상태에 빠져 사망에 이르게 된다. 초기 화상 처치의 상당 부분은 이러한 초기 쇼크를 회복하는 데 집중된다. 화상뿐 아니라 외상성 상처를 입은 부상자의 경우 이러한 복합 부상으로 인한 실제 사망률은 각각 손상의 개별 예상 사망률을 합친 것보다 훨씬 더 높다.

연기 흡입은 생명을 위협하는 손상으로 화상 손상 자체보다 환자에게 더 위험한 경우가 많다. 연기로 인한 유독성 연기의 흡입은 환자의 나이나 화상 면적보다 화상 사망률을 더 잘 예측할 수 있는 지표이다. 피해자가 소량의 연기를 흡입하여도 심각한 손상을 입을 수 있으며 연기 흡입으로 인한 생명을 위협하는 합병증은 며칠 동안 나타나지 않을 수도 있다.

화상 손상 평가

화상 손상 부위를 평가하는 데는 화상 면적 추정과 화상 깊이를 측정하는 두 가지가 있다. 화상 면적을 추정하는 것은 환자를 적절히 소생시키고 화상 손상으로 인한 저혈량 쇼크와 관련된 합병증을 예방하는 데 필요하다. 화상 면적을 측정하는 것은 화상 손상의 중증도를 분류하는 도구로도 사용하며 가장 널리 사용하는 방법은 9의 법칙이다. 이 방법은 성인의 신체 주요 부위를 전체 체표면적(TBSA)의 9%로 간주하는 원칙을 사용한다.

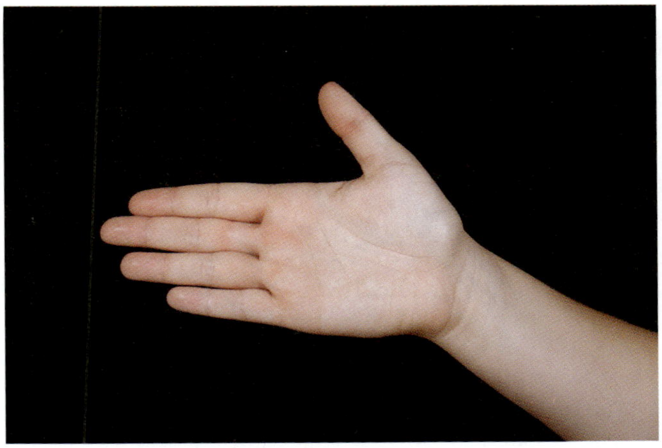

그림 7-8. 화상 면적이 작은 경우 손바닥 법칙으로 평가.

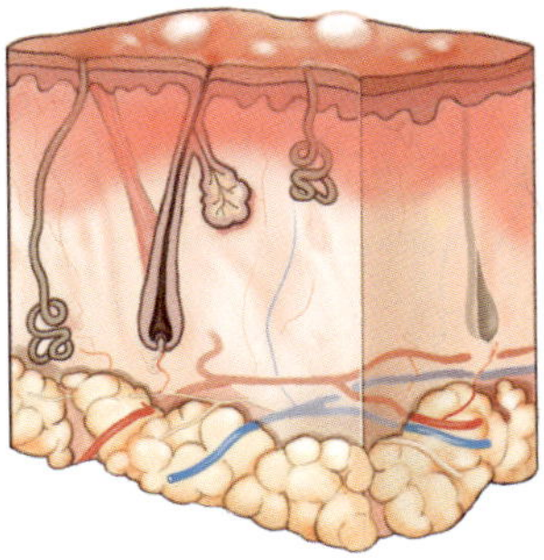

그림 7-9. 부분층 화상.

화상 면적이 작은 화상은 손바닥 법칙을 사용하여 평가할 수 있다. 환자의 손바닥을 사용하는 것은 작은 화상 면적을 추정하기 위해 오랫동안 사용됐다. 환자의 손바닥과 손가락을 더한 면적은 환자의 전체 체표면적의 약 1%로 간주할 수 있다(**그림 7-8**).

화상 깊이는 손상의 중등도를 결정하는 데 사용된다. 2도 화상이라고 하는 부분층 화상은 표피와 진피의 다양한 부분을 포함하는 화상을 말한다. 표재성 또는 심부 화상으로 더 분류할 수 있다. 표재성 화상은 물집이 생기거나 피부가 벗겨지고 화상을 입은 부위가 반짝이거나 축축해 보이는 형태로 나타난다. 이러한 상처는 통증이 심하다. 진피의 잔여물이 남아 있으므로 이러한 화상은 대개 2~3주 안에 치유될 수 있다(**그림 7-9**).

부분층 화상의 경우 괴사 부위는 표피 전체와 표재성 진피의 다양한 깊이를 포함한다. 잘 처치하지 않으면 이러한 손상의 정체 구역이 괴사로 진행되어 화상이 더 커지고 상처가 전층 화상으로 전환될 수 있다. 표재성 부분층 화상은 세심한 상처 관

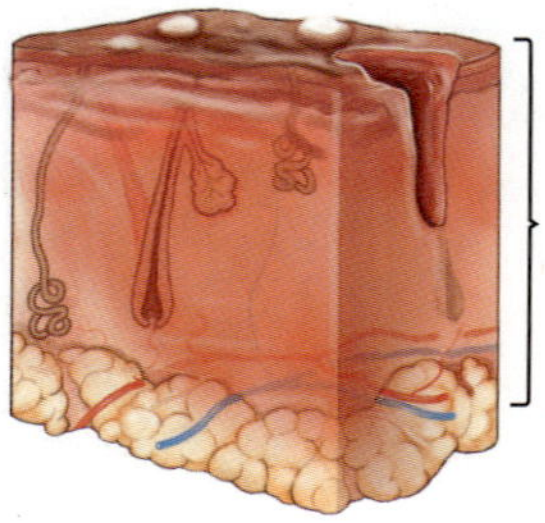

그림 7-10. 전층 화상.

리를 통해 치유될 수 있다. 심부 부분층 화상은 흉터를 최소화하고 손과 같이 기능이 중요한 부위의 기능적 변형을 예방하기 위해 수술이 필요한 경우가 많다.

전층 화상은 여러 가지 양상으로 나타날 수 있다. 대부분은 이러한 상처는 인종이나 피부색에 관계없이 두껍고 건조하며 흰색의 가죽 같은 화상으로 나타난다. 이렇게 두꺼운 가죽처럼 손상된 피부를 가피라고 한다. 심하면 피부가 검게 그을린 것처럼 보이며 혈전증(응고)이 눈에 띄게 나타난다. 과거에는 전층 화상을 3도 화상이라고 불렀다**(그림 7-10)**.

전층 화상은 화상으로 인해 화상을 입은 조직의 신경 말단이 파괴되기 때문에 통증이 없다는 일반적인 오해가 있다. 이러한 화상을 입은 환자는 다양한 정도의 통증을 느낄 수 있다. 전층 화상 부위는 일반적으로 부분층 화상 부위와 표재성 화상으로 둘러싸여 있다. 이 부위의 신경은 손상되지 않고 손상된 조직에서 통증 감각을 계속 전달한다. 이 정도 깊이의 화상은 장애를 일으키고 생명을 위협할 수 있다. 신속한 외과적 처치와 화상 전문센터에서의 집중 재활 치료가 필요하다.

화상 환자의 수액 소생술

화상을 입은 환자가 저혈량 쇼크에 빠지는 것을 예방하기 위해 화상 후 첫 24시간 동안 정맥 내로 다량의 수액을 투여해야 한다. 화상을 입은 후 환자는 화상 부위에서 증발로 인한 체액 손실뿐만 아니라 전신 부종의 형태로 상당한 양의 혈관 내 체액을 잃게 된다. 총체액량은 변하지 않더라도 체액에 큰 변화가 발생할 수 있다. 증발로 인한 손실은 상당히 많을 수 있지만, 과도한 수액 투여는 해롭다. 따라서 화상으로 인해 발생할 수 있는 쇼크를 처치하기 위해 많은 양의 수액이 필요하지만, 너무 많은 수액을 투여하면 환자 처치가 복잡해지고 환자의 상처를 악화시킬 수도 있다.

화상 환자의 소생술은 혈관 내 용적 손실을 회복하는 것뿐만 아니라 예상되는 혈관 내 손실과 유사한 속도로 체액을 대체하는 것을 목표로 한다.

외상 환자의 경우 병원 전 처치 제공자는 개방성 골절이나 내장 출혈로 인해 환자가 이미 손실한 체액을 보충한다. 이와는 대조적으로 화상 환자를 처치할 때는 환자가 이미 손실한 체액을 보충하고 병원 전 처치 제공자는 화상 손상 후 첫 24시간 동안 환자가 손실할 것으로 예상하는 체액을 계산하여 보충하는 것이 목표이다.

화상 환자에게 초기에 정맥 내로 수액을 투여하는 경우 락테이트 링거액을 사용하는 것이 가장 좋은 방법이다. 화상 소생술에는 0.9% 생리식염수보다 락테이트 링거액을 사용하는 것이 좋다. 화상 수액 소생술 과정에서 다량의 생리식염수를 투여받은 환자는 생리식염수에 포함된 염화물로 인해 고염소산증이 발생할 수 있다.

> **BOX 7-1.**
>
> **화상 손상 환자 소생술**
>
> 화상 환자를 소생시키는 것은 물이 새는 양동이에 물을 채우는 것에 비유할 수 있다. 양동이에서 일정한 속도로 물이 새고 있으며 양동이 윗부분 근처에 선이 그려져 있다. 목표는 물의 수위를 선이 그려져 있는 높이로 유지하는 것이다. 처음에는 수심이 낮을 것이다. 양동이를 오랫동안 방치할수록 수위가 낮아지고 채워야 하는 물의 양이 많아진다. 용기에서 계속 누수가 발생하므로 양동이를 적절한 수준까지 채운 후에는 원하는 수준을 유지하기 위해 일정한 속도로 물을 계속 추가해야 한다.
>
> 화상 환자가 소생하지 못하거나 소생술을 시행하는 시간이 오래 지속될수록 환자의 혈량저하는 더욱 심해지고 항상성 수준을 유지하기 위해 더 많은 양의 수액이 필요하다. 환자가 소생한 후에도 혈관 공간은 양동이와 같은 방식으로 계속 누출된다. 이 항상성 지점과 평형을 유지하려면 지속적인 손실을 대체하기 위해 추가 수액을 투여해야 한다.

연기 흡입: 수액 처치 시 고려 사항

열화상과 연기 흡입이 모두 있는 환자는 연기 흡입이 없는 화상 환자보다 훨씬 더 많은 수액이 필요하다. 폐를 보호하기 위해 병원 전 처치 제공자는 종종 계산된 것보다 적은 양의 수액을 투여한다. 수액 투여를 보류하면 폐 손상의 심각성이 증가한다.

진통제

화상은 극심한 통증을 수반하므로 병원 전 단계부터 통증 완화에 적절한 주의를 기울여야 한다. 펜타닐(체중 1kg당 1mcg) 또는 모르핀(체중 1kg당 0.1mg)과 같은 마약성 진통제를 적절한 용량으로 투여하면 통증 조절에 도움이 된다.

관통성 눈 외상

전투용 개인 보호복과 새로운 무기의 효율성이 높아지면서 안구 손상이 2차 세계대전 당시 2.2%에서 이라크와 아프가니스탄 작전 중 13.5%로 급증했다. 사막의 폭풍이 몰아치는 동안 군인들은 석유 생산 지역에서 작전을 수행할 때 눈에 보이지 않을 정도로 미세하고 거의 보이지 않는 2,000~10,000psi 압력으로 인해 고압으로 분사되어 안경을 날려 버릴 수 있는 상황에 직면했다.

문제는 군인들이 착용할 적절한 눈 보호 장치를 찾는 것이다. 미국에서는 매년 40,000건의 눈 손상이 발생한다. 적절한 보호안경을 착용하면 심각한 안구 손상의 90%를 예방할 수 있다.

관통성 눈 외상 처치

병원 전 처치는 추가 외상으로부터 눈을 보호하는 데 중점을 둔다. 전술적 영역에서 시력 평가는 환자가 글씨를 읽고 손가락 수를 셀 수 있는지, 빛을 인지할 수 있는지를 결정하는 것이다. TECC 지침은 기존 응급의료서비스 교과서의 지침과 다르며 패딩이 없는 단단한 눈 보호대의 사용을 권장한다. 목표는 찔린 눈과 주변 환경 사이에 단단한 보호막을 제공하기 위한 것이다. 단단한 보호대 아래에 패딩이 있으면 눈에 달라붙거나 안압이 증가할 수 있다. 안압이 증가하면 손상된 눈에서 유리체액이 손실될 수 있다.

전술적 상황에서는 부상자가 간접적인 위협 관리/전방통제지역의 상황 변화에 따라 대응할 수 있도록 다치지 않은 눈을 가리지 않는 것이 바람직하다. 양쪽 눈을 모두 가려야 하는 경우 TECC 처치 제공자는 동료가 옆에서 도와주고 있는지 확인한다.

환자의 시력이 저하되고 눈 주위가 빠르게 부어오른다면 이는 긴급한 상황이다. 안구의 완전성을 위협하는 출혈이 눈 뒤에 출혈이 있을 수 있다.

지식 체크

이차평가 결과 부상자의 눈에 작은 파편 조각이 박혀 있는 것을 확인했다. TECC 지침에 따라 처치 제공자가 시행해야 할 처치는?

a. 식염수로 20분간 세척을 시작한다.
b. 파편 주위에 도넛 링을 만들어 놓는다.
c. 다친 눈에 단단한 눈 보호대를 적용하고 테이프로 붙인다.
d. 양쪽 눈을 가린다.

환자의 이동 및 의사소통

목표는 환자를 간접적인 위협 관리/전방통제구역에서 구출하여 안전구역으로 이동시키는 것이다. 이를 위해서는 사고 관리팀과의 조율 및 위험구역의 보안 상태가 필요하다.

간접적인 위협 관리/전방통제구역은 열악한 환경일 가능성이 높으므로 거동할 수 없는 환자를 이동시키기 위해서는 약간의 창의력이 필요할 수 있다. TECC 처치 제공자는 즉석에서 들것을 만들어 사용하거나 들어 올리는 방법을 활용해야 할 수도 있다(그림 7-11).

간접적인 위협 관리/전방통제구역에서 구출하거나 안전구역으로 이동하는 경로가 변경되었을 수 있으며 TECC 처치 제공자는 안전한 이동 경로를 유지하기 위해 벽을 뚫거나 다른 방향으로 이동하여 새로운 경로를 만들어야 할 수도 있다.

환자와의 의사소통

이송을 준비할 때 환자에게 상황이 호전되고 있다고 안심시키고 계속해서 자가 처치를 하도록 지시한다. 이 사건은 환자와

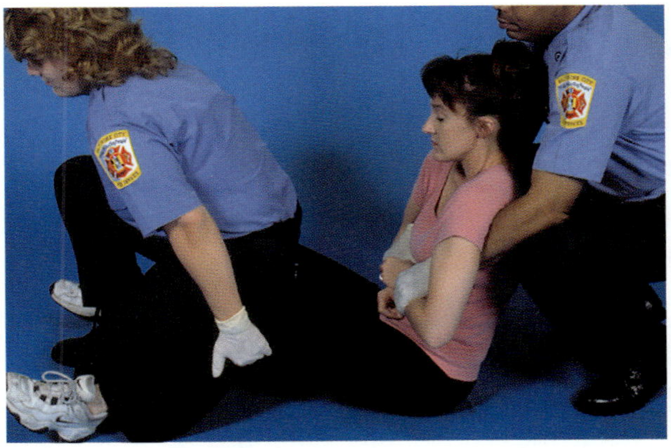

그림 7-11. 팔다리를 이용한 들어올리기 방법.

처치 제공자가 극도로 경계하면서 높은 불안과 움직임을 유발한다. 일부 상황에서는 환자가 TECC 구조대원일 수도 있다.

당신의 역할은 침착하고 명확하며 일관성 있는 메시지, 지침, 태도를 유지하는 것이다. 다친 어린이의 부모와 다친 구급대원의 동료와 함께 어려움을 겪을 수 있다. 모두 피해자를 위해 최선을 다하기를 원하며 처치 제공자로서 당신은 재치와 지휘력이 필요할 수도 있다. 일부 처치 제공자는 현재 상황에 따라 걱정하는 사람에게 적절한 임무를 부여하여 성공했다.

환자를 이송할 의료기관과의 의사소통

환자가 간접적인 위협/전방통제구역을 벗어날 때쯤이면 현지 병원들은 환자를 받기 위해 준비를 한다. 직접 또는 사고 관리 시스템의 의료 부문을 통해 병원에 환자 수, 상태 및 병원 전 처치 제공을 제공한다. 최근 사건의 경험에 비추어 볼 때 인근 병원은 이미 EMS를 우회하여 병원으로 직접 이송된 사상자로 인해 분주할 수 있다. 사고 관리 시스템에서 이송 부문의 목표는 각 사상자를 가장 적절한 병원으로 이송하는 것이다.

지식 체크

사상자를 간접적인 위협 관리/전방통제구역에서 후송 관리/안전구역으로 이동을 준비해야 하는 경우는?

a. 적절한 수의 구급팀이 전방통제구역/안전구역에 도착할 때까지 기다린다.
b. 사고 관리팀과 협력한다.
c. 장애물이 가장 적은 원활한 경로를 결정한다.
d. 간접적인 위협 관리/전방통제구역으로 이동할 때와 같은 경로를 이용한다.

다수 사상자 발생 시 심폐소생술

외상성 심정지(TCA)는 외상 환자 처치에서 독특한 문제를 나타내며 어려운 과제를 제시한다. 문헌에 따르면 외상성 심정지의 소생 시도는 무의미하고 의료 및 인적 자원을 소모한다고 한다.

최근 연구에 따르면 병원 전 처치 중 자발 순환 회복(ROSC)에 도달하지 못했음에도 불구하고 응급실로 이송된 외상성 심정지 환자의 소생에 어느 정도 성공한 것으로 나타났다.

전술적 상황에서 여러 명의 환자가 있는 열악한 환경에서 일하다 보면 TECC 처치 제공자들은 딜레마에 빠지게 된다. 한 명의 환자에게 모든 자원을 집중할 것인가, 아니면 자원과 시간이 허락하는 한 많은 환자를 처치하기 위해 노력할 것인가?

긴장기흉 처치

군의 경험을 바탕으로 TECC 지침은 몸통 또는 다발성 외상을 동반한 호흡 및 맥박이 없는 환자에게 양측 가슴에 바늘감압을 시행하는 것을 고려하도록 처치 제공자에게 지시한다. 이는 처치를 중단하기 전에 심정지의 원인으로 긴장기흉을 배제하기 위한 것이다. 한 연구에 따르면 가슴감압을 받은 18명의 외상성 심정지 환자 중 4명에서 심박출량이 회복되었다.

지식 체크

간접적인 위협 관리/전방통제구역에서 환자를 분류하는 동안 맥박이 없는 다발성 외상 환자를 만나게 된다면 TECC 권장 사항은 무엇인가?

a. 환자를 회색 또는 검은색 분류표로 분류한다.
b. 머리 기울이기 방법으로 기도를 개방하여 호흡이 돌아오는지 확인한다.
c. 가슴압박을 3주기 연속으로 시행한 다음 맥박을 확인한다.
d. 양측 가슴에 바늘감압을 시행한 다음 맥박을 확인한다.

요약

- 저체온증을 예방한다.
- 외상성 뇌손상을 효과적으로 처치한다.
- 프로토콜에 따라 통증을 관리한다.
- 화상 처치를 시행하고 화상 진행 과정을 중단한다.
- 관통성 눈 손상에는 눈 보호대를 사용한다.
- 다수 사상자가 발생한 사고에서는 심폐소생술이 권장되지 않는다(예외는 거의 없음). 가슴 외상의 증거가 있는 경우 양측 가슴에 바늘감압을 시행하는 것을 고려한다.

참고 자료

Ari AB. Eye injuries on the battlefields of Iraq and Afghanistan: public health implications. *Optometry*. 2006;77:329-339.

Blanch RJ, Scott RAH. Military ocular injury: presentation, assessment and management. *J R Army Med Corps*. 2009;155(4):279-284.

Bredmose PP, Lockey DJ, Grier G, Watts B, Davies G. Pre-hospital use of ketamine for analgesia and procedural sedation. *Emerg Med J*. 2009;26(1):62-64.

Chinn M, Colella MR. An evidence-based review of prehospital traumatic cardiac arrest. *J Emerg Med Serv*. 2017 Apr;42(4):26-32.

Häske D, Böttiger BW, Bouillon B, et al. Analgesia in patients with trauma in emergency medicine. *Deutsches Arzteblatt Int*. 2017;114(46):785-792.

Jurkovich GJ, Greiser WB, Luterman A, Curreri PW. Hypothermia in trauma victims: an ominous predictor of survival. *J Trauma*. 1987;27(9):1019-1024.

Konesky KL, Guo WA. Revisiting traumatic cardiac arrest: should CPR be initiated? *Eur J Trauma Emer Surg*. 2018;44(6):903-908.

Losvik OK, Murad MK, Skjerve E, Husum H. Ketamine for prehospital trauma analgesia in a low-resource rural trauma system: a retrospective comparative study of ketamine and opioid analgesia in a ten-year cohort in Iraq. *Scand J Trauma Resus Emerg Med*. 2015;23(1):94.

Lyon R, Schwan C, Zeal J, et al. Successful use of ketamine as a prehospital analgesic by pararescuemen during Operation Enduring Freedom: our experience and literature review. *J Spec Oper Med*. 2018;18(1):69-73.

Miatry N, Bleetman A, Roberts KJ. Chest decompression during the resuscitation of patients in prehospital traumatic cardiac arrest. *Emerg Med J*. 2009;26(10):738-740.

Moffatt SE. Hypothermia in trauma. *Emerg Med J*. 2013;30:989-996.

National Association of Emergency Medical Technicians. *PHTLS: Prehospital Trauma Life Support*. 9th ed. Burlington, MA: Public Safety Group; 2019.

National Association of EMS Physicians, American College of Surgeons. Withholding of resuscitation for adult traumatic cardiopulmonary arrest. *Prehosp Emerg Care*. 2013;17(2):291.

Perlman R, Callum J, Laflamme C, et al. A recommended early goal-directed management guideline for the prevention of hypothermia-related transfusion, morbidity, and mortality in severely injured trauma patients. *Crit Care (London, England)*. 2016;20(1):107.

Pfeifer JW. Fire as a weapon in terrorist attacks. *CTC Sentinel*. 2013;6(7):5-8.

Pinto VL, Adeyinka A. Increased intracranial pressure. [Updated 2019 Jan 20]. *StatPearls*. https://www.ncbi.nlm.nih.gov/books/NBK482119/. Accessed February 20, 2019.

Urban Fire Forum. *UFF Position Statement: Fire and Smoke as a Weapon*. Quincy, MA: National Fire Protection Association; 2014.

LESSON 8

후송 관리/안전구역

학습 목표

- 간접적인 위협 관리/전방통제구역과 후송 관리/안전 지역의 차이점을 설명할 수 있다.
- 전술적 사건에서 사용할 수 있는 다양한 후송 플랫폼을 확인할 수 있다.
- 적절한 환자를 적시에 적절한 장소로 이송해야 할 필요성을 이해할 수 있다.
- 후송 관리/안전 지역에서 사용할 수 있는 추가 의료 자원에 관해 설명할 수 있다.

후송 관리/안전구역 개요

8장: 후송 관리/안전구역에서는 환자를 간접적인 위협 관리/전방통제구역에서 후송 관리/안전구역으로 이송시킨다.

간접적인 위협 관리/전방통제구역과 후송 관리/안전구역의 차이점

안전구역은 처치를 제공하기에 비교적 안전한 지역이다. 대부분 민간인 응급 상황에서는 이곳에서 이송 차량으로 이동하기 전에 EMS 처치가 제공된다. TECC 처치 제공자에게는 위험한 장소에서 환자를 구출한 후 TECC 처치 제공자가 환자에게 제공하는 후송 관리의 일부가 이곳에서 이루어진다.

간접적인 위협/전방통제구역에 자세히 설명된 대부분의 MARCH 환자 처치 방법에는 현재 위협 상황에 따라 달라질 수 있다는 주의가 포함되어 있다. 역동적이고 유동적인 위협의 특성으로 인해 환자 처치 방법은 환자 후송/안전구역에 있을 때까지 연기될 수 있다. 간접적인 위협/전방통제구역은 위협이 위험구역과 안전구역의 중간 영역으로 의료적 의사 결정과 관련하여 가장 어려운 구역이다. 특정 처치의 이점은 환자 또는 처치 제공자의 추가 손상 위험과 비교하여 고려해야 한다. 환자를 옮기기 전에 관통성 목 손상에 대해 목보호대를 적용하는 것과 같이 일반적인 상황에서는 표준 처치로 간주하는 특정 조치는 전술적 환경에서는 의미가 없다. 위험구역이나 전방통제구역에서 시작했던 일부 환자 처치 방법은 이제 안전구역에서 재평가하고 완료해야 한다.

후송 관리/안전구역의 상황 인식

- TECC 처치 제공자와 사고 관리자는 후송/안전구역에서도 경계를 유지해야 한다.
- 후송/안전구역 안팎에서 대응할 때 처치 제공자가 표적이 될 수 있다.
- 미리 지정된 대기 및 구출 지역에 보조 장치를 배치할 수 있다.
- 이동 경로를 따라 직접적인 공격이 있을 수 있다.
- 직접적인 위협이 후송/안전구역으로 이동할 수 있다.
- 후송/안전구역으로 이동 중인 환자는 공격 부대의 일부가 될 수 있으며 이송 중 또는 후송/안전구역에 도착하면 다시 교전할 수 있다.
- 구급차는 국제 행사에서 유인하는 장치, 무기 은닉처 또는 폭탄으로 사용되기도 했다.

후송/안전구역에서 활동하는 동안 지속해서 적극적인 상황 인식의 필요성을 강조하는 두 가지 트렌드는 1) 비사교적인 사람 및 2) 응급구조대원에게 해를 끼치는 경향이다. FiveThirtyEight.com의 기자 매기 코어스-베이커는 다음과 같이 말했다. "2017년 테러리즘과 정치 폭력 저널에 발표된 연구에 따르면 외로운 늑대형 테러리스트가 더 치명적인 테러리스트이기도 하다. 그 이유는 강력한 대테러 사법 기관이 있어 집단 테러범이 효과적으로 활동하기 어렵기 때문이다. 외로운 늑대형 테러범은 다른 테러리스트보다 교육 수준이 높고 사회적으로 고립된 경향이 있다." 2015년 기준 외로운 늑대형 테러범은 미국 내 테러리스트의 6%를 차지하지만, 공격의 25%를 차지했다.

EMS와 소방관들이 표적이 되고 있으며 이들은 응급 현장에 도착하자마자 의도적으로 매복해 있다가 적대적인 총격에 직면했다. 2012년 크리스마스이브 아침 뉴욕 시골 지역에서 발생한 구조물 화재로 인해 가장 먼저 도착한 소방관 4명이 모두 총에 맞아 두 명이 사망했다. 2018년 새벽 오리건주에서 발생한 건물 화재 현장에 도착한 소방관에게 매복하고 있다가 산탄총을 발사하였다.

미주리주 퍼거슨에서는 2014년 8월 백인 경찰관이 흑인 용의자에게 총격을 가한 사건 이후 시민 불안이 급속도로 확산되었다. 처음부터 특히 저녁과 야간에 계속되는 총격으로 인해 공공 안전이 위협을 받았다. 시위대가 남긴 탄피에는 AR-15와 같은 반자동 무기가 포함되어 있었다. 이에 따라 소방관은 화재가 발생한 현장을 떠나야 했다. 안전구역에서 활동하던 구급대원들은 군중이 급증하면서 갑자기 위험구역에서 활동하게 되었다.

1차, 2차, 3차 후송 계획 수립

전술적 사건의 역동적인 특성으로 인해 TECC 처치 제공자는 처치와 작전 위험 평가의 균형을 맞춰야 한다. PACE 방법론은 후송 계획에 도움이 된다.

- 1차(primary): 구급차 및 의료용 헬기를 이용해 후송 지역에서 부상자 이송
- 대체(alternate): 구급차 버스나 SUV와 같은 대체 응급 서비스 차량을 이용한 부상자 이송
- 비상 상황(contingency): 장갑차 또는 상용차, 보트 또는 철도 운송과 같은 비전통적 운송 차량 이용
- 응급 상황(emergency): 사용할 수 있는 자원과 즉각적인 환자 및 보안 상황에 따라 임시 방법

환자 이동 방식 외에도 후송/안전구역에서 의료 시설로 이송하는 경로는 날씨, 도로가 막히거나 변화한 직접적인 위협으로 영향을 받을 수 있다. TECC 처치 제공자는 의료기관으로 이동하는 경로에도 PACE를 적용해야 한다.

후송 관리 및 이송 자원

선호되는 이송 자원 및 이송 방법은 기존의 EMS 이송 자원을 이용하는 것이다. 즉, 구급대원이나 적절한 자격을 갖춘 처치 제공자가 탑승한 구급차가 갖춰져 있어야 한다. 이 시점에서 환자 처치는 더 이상 TECC 처치 제공자가 환자에게 시행한 처치에 의존하지 않는다.

지역 내 EMS 제공 기관은 자신의 관할 지역과 의료 시설의 역량을 알고 있으며 일반적으로 환자를 이송할 의료기관에 대한 조정을 포함하는 사고 관리 체계에 따라 운영될 것이다. 또한 많은 도시 지역에는 최대 12명의 환자를 이송할 수 있는 구급 버스가 있다(**그림 8-1**).

항공 이송은 중상을 입은 환자를 외상, 화상 또는 전문센터로 신속하게 이송할 수 있다. 이송 범위가 넓어서 중증 환자를 더 먼 병원으로 이송하여 가장 가까운 전문센터에 미치는 영향을 줄일 수 있다. 항공 의료진은 현지 구급차 기반 EMS보다 더 높은 수준의 훈련과 첨단 장비를 보유하고 있다. 회전익 항공기의 가용성은 종종 날씨와 비행 규칙의 영향을 받는다.

TECC 처치 제공자는 색다른 이송 차량을 고려해야 할 수도 있다. 경찰차, EMS 다용도 차량을 환자 이송에 사용할 수 있다. 장갑차에는 2~3명의 환자를 태울 수 있다.

민간 버스와 상업용 트럭은 종종 단일 EMS 기관에서 운영 지침을 제공하여 여러 명의 환자를 안정적으로 이송할 수 있다.

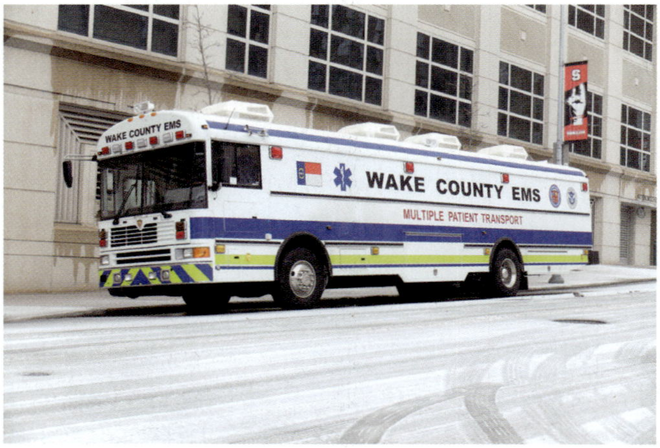

그림 8-1. 구급 버스.

후송 경로의 지리와 상황에 따라 보트나 철도 이송을 배제하지 않는다.

지식 체크

후송 관리는 무엇을 의미하는가?

a. 병원 또는 의료 센터에 도착하는 즉시 제공
b. 안전구역에서 병원 또는 의료 센터로 이송하는 동안 제공
c. 환자가 안전구역에 있는 동안 제공
d. 환자가 전방통제구역에서 안전구역으로 이동하는 동안 제공되는 의료 서비스

후송 관리: 재평가

환자가 후송 관리/안전구역에 도착하면 두 가지 중요한 변화가 있다. 더 많은 처치 제공자와 자원을 이용할 수 있으며 부상자의 상태와 전방통제구역에서 제공한 처치의 효과를 즉각적으로 재평가해야 한다. 위험구역의 위협을 일으키는 요소는 여전히 통제되지 않을 수 있지만, 후송 관리/안전구역에서는 더욱 포괄적인 환자 평가와 더욱 전문적인 처치 제공이 가능하다.

지식 체크

후송 관리/안전구역의 중요한 차이점은 무엇인가?

a. 더 나은 환기와 조명
b. 더 많은 처치 제공자와 자원을 이용할 수 있음
c. 사고 지휘관과 상호작용을 할 수 있는 능력
d. 더 엄격한 경비

기도유지

기존 기도유지기를 사용 중이면 적절한 위치에 있는지 확인한다. 척추 움직임 제한이 필요한지(아직 시행하지 않은 경우) 결정한다. 가능한 경우 산소를 투여한다. 후송/안전구역에서 처음으로 산소를 사용할 수 있다.

기도가 확보되면 재평가를 계속하고 그렇지 않으면 환자의 전반적인 상태에 따라 성문위기도기 또는 기관내삽관으로 적절하게 교체한다.

성문위기도기

성문위기도기는 기관내삽관을 기능적으로 대체할 수 있는 기도유지 장비이다. 역량을 달성하고 유지하는 데 최소한의 교육이 필요하기 때문에 많은 국가에서 성문위기도기의 사용을 허용한다. 성문위기도기는 성대를 직접 보지 않고 삽관할 수 있다. 성문위기도기의 주요 장점은 환자의 자세와 상관없이 삽관할 수 있고 이는 접근 및 구출이 어려운 목뼈 손상이 의심 환자에게 특히 유익할 수 있다.

성문위기도기는 환자에게 삽관하면 기관과 식도를 분리하도록 설계되었지만, 이러한 장비 중 어떤 것도 기관을 완전히 밀폐하지 못하므로 흡인의 위험을 완전히 예방할 수는 없다. 일부 제조업체는 소아용 크기의 성문위기도기를 개발했다. 소아 환자에게 이러한 유형의 기도기를 사용할 경우 제조업체의 사양에 따라 적절한 크기를 사용한다(**그림 8-2**).

적응증

- 기본 제공자. 병원 전 처치 제공자가 교육을 받고 사용할 수 있으며 백마스크 장비와 OPA 또는 NPA를 사용하여 무호흡 또는 호흡이 느린 환자에게 쉽게 환기를 시행할 수 없는 경우 성문위기도기를 기본 기도유지 장비로 사용한다.
- 전문 제공자. 병원 전 처치 제공자가 기관내삽관을 시행할 수 없고 백마스크 장비와 OPA 또는 NPA로 환자에게 쉽게 환기를 시행할 수 없는 경우 성문위기도기를 대체 기도유지 장비로 사용하는 경우가 많다.

금기 사항

- 처치 제공자가 백마스크 장비와 OPA 또는 NPA를 사용하여 환기를 적절하게 시행할 수 있는 경우
- 정상적인 구역반사가 있는 경우

합병증

- 구역질과 구토, 구역반사가 손상되지 않은 경우
- 흡인
- 식도 손상
- 잘못된 내강을 사용하여 환기를 시행할 때 저산소증 발생

지식 체크

성문위기도기 사용의 주요 장점은?

a. 기관을 적극적으로 제어할 수 있다.
b. 흡인의 위험을 완전히 제거한다.
c. 고농도의 산소를 공급할 수 있다.
d. 환자의 위치와 관계없이 삽입할 수 있다.

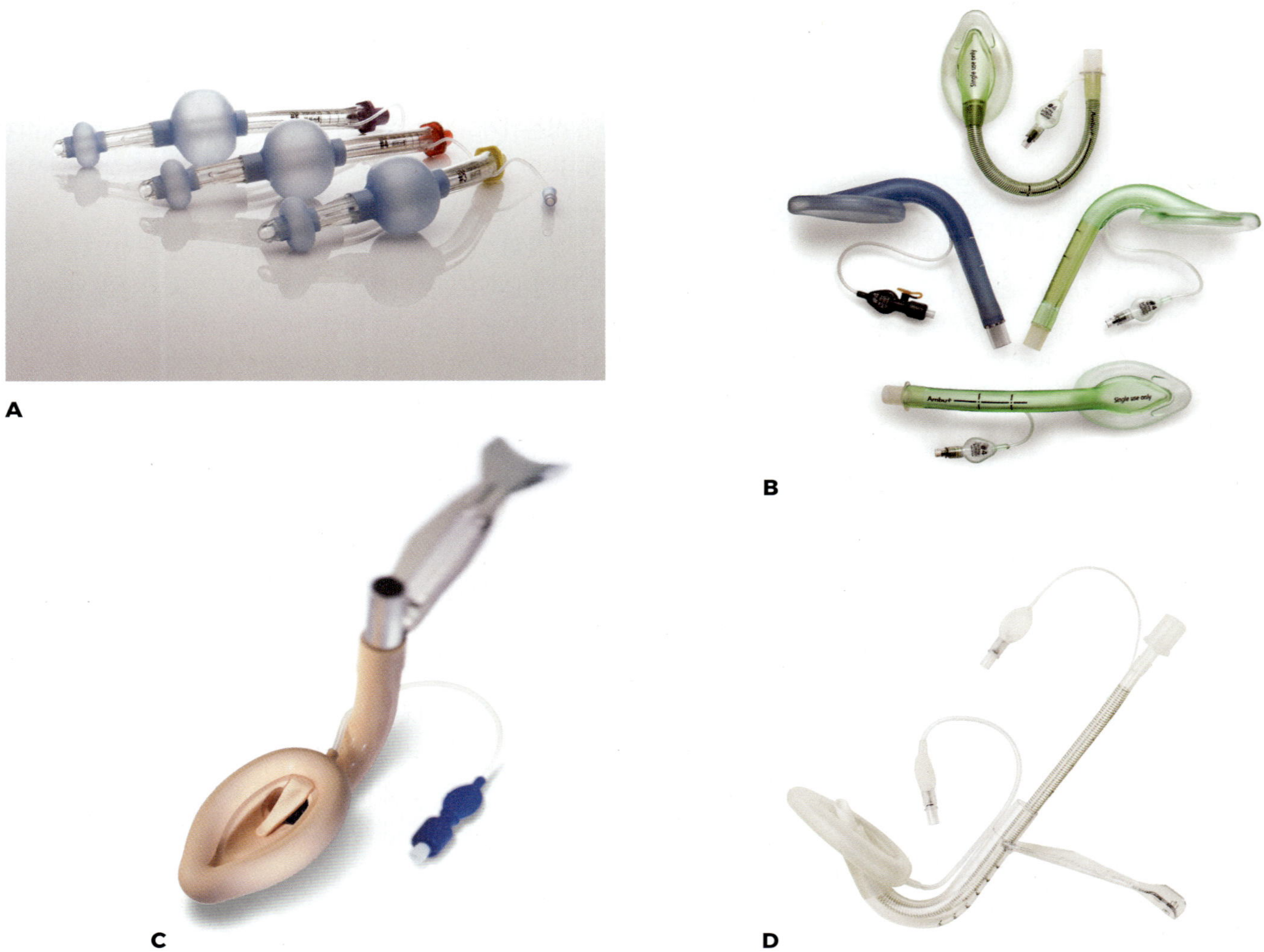

그림 8-2. **A.** 후두튜브기도기. **B.** 후두마스크기도기(LMA). **C.** 삽관형 LMA. **D.** 기관내관이 달린 삽관형 LMA.

Source: Courtesy of Ambu, Inc. (**A–B**), and Courtesy of Teleflex, Inc. (**C, D**).

호흡

기존 체스트 씰이 적절히 기능하고 있고 환자에게 긴장기흉이 발생하지 않는지 관찰한다. 모든 개방성 기흉은 통기성 또는 비통기성 폐쇄드레싱을 시행한다. 저산소증 또는 호흡 관련 저혈압이 있는지 확인하고 필요한 경우 기존 폐쇄드레싱을 제거한다. 임상적 상태가 그대로 유지되거나 악화하면 바늘감압을 시행한다. 긴장기흉의 처치는 후송 관리/안전구역에서와 간접적인 위협/전방통제지역에서 다르지 않다.

바늘감압

바늘감압 시행 시 선호되는 위치는 앞 겨드랑선상의 네 번째 또는 다섯 번째 갈비 사이 공간에 시행하는 것이다(그림 8-3). 또한 손상된 쪽 가슴의 빗장중간선상의 두 번째 또는 세 번째 갈비 사이 공간에 시행할 수도 있다.

바늘감압을 시행하는 동안 공기가 밀려 나올 때까지 바늘과 카테터를 삽입하고 더 이상 밀어 넣지 않는다(그림 8-4). 감압이 완료되면 카테터가 빠지는 것을 방지하기 위해 가슴에 테이프로 고정한다(그림 8-5). 부적절한 삽입(위치 또는 깊이)은 폐, 심장 또는 큰 혈관에 손상을 초래할 수 있다.

일반적으로 양측성 긴장기흉은 삽관 및 양압환기를 시행하지 않는 환자에게서는 극히 드물게 발생한다. 환자를 재평가하는 첫 번째 단계는 기관내관의 위치를 확인하고 기관내관의 꼬임이나 구부러짐이 없는지 확인하며 기관내관을 실수로 주기관

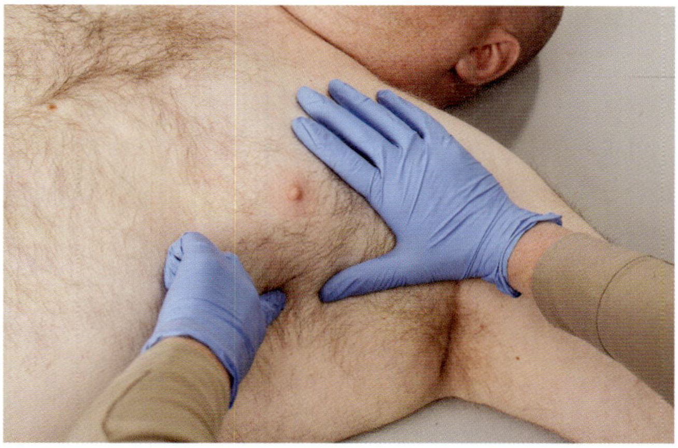

그림 8-3. 가슴안 바늘감압은 앞겨드랑선상의 다섯 번째 갈비사이 공간에서 시행하는 것이 가장 쉽게 시행할 수 있고 합병증이 발생할 가능성이 가장 적다.

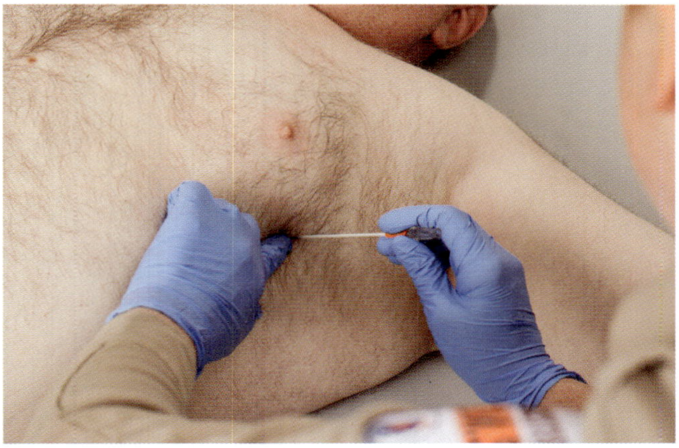

그림 8-4. 바늘과 카테터는 공기가 다시 빠져나오는 소리가 들릴 때까지 삽입하고 더 이상 삽입하지 않는다.

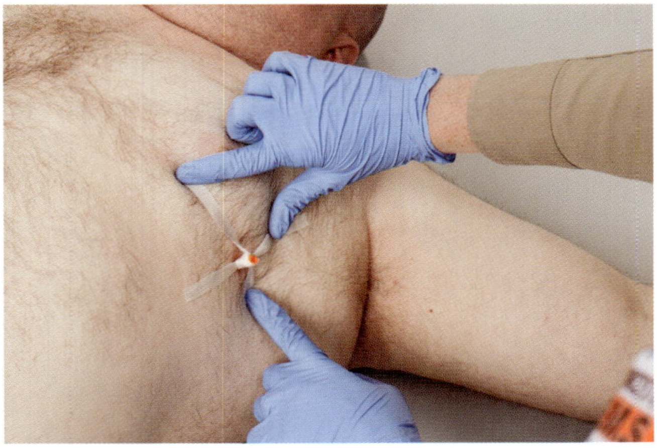

그림 8-5. 감압이 완료되면 카테터가 빠지는 것을 방지하기 위해 가슴에 테이프로 고정한다.

지로 삽입하지 않았는지 확인하는 것이다. 양압환기를 하지 않는 환자에게 양측 가슴에 바늘감압을 시행할 때는 극도로 주의를 기울여야 한다. 병원 전 처치 제공자가 평가를 잘못하면 양측성 기흉이 발생하여 심각한 호흡곤란을 유발할 수 있다.

환자를 적절한 의료기관으로 신속하게 이송해야 한다. 이송 시간이 특별히 짧은 경우가 아니라면 정맥 내로 수액을 투여한다. 환자의 상태가 악화하는지 자세히 관찰한다. 환자에게 반복적인 감압과 기관내삽관이 필요할 수 있다.

지식 체크

바늘감압은 ________게이지 이상의 정맥 주사 바늘이 필요한가?

a. 22
b. 20
c. 18
d. 16

후송 관리: 출혈 조절

환자에게 진행성 출혈의 징후가 있는지 확인한다. 지혈대를 적용한 팔다리 원위부에서 맥박이 촉지되지 않는지 확인하고 추가 출혈이 있는지 지혈 드레싱을 평가한다.

출혈이 있는지 완전하게 평가한다. 출혈 평가는 깨끗한 장갑, 대량출혈이나 빛이 있을 때 쉽게 확인할 수 있다. 빠르게 손가락으로 긁어모으듯이 평가하는 것을 의미한다. 처치 제공자는 촉진을 통해 옷에 가려 놓칠 수 있는 상처를 확인할 수 있으며 발견한 상처는 노출하고 평가한다.

출혈 평가는 처치 제공자가 환자의 머리부터 발끝까지 시행하는 이차평가와 유사하게 평가한다. 이는 간접적인 위협/전방 통제구역에서 실시하는 출혈 확인보다 더 상세하게 평가한다. 출혈을 평가할 때는 손으로 머리부터 발끝까지 빠르게 촉진하여 눈으로 확인하지 못한 출혈성 상처가 있는지 확인한다.

트라넥삼산(TXA)

트라넥삼산은 피브린의 효소 분해를 억제하여 출혈을 감소시킨다. CRASH-2 임상시험에 따르면 손상 후 3시간 이내에 출혈이 있는 외상 환자에게 TXA를 투여하면 혈관 폐쇄를 발생시킬 위험을 증가시키지 않으면서 출혈로 인한 사망과 모든 원인에 의한 사망률을 많이 감소시키는 것으로 나타났다. TXA

는 플라즈미노겐의 라이신 결합 부위를 차단하여 섬유소 용해를 억제하는 라이신의 합성 유도체이다.

병원 전 환경에서 TXA를 사용하는 것은 논란의 여지가 있으며 안전성과 효능이 확립되지 않았다. 하지만 많은 기관에서 이를 사용하기 시작했으며 병원 밖 환경에서 TXA를 사용하는 다음과 같은 적응증과 방법이 있다. 다발성 절단, 조절되지 않는 심각한 내부출혈 또는 출혈쇼크로 인해 대량 수혈 가능성이 있는 환자는 가능한 한 빨리 TXA를 투여해야 한다. 전술적 환경에서는 후송 관리/안전구역에서 TXA를 투여할 수 있는 첫 번째 기회가 될 수 있다. 손상을 입은 후 3시간 이상 경과하면 TXA를 투여하지 않는다.

TXA는 정맥 내 또는 골내로 1g을 천천히 10분 동안 투여한다. 투여 중 일시적인 저혈압에 주의해야 한다. 작용 시작은 투여 후 5~15분 이내에 나타나며 섬유소 용해 응고 차단 지속 시간은 3시간이다.

TXA는 경구 또는 출혈 부위에 직접 투여할 수도 있다. 금기 사항으로는 심각한 신부전과 혈뇨가 있다. 합병증으로는 메스꺼움, 구토, 설사, 알레르기, 가끔 기립성 저혈압 등이 발생할 수 있으며 이론적으로 심부정맥 혈전증의 위험이 있다.

지식 체크

출혈에 대한 환자 평가는?

a. 위험구역에서 적용한 지혈대를 풀어 줌
b. 레이크 절차 수행
c. 수축기 혈압 촉진
d. 손톱이 창백하게 변함

지혈대 평가 및 전환

출혈을 확인하는 동안 위험구역 또는 안전구역에서 사용한 지혈대의 효과와 임상 적응증을 재평가한다. 상처에 지혈대를 적용하기가 적절한가? 그렇지 않으면 압박붕대나 다른 방법으로 출혈을 조절한다. 그러나 이송 시간이 심하게 길어질 것으로 예상되는 경우가 아니라면 지혈대 제거를 고려하지 않는다.

출혈이 지혈되고 있는가? 지혈대를 적용한 아래 원위부 맥박이 촉지되지 않는가? 출혈이 지혈되지 않거나 원위부 맥박이 촉지되는 경우 기존 지혈대를 더 조이거나 추가로 지혈대를 적용한다. 후송 중/안전구역에서 처치를 시작하여 의료기관까지 이동하는 시간이 실질적으로 2시간을 넘지 않는 경우 지혈대를 그대로 사용할 수 있다.

지혈대 전환은 적용된 지혈대를 지혈제 또는 압박드레싱으로 교체하는 과정이다. 위험구역이나 전방통제구역에서는 효과적인 도구이지만, 후송 중이거나 최종 의료기관으로 이송하는 동안 2시간 이상 지혈대를 장시간 사용하면 압박된 조직에 압력 손상이 발생하거나 혈류가 공급되지 않는 조직에 허혈성 손상이 발생하는 등 피할 수 있는 손상이 발생할 수 있다.

지혈대 전환 절차

지혈대 전환 지침은 전장에서 전방(야전) 수술팀으로 환자를 이송할 때 군의 경험을 바탕으로 한다.

- 환자가 다음 단계의 처치 단계(위험구역에서 전방통제구역으로, 전방통제구역에서 안전구역으로, 안전구역에서 지역 의료기관으로, 지역 의료기관에서 외상센터로)로 이동할 때마다 지혈대 전환을 고려해야 한다.
- 과학적으로 상한선이 정해지지는 않았지만, 최초 지혈대 적용 후 최대 6시간 동안 현장에 있는 경우 지혈대 전환을 고려해야 한다.
- 6시간 이상 지혈대를 적용한 환자의 지혈대 전환은 지역 의료기관 또는 외상센터에서 이루어져야 한다.

추가 지혈대 적용

지혈대 적용에 대한 군의 접근 방식에는 지혈대 추가 적용이 포함된다. 이미 지혈대를 적용한 팔다리에 느슨하게 지혈대 하나를 추가한다. 이는 두 가지 이유로 수행한다. 첫 번째 이유는 이미 사용 중인 지혈대가 전환 과정에서 파손되는 경우 사용할 수 있도록 예비 지혈대를 미리 준비하기 위해서이다. 지혈대는 사용 중에 환경적 요인에 의해 성능이 저하되거나 파손될 수 있다. 2014년 TCCC 위원회 회의록과 함께 배포한 사후조치 보고서에 따르면 6명의 환자가 발생한 사고에 사용된 지혈대의 10%가 사용 중에 파손되었다.

두 번째 이유는 환자가 소생술 곡선에서 어디에 있는지 판단하기 어렵기 때문이다. 수액(결정질, 콜로이드 또는 혈액) 및 케타민을 투여하면 혈압이 저혈압 목표치 이상으로 상승할 가능성이 있다. 출혈이 갑자기 재발하는 경우 두 번째 지혈대를 적용하면 지혈 시간을 줄일 수 있다**(그림 8-6)**.

추가로 사용할 수 있는 지혈대를 제자리에 놓은 상태에서 첫 번째 지혈대를 느슨하게 한다. 상처에서 출혈이 없으면 두 지혈대를 모두 조이지 않고 그대로 두고 상처를 드레싱한다. 출혈

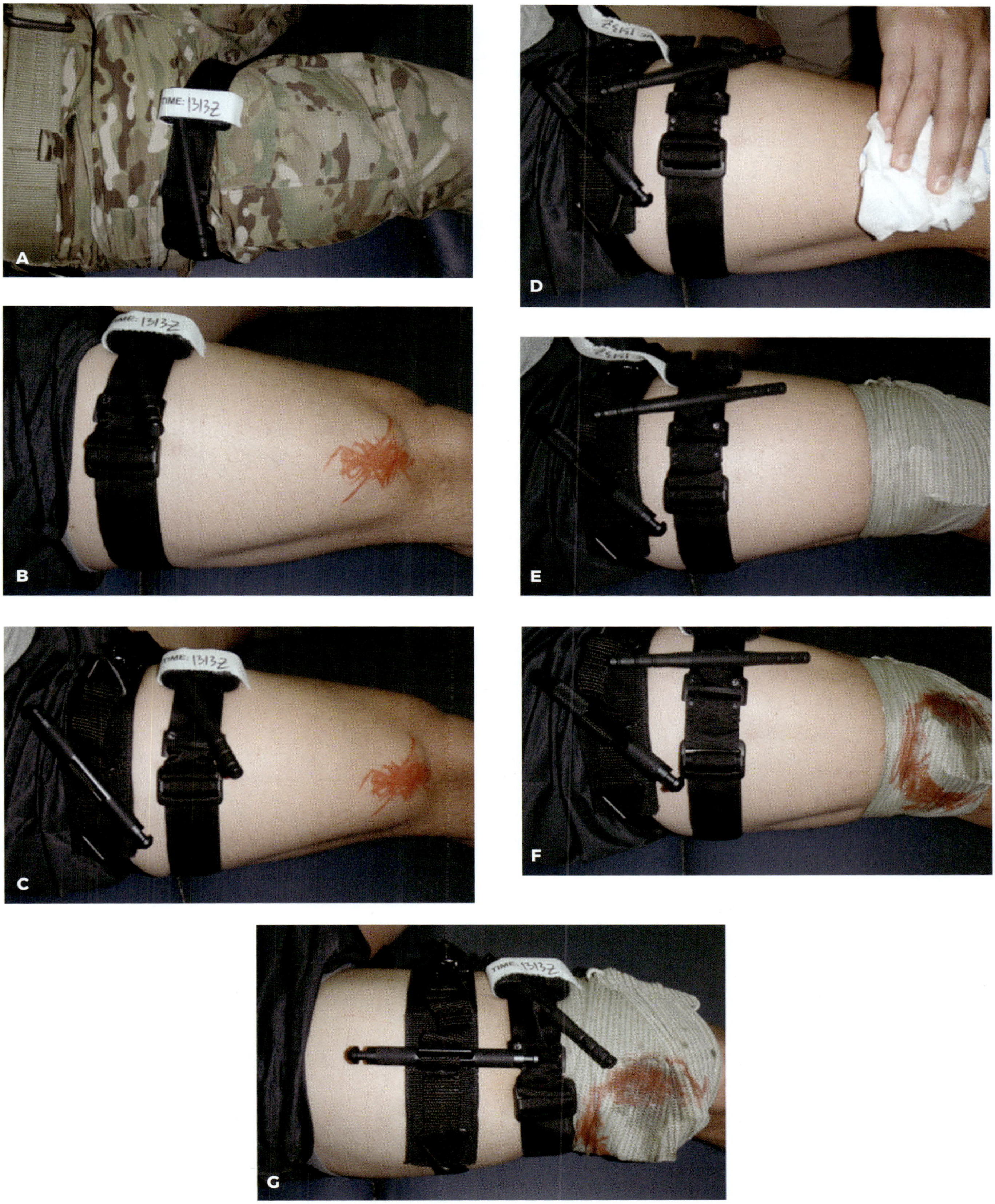

그림 8-6. 두 번째 지혈대를 적용하면 출혈이 갑자기 재발하는 경우 지혈 시간을 줄일 수 있다.

Brendon Drew, DO; David Bird, PA-C, MPAS; Michael Matteucci, MD; Sean Keenan, MD, Tourniquet Conversion A Recommended Approach in the Prolonged Field Care Setting, *Journal of Special Operations Medicine* Volume 15, Edition 3/Fall 2015.

이 확인되면 지혈 거즈를 적용하고 3~5분 동안 압박을 유지한다. 더 이상의 출혈이 없으면 느슨해진 두 지혈대를 그대로 두고 상처를 드레싱 한다. 지혈제로 출혈이 조절되지 않으면 원래의 지혈대를 가능한 한 원위부에 적용하여 출혈을 조절한다. 원위부 맥박이 촉지되지 않는지 확인한다. 추가 지혈대를 느슨하게 하여 적용한 지혈대 근위에 둔다.

지혈대 전환에 대한 금기 사항

지혈대를 언제 전환하지 말아야 하는가? 절단 부위에 적용한 지혈대를 전환하려고 시도해서는 안 된다. 지혈대는 팔 절단 시 겨드랑이 부위, 다리 절단 시 서혜부 부위 등 팔다리의 최대한 근위부에 단단하게 적용해야 한다. 지혈대 전환에 대한 또 다른 금기 사항은 환자를 직접 모니터링 할 수 없다는 것이다. 재출혈이 발생할 때 환자를 관찰할 수 없다는 것은 전환에 대한 금기 사항이다. 여기에는 담요 또는 기타 저체온증 예방을 위해 보온포로 감싼 환자가 포함된다. 팔다리의 재출혈을 관찰할 수 없는 경우 전환을 시도해서는 안 된다.

쇼크 상태의 환자에게 지혈대 전환을 시도해서는 안 된다. 출혈성 쇼크가 우려되는 경우 지혈대 전환을 시도하기 전에 소생술을 시작해야 한다. 조직에 산소와 혈액을 공급하기 위해 지혈대를 주기적으로 느슨하게 해서도 안 된다. 이는 점진적으로 출혈을 증가시킬 수 있어 환자는 짧은 시간에 출혈로 사망하게 된다. 지혈대는 전환 중에만 느슨하게 풀어야 한다.

가장 중요한 것은 최소 적용부터 응급실 도착할 때까지의 시간이 2시간을 초과하지 않는 한 지혈대 전환을 절대로 고려해서는 안 된다는 것이다.

지식 체크

지혈대 전환 시 금기 사항은 무엇인가?

a. 골반 고정대 사용
b. 지혈제 부족
c. 환자가 콜로이드(교질용액) 또는 전혈을 투여받은 경우
d. 병원까지의 이송 시간이 90분으로 예상되는 경우

후송 관리: 쇼크 처치

가슴막안, 복강, 세로칸, 복막뒤공간은 모두 출혈로 인한 사망을 초래할 수 있는 충분한 혈액이 고일 수 있는 공간이다. 출혈이 계속되면 쇼크에 대한 신체 반응이 변화한다. 신체는 보상성 쇼크 동안 장기 관류를 유지하기 위해 심박수를 증가시키고 혈관을 수축시킨다. 이는 혈압 수치가 정상이고 빠르고 약한 맥박을 보이는 환자에게 나타난다. 환자는 동요하거나 안절부절못하거나 불안해할 수 있다.

출혈이 계속되면 비보상성 쇼크가 발생하고 혈압이 떨어지기 시작하면서 맥박과 호흡이 빨라진다. 환자는 무기력해지고 피부는 창백하거나 잿빛으로 보이며 축축한 느낌이 들 것이다. 말기에 가까워지면 혈액 공급이 계속 줄어들면서 맥박이 감소한다. 전술 지역 밖의 외상 환자와 마찬가지로 활력징후를 포함한 전체 환자 평가를 완료한다.

정맥 내(IV) 또는 골내(IO) 라인 확보

간접적인 위협/전방통제구역에서는 18게이지 바늘을 사용하여 정맥 라인을 확보하고 식염수 잠금장치를 연결하는 것이 좋다. 이제 환자는 후송 중/안전구역에 있으므로 출혈성 쇼크에 대응하기 위해 보다 적절한 쇼크 처치 절차를 시행할 수 있다.

필요한 경우 수액 소생술을 시행하기 위해 18게이지 바늘 한 개로 정맥 라인을 확보할 수 있다. TECC 처치 제공자는 여전히 손상 통제 소생술 프로토콜에 따라 처치를 시행한다. 혈액 제제를 사용할 수 없는 경우 결정질 수액으로 수액 소생술을 시작한다. 락테이트 링거액 또는 생리식염수 투여는 노동맥이 촉지되거나 수축기 혈압이 80~90mmHg가 될 때까지 250mL 씩 투여해야 한다.

지식 체크

외상성 뇌손상이 없는 환자에 대한 후송 중/안전구역에서 시행하는 수액 소생술의 목표는 무엇인가?

a. 수축기 혈압을 120~130mmHg로 유지한다.
b. 이완기 혈압을 80~90mmHg로 유지한다.
c. 적혈구 수를 증가시킨다.
d. 노동맥이 촉지될 때까지 투여한다.

후송 관리: 외상성 뇌손상

외상성 뇌손상은 외부의 기계적 힘이 머리에 충격을 가해 머리덮개뼈 내에서 뇌가 가속되거나 감속되어 뇌 조직이 손상될 때 발생한다. 외상성 뇌손상은 폐쇄성(둔상 또는 폭발성 외상) 또는 개방성(관통상)일 수 있다. 외상성 뇌손상의 증상과 징후는 매우 다양하며 영향을 받은 뇌의 특정 부위와 부상 정도에 따라

달라진다. 의식 변화와 국소적 신경학적 결손이 흔하게 발생한다. 경막외혈종, 경막밑혈종, 거미막밑출혈 및 출혈성 타박상과 같은 다양한 형태의 두개내출혈(ICH)을 포함할 수 있다.

중등도 및 중증 외상성 뇌손상은 생명을 위협하는 손상이다. TECC 처치 제공자는 외상성 뇌손상으로 인한 합병증 또는 이차적인 뇌 손상에 집중해야 한다.

- 뇌부종
- 두개내압 상승
- 뇌관류 감소

이러한 합병증은 뇌가 심하게 붓고 뇌간을 압박하여 궁극적으로 사망에 이를 수 있다.

뇌는 산소가 공급되는 혈액의 지속적인 공급에 필수적으로 의존한다. 부상자의 수축기 혈압이 90mmHg 미만이거나 맥박산소포화도가 90% 미만이면 뇌 손상으로 인한 사망 위험이 두 배 이상 증가한다. 따라서 TECC 처치 제공자는 다음 사항을 관리해야 한다.

- 저혈압: 혈압을 90mmHg 이상으로 유지한다.
- 저산소증: 맥박산소측정치를 90% 이상으로 유지한다.
- 저이산화탄소혈증 또는 고이산화탄소혈증: 적절한 환기를 유지하여 호기말이산화탄소측정을 통해 이산화탄소 처치를 정상 범위 내로 유지한다.
- 저혈당증: 혈당 수치를 70mg/dl 이상으로 유지한다.

또한 두통, 시야 흐름, 구토, 고혈압, 얕은 호흡, 쇠약감, 걷기 및 말하기 문제 또는 행동 변화와 같은 두개내압 상승 징후가 있는지 주의한다.

외상성 뇌손상이 의심되는 정신 상태 변화

외상성 뇌손상의 초기 또는 초기 징후는 미묘할 수 있으면 두개내압의 작은 증가와 관련될 수 있다. 여기에는 다음과 같은 내용이 포함된다.

- 두통
- 메스꺼움
- 의식 수준 변화
- GCS < 15점

처치하지 않고 방치하면 두개내압이 증가하여 뇌가 탈출할 수 있다. 뇌출혈의 평가 결과에는 다음이 포함될 수 있다.

- 한쪽 또는 양쪽 동공 확장
- GCS < 8
- 쿠싱 3 징후(맥압 상승, 서맥, 불규칙한 호흡)
- 깊은힘줄반사 및 발바닥 자극 반응 없음
- 비정상적인 자세(피질제거자세 또는 대뇌제거자세)

GCS의 초기 평가는 평가 과정에서 매우 중요한 단계이다. 초기 GCS는 향후 신경학적 평가의 기초가 되는 기준이다. 일차평가의 간단한 신경학적 평가에는 GCS뿐만 아니라 의식 수준, 동공 크기 및 빛에 대한 반응, 자세 이상 유무, 활력징후 검토 등이 포함되어야 한다. 이차평가에서는 신경학적 평가가 더 자세히 이루어질 수 있다.

외상성 뇌손상 수액 소생술

환자에게 외상성 뇌손상이 있는 경우 저혈압과 저산소증은 환자의 예후를 악화시킬 수 있다. 적절한 수액 소생술은 외상성 뇌손상 환자의 저혈압으로 인한 해로운 영향을 예방할 수 있다. 수축기 혈압이 90~100mmHg로 유지되도록 수액을 공급한다. 강한 말초 맥박과 정신 상태를 평가하고 가능하면 머리를 30도 정도 올린 상태로 환자를 이송한다.

지식 체크

________ 뇌 손상으로 인한 사망 위험이 두 배 이상 증가한다.

a. 빛에 대한 동공 반응이 고르지 않음
b. 자세 변형
c. 수축기 혈압 > 120mmHg
d. 맥박산소측정을 통한 산소포화도 < 90%

후송 관리: 화상

흡입 손상은 화상을 입은 사람이나 밀폐된 공간에서 화재를 당한 피해자에게 심각한 합병증이다. 이러한 문제를 일으키는 요인 중 하나는 폐 기능 장애로 일산화탄소 및 사이안화물과 같은 흡입된 독성 부산물에 의해 처치하기 어려운 저산소혈증과 중독으로 빠르게 이어질 수 있다. 중독을 조기에 인지하고 처치하는 것은 환자의 회복에 매우 중요하다.

초기 평가 시 호흡곤란, 보조 근육 사용, 호흡곤란, 저환기, 얼굴이나 목에 화상 등 기도 부종의 징후가 있는 경우 조기 삽관을 고려해야 한다. 호흡을 평가하는 동안 화재가 발생한 환경에서 흡입 공기의 낮은 산소 농도로 인해 발생하는 저산소혈증을 교정하기 위해 흡입 산소 농도를 100%로 유지해야 한다.

BOX 8-1. 일산화탄소 중독의 증상

- **경증**
  - 두통
  - 피로
  - 메스꺼움
- **중등도**
  - 심한 두통
  - 구토
  - 혼란
  - 기면/졸음
  - 심박수 및 환기 속도 증가
- **중증**
  - 발작
  - 혼수
  - 심정지
  - 사망

시아노키트(cyanokit)

시아노키트(주사용 하이드록소코발라민) 5g은 사이안화물 중독이 확인되었거나 의심되는 환자의 처치에 사용한다. 임상적으로 사이안화물 중독이 의심되는 경우 시아노키트를 지체 없이 투여해야 한다. 저산소혈증/고이산화탄소혈증 또는 일산화탄소/사이안화물 중독으로 인해 의식 수준이 저하되는 경우가 많으므로 신경학적 검사에 특히 주의를 기울여야 한다. 성인용 시아노키트의 처음 투여 용량은 5g(한 바이알에 들어 있음)이며 15분(약 15mL/분)에 걸쳐 정맥 내로 투여한다. 중독의 중증도와 임상 반응에 따라 두 번째 용량 5g을 정맥 내로 투여하여 총 10g까지 투여할 수 있다. 잠재적인 두 번째 투여량에 대한 주입 속도는 임상적 지시에 따라 15분(중증 부상자의 경우)에서 2시간까지 다양할 수 있다(**그림 8-7**).

아질산아밀(amyl nitrite)

아질산아밀은 혈관 확장 작용을 하고 혈색소를 사이안화물과 결합하여 메트혈색소로 산화시키는 화합물인 아질산아밀도 사이안화물 중독 처치에 사용되었다. 항상 그런 것은 아니지만 사이안화물 해독제 키트에 포함된 다른 제제(아질산나트륨 및 사이오황산나트륨) 및 산소와 같은 다른 보조 조치와 함께 투여하는 경우가 많다.

산업 근로자의 사이안화물 중독 처치를 조사한 후향적 연구에 따르면 아질산아밀은 두통과 일시적인 식용 상실을 제외하고는 잔류 부작용 없이 효과적이라는 결론을 내렸다. 그러나 다른 연구에서는 다음과 같은 몇 가지 제한 사항으로 인해 다수 사상자 사고를 유발하는 사이안화물 중독을 처치하기 위해 아질산아밀을 사용하는 것에 대해 경고했다. 아질산염으로 인한 메트혈색소혈증, 연기 흡입 피해자의 경우 일산화탄소혈색소증과 같은 심각한 독성의 가능성이 있으며 이후 중요한 조직 및 기관으로의 산소 전달이 감소한다. 다수 사상자 사고에 대한 처치 제공자의 처치가 산만해졌다. 네뷸라이저나 흡입기를 사용하여 아질산아밀을 투여하면 아질산아밀의 결핍을 최소화하는 데 도움이 될 수 있다. 요약하면 아질산아밀의 안전성과 효능을 입증한 연구는 결정적이지 않으며 아질산아밀의 위험 대비 이익 분석이 유리하지 않을 수 있다. 2006년 미국 식품의약청의 승인을 받은 히드록소코발라민은 위험 대비 유익성 프로파일을 더 긍정적이며 사이안화물 중독에 대한 더 나은 해독제일 가능성이 높다.

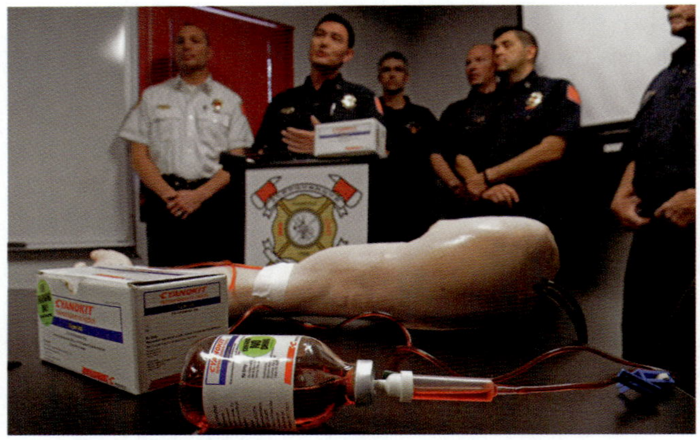

그림 8-7. 시아노키트의 내용물.

티오황산나트륨(sodium thiosulfate)

티오황산나트륨은 사이안화물이 신장으로 배설되는 티오시안산염으로 전환을 촉진한다. 티오황산나트륨은 효과가 다소 지연되므로 일반적으로 더 빠른 해독 작용을 위해 아질산나트륨과 함께 사용한다. 아질산나트륨은 위험한 수준의 메트혈색소를 생성할 뿐만 아니라 심각한 저혈압과 심혈관 붕괴를 초래할 수 있으므로 주의해서 사용해야 한다. 그러나 사이안화물의 중독이 의심되는 연기 흡인의 경우 티오황산나트륨을 투여해도 안전하다.

사이안화수소 중독 프로토콜의 예

1. 중증 노출 환자(의식이 없고 숨을 쉬지 않는 환자)는 즉시 100% 산소를 공급해야 한다. 가능하면 심장 모니터링 및 산소포화도 평가를 시행하고 해독제는 가능한

한 빨리 투여해야 한다(나중에 참조). 아질산아밀이나 아질산나트륨 처치로 유발되는 일산화탄소 중독 및 메트혈색소혈증이 발생한 경우 맥박산소측정기의 수치를 완전히 신뢰할 수 없다는 점에 유의해야 한다. 이러한 부상자에서 산소포화도의 정상 수치는 심각한 저산소혈증과 관련이 있을 수 있다.

2. 백마스크 장비를 사용하여 백에 아질산아밀 앰플 1개를 넣고 환기를 시행하며 몇 분 후에 다른 앰플을 추가하고 몇 분마다 앰플을 추가한다. 이는 정맥 내로 약물을 투여할 수 있을 때까지 일시적인 조치이지만 회복에 도움이 될 수 있다.
3. 아질산나트륨을 정맥 내로 300mg(10mL)을 5분에 걸쳐 투여한 후 라인을 세척한다(소아 용량: 0.2~0.3 mL/kg 또는 3% 용액 6~9mg/kg). 영아에 대한 별도의 권장 사항은 없다. 노인 부상자의 경우 체구가 작고 허약한 경우를 제외하고는 성인 용량을 사용한다. 아질산염은 기립성 고혈압을 유발하지만, 서 있을 수 있는 부상자에게는 아질산염이 필요하지 않다.
4. 정맥 내로 티오황산나트륨 12.5g(50mL를 투여한다(소아 용량: 0.4mg/kg 또는 25% 용액 1.65mL/kg). 영아에 대한 별도의 권장량은 없다. 노인 부상자의 경우 체구가 작고 허약한 경우를 제외하고는 성인 용량을 사용해야 한다. 고혈압이나 심장 질환이 있는 부상자에게 아질산염을 투여할 때는 주의해야 한다. 아질산아밀, 아질산나트륨, 티오황산나트륨은 페서디나(구 릴리) 사이안화물 해독제 키트에 들어 있으며 후자의 두 가지 방법은 300mg/10mL 및 12.5g/50mL 앰플에 들어 있다. 증상이 개선되지 않으면 20분 안에 절반 용량을 사용한다. 해독제 키트 상자 위에 있는 지침을 사용한다.
5. 부상자가 계속 무호흡 상태를 유지하면 삽관을 고려하고 환기 보조 튜브를 통해 산소를 계속 공급한다.

> **지식 체크**
>
> **연기 흡입 환자에 관한 설명 중 옳은 것은?**
>
> **a.** 그을린 기관에 삽관하지 않는다.
> **b.** 히드록소코발라민은 사이안화물 중독에 대한 더 나은 해독제가 될 수 있다.
> **c.** 싸이오황산나트륨은 사이안화물 중독 상황에서 가장 먼저 사용하는 정맥 내 투여 약물이다.
> **d.** 일산화탄소 중독의 경우 맥박산소측정기는 산소포화도 값을 두 배로 증가시킨다.

후송 관리: 진통제

진통제는 병원 전 처치의 필수적인 부분이며 진통제를 효율적으로 제공하려면 특정 TECC 처치 제공자의 기술과 지식이 필요하다. 진통제나 진정제 투여는 저혈압, 호흡 억제 또는 심정지와 같은 합병증의 잠재적인 원인이 될 수 있다.

미국 도로교통안전국에서는 GRADE (권고안 평가, 개발 및 평가) 방법론을 사용하여 외상 시 병원 전 진통제 투여에 대한 근거 기반 지침을 마련하기 위해 자금을 지원했다. 이 그룹은 경구 진통제와 주의 분산 및 부목과 같은 비약물적 통증 조절 수단에 대해 논의했지만, 효과를 극대화하려면 통증 평가와 ALS 수준의 EMS 제공자에게 현장에서 사용할 수 있는 약리학적 약제를 공급하는 데 초점을 맞춰야 한다고 생각했다. 증거 기반 권장 사항을 바탕으로 급성 외상성 통증 관리를 위한 모델 EMS 프로토콜을 개발했다(**그림 8-8**).

후송 관리: 심폐소생술

심정지 상태의 환자에 대한 TECC 처치 제공자의 대응은 전술적 영역에서 작전 수행 시 위험 대 보상을 계산하는 가장 명확한 예 중 하나이다. 직접적인 위협/위험구역에서 맥박이나 호흡이 없는 상태로 발견되는 환자는 사망자로 분류된다. 간접적인 위협/전방통제구역에서 TECC 처치 제공자는 환자가 몸통 또는 다발성 외상이 있고 호흡 및 맥박이 없으면 처치를 중단하기 전에 심정지의 원인으로 긴장기흉을 배제하기 위해 양측 가슴에 바늘감압 시행을 고려한다.

후송 중/안전구역에서 심정지 상태에 빠진 환자는 전술 지역 밖에서 외상성 심정지(TCA) 환자와 같은 방법으로 소생술을 받게 된다. 소생술 연구에 따르면 병원 전 처치 중 자발 순환 회복에 도달하지 못했음에도 불구하고 응급실로 이송된 외상성 심정지 환자의 소생에 어느 정도 성공했다고 한다.

TECC 처치 제공자는 심정지의 근본적인 임상 원인을 고려해야 한다.

- 기도 손상
- 질식
- 긴장기흉
- 뇌탈출
- 심장 외상
- 익사

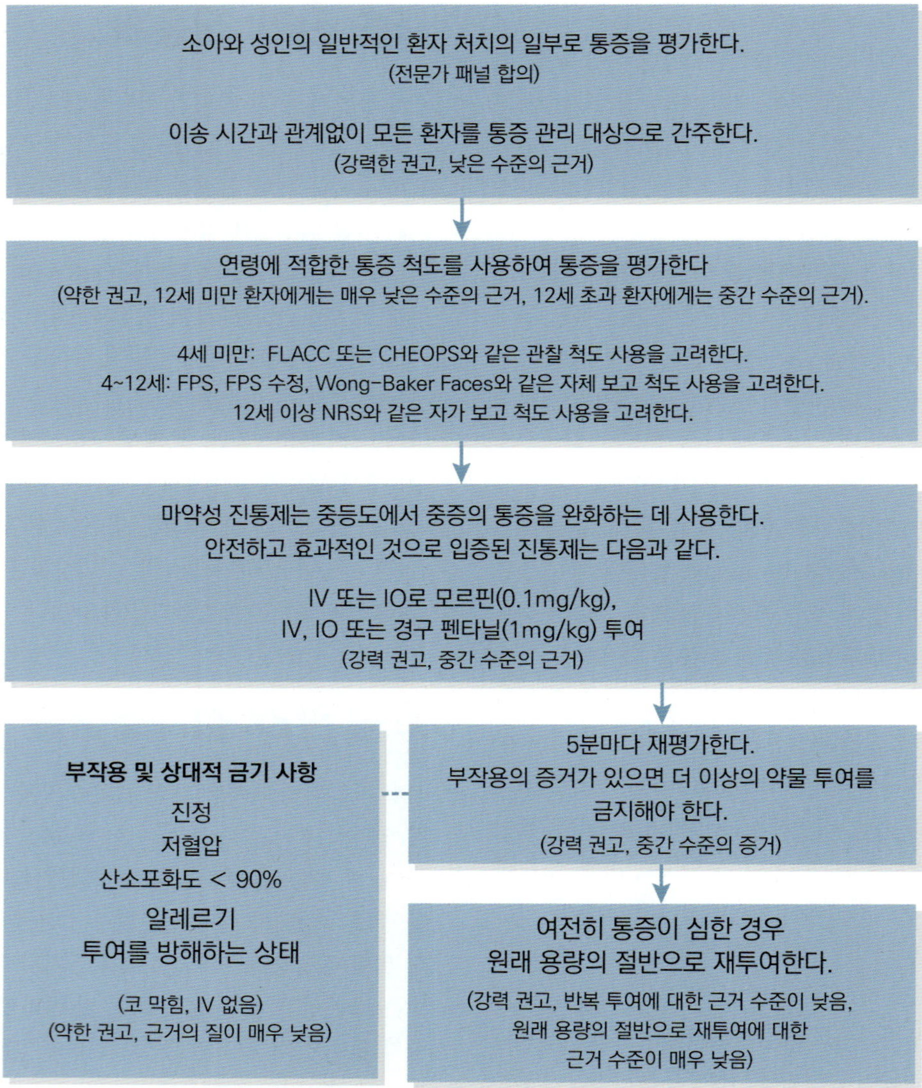

이 프로토콜은 마약성 약물에 알레르기가 있거나 정신 상태가 변한 환자(GCS 15점 미만 또는 연령에 맞지 않는 정신 상태)는 제외한다.

그림 8-8. 외상 시 병원 전 통증에 대한 증거 기반 지침.

Reproduced with permission from Marianne Gausche-Hill , MD, Kathleen M. Brown, et. al. *An Evidence-based Guideline for Prehospital Analgesia in Trauma*, Taylor & Francis, 2013.

- 감전
- 기타 질병

소생술에는 사용할 수 있는 모든 병원 전 처치 자원, 특히 기계식 가슴압박기와 같이 환자를 처치하는 처치 제공자의 수를 줄일 수 있는 장비를 사용하는 것이 포함된다.

지식 체크

후송 관리/안전구역에서 외상성 심정지가 발생하는 원인은?

a. 질식
b. 뇌탈출
c. 기도 손상
d. 모두 맞음

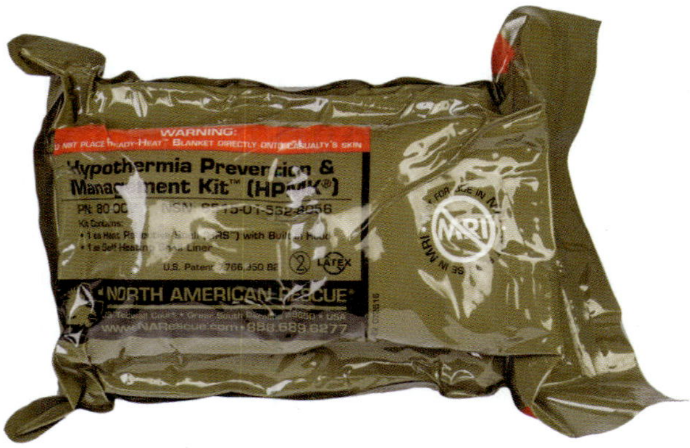

그림 8-9. 저체온증 예방 및 처치 키트.

후송 관리: 저체온증

저체온증, 산증, 응고병증은 외상 부상자를 사망에 이르게 하는 악순환의 고리인 치명적인 3요소를 구성한다. 저체온증은 혈전을 형성하는 신체의 능력인 응고에 영향을 미칠 수 있다. 저체온증과 산증으로 인해 응고병증이 발생하고 이 세 가지 상태가 서로 연관되어 중증 외상 환자의 사망률이 90%에 달할 수 있다.

TECC 처치 제공자는 처치를 시행하는 동안 환자의 체온을 유지하기 위해 주의를 기울여야 한다. 특정 의학적 상태의 특성, 일부 처치의 부작용, 손상 부위를 노출해야 할 필요성 때문에 체온이 빠르게 떨어질 수 있다.

TECC 처치 제공자는 다음과 같은 방법으로 열전달 손실을 줄임으로써 외상 환자의 저체온증에 대응할 수 있다.

- 젖거나 피 묻은 옷을 벗긴다.
- 환자를 덮어 준다.
- 환자 밑에 담요를 깔아 준다.
- 절연된 표면으로 이송한다.
- 따뜻한 수액을 정맥 내로 투여한다.
- 가능하다면 강제 공기 블랭킷 가온기를 사용한다.
- 가능한 경우 저체온증 예방 및 처치 키트를 사용한다(그림 8-9).

지식 체크

저체온증과 산증이 있으면 중증 외상 환자에서 ________ 사망률이 높아질 수 있다.

a. 90%
b. 70%
c. 60%
d. 40%

후송 관리: 재평가, 기록, 의사소통 및 이동 준비

후송 중/안전구역에서 환자를 옮길 준비를 하는 것은 전술 지역 밖에서 외상 환자를 의료의관으로 이송하는 것과 유사하다. TECC 처치 제공자는 환자의 머리부터 발끝까지 재평가를 시행하여 출혈, 기도 개방 유무, 생명에 위협이 있는지 확인하고 적용한 모든 부목, 붕대, 정맥 라인을 재평가한다.

기록에는 두 가지 수준이 있다. 하나는 종이, 음성 또는 전자 알림과 관계없이 환자를 이송할 의료기관에 전달해야 하는 중요한 처치 또는 상태에 대해 환자에게 직접적으로 연락한다. 지혈대 적용과 정맥 라인 확보는 환자에 대해 기록해야 하는 시간에 민감한 처치이다.

두 번째 수준의 기록은 병원 전 처치 보고서에서 찾을 수 있는 데이터이다. 병원 전 처치 보고서에는 초기 관찰, 병원 전 처치 제공, 활력징후, 환자 병력 등이 포함된다. 전술 지역의 엄격한 특성으로 인해 이 기록은 분류표에서 찾을 수 있다(그림 8-10).

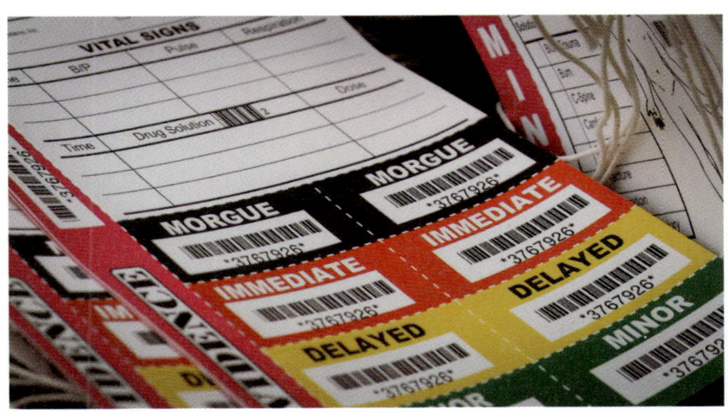

그림 8-10. 분류표.

일부 지역 및 주 EMS 시스템에서는 사고 현장에서 시작하여 환자 처치까지 진행되는 종합적인 환자 추적 시스템의 목적으로 무선 주파수 식별(RFID) 분류표와 전자식 환자 처치보고 시스템을 사용하고 있다.

환자와 의사소통

후송 중/안전구역에서 이동할 준비를 할 때 환자에게 상황이 호전되고 있음을 안심시키고 자가 처치를 계속하도록 지시하며 환자의 이동 경로를 설명한다. 당신의 역할은 침착하고 명확하며 일관성 있는 메시지, 지침 및 태도를 유지하는 것이다.

환자를 이송할 의료기관과 의사소통

후송 중/안전구역에서 의사소통은 전술 분야 및 지역사회 자원에 따라 달라질 수 있다. 한쪽에서는 사고 관리 시스템 내에서 디지털통신 방식을 이용해 병원과 이송 관련 의사소통이 이루어질 수 있다. 일부 지역에서는 해당 지역에서 환자를 이송할 수 있는 모든 병원의 실시간으로 이용할 수 있는 병상 데이터를 사용하여 환자를 이송할 의료기관을 조정할 수 있다.

예를 들어 메릴랜드주에서는 응급의료자원센터(EMRC)에서 구급대원과 의료 지도 의사 사이의 의료 지도를 조정한다. 의료 지도를 요청하는 구급대원은 EMRC에 전화할 수 있으며 응급의료상황관리자가 병원으로 연결할 수 있는 의료 채널로 전환하도록 안내한다. 병원으로 이송하는 동안 병원 전 처치 제공자는 의료 지도의사에게 환자의 정보를 전송한다. 의료 지도의사는 병원 전 처치 제공자에게 특정 프로토콜을 따르도록 지시하고 추가 처치를 지시할 수 있다.

다른 한편으로 TECC 처치 제공자는 무전기나 휴대전화를 사용하여 후송 중/안전구역을 떠나는 각각의 환자에 대해 처치 보고서에 기록한 정보를 환자를 이송할 의료기관에 알린다. 어떤 방법을 사용하든 병원에서는 환자 수, 환자의 현재 상태, 병원 전 처치 현황을 파악해야 한다.

최근 사건의 경험으로 볼 때 응급실은 이미 구급차를 이용하지 않고 스스로 병원으로 직행한 환자로 인해 바쁘게 돌아가고 있을 것이다. TECC의 목표는 각각의 환자를 가장 적절한 의료기관으로 이송하는 것이다.

환자 이동 준비

환자를 의료기관으로 이송하기 위해 전술 지역을 떠나는 중이다. 환자의 상태, 제공된 처치, 다음 단계의 처치를 위한 기초가 되는 서면(또는 디지털) 환자 처치 보고서에 대해 이송 팀에게 적절한 구두로 의사소통을 제공한다.

전술적 사건도 범죄 현장이 될 수 있다. 환자의 옷을 환자와 함께 보관하거나 현장에서 옷이 남겨진 장소를 기록하도록 최선을 다한다. 환자가 원래 어디에 있었는지에 대한 설명도 있으면 과학수사팀에 도움이 될 것이다.

환자를 들것이나 기타 적절한 환자 이동 장치에 적절하게 고정한다. 저체온증을 유발할 수 있는 조건이나 상황에 주의를 기울인다. 모든 환자의 안전 예방 조치를 따른다.

지식 체크

환자에 대해 기록해야 하는 시간에 민감한 병원 전 처치는 무엇인가?

a. 지혈대를 적용한 시간
b. IV 카테터의 크기
c. 초기 활력징후
d. 재가온 노력이 시작된 시점

요약

- 후송 계획을 세운다.
  - 일차, 이차, 삼차
- 재평가, 재평가, 재평가
- 환자를 처치한다.
  - 일차평가
  - 이차평가
- 전자 모니터링 장비를 도입한다.
- 환자와 소통한다.
- 환자를 이송할 의료기관으로 조기에 통보한다.
- 제공된 처치를 기록한다.

참고 자료

American College of Surgeons. *Strategies to Enhance Survival and Intentional Mass Casualty Events*. Chicago: American College of Surgeons; 2015.

Ciottone GR. *Ciottone's Disaster Medicine*. 2nd ed. Atlanta, GA: Elsevier; 2015.

Drew B, Bird D, Matteucci M, Keenan S. Tourniquet conversion: a recommended approach in the prolonged field care setting. *J Spec Oper Med*. 2015;15(3):81-85.

Emergency Management Institute. *IS-907 Active Shooter: What You Can Do. Student Manual*. Washington, DC: National Protection and Programs Directorate/Office of Infrastructure Protection, U.S. Department of Homeland Security; 2015.

EMS challenges and lessons learned from the Ferguson riots. EMS1.com website. https://www.ems1.com/ems-products/communications/articles/2146450-EMS-challenges-and-lessons-learned-from-the-Ferguson-riots/. March 30, 2015.

Gausche-Hill M, Brown KM, Oliver ZJ, Sasson C, Dayan PS, Eschmann NM, Weik TS, Lawner BJ, Sahni R, Falck-Ytter Y, Wright JL, Todd K, Lang ES. An evidence-based guideline for prehospital analgesia in trauma. *Prehosp Emerg Care*. 2014;18:(Sup1):25-34.

Haley KB, Brooke Lerner EB, Guse CE, Pirrallo RG. Effect of system-wide interventions on the assessment and treatment of pain by emergency medical services providers. *Prehosp Emerg Care*. 2016;20(6):752-758.

Holcomb, JB. Major scientific lessons learned in the trauma field over the last two decades. *PLoS Med*. 2017;14(7):e1002339.

Joint Trauma System Clinical Practice Guideline. *Traumatic Brain Injury Management in Prolonged Field Care* (CPG ID: 63). Washington, DC: Department of Defense; 2017.

Koerth-Baker M. Only 6 percent of U. S. terrorists act alone, but they are prolific. FiveThirtyEight.com website. https://fivethirtyeight.com/features/pipe-bomb-lone-wolf-terrorism/. October 26, 2018.

National Association of Emergency Medical Technicians. *PHTLS: Prehospital Trauma Life Support*. 9th ed. Burlington, MA: Public Safety Group; 2019.

Office of Health Affairs. *First Responder Guide for Improving Survivability in Improvised Explosive Device and/or Active Shooter Incidents*. Washington: DC: Department of Homeland Security; 2015.

Phillips PJ. Lone wolf terrorism. *Peace Econ Peace Sci Pub Pol*. 2011;17(1):1-29.

Ramesh AC, Kumar S. Triage, monitoring, and treatment of mass casualty events involving chemical, biological, radiological, or nuclear agents. *J Pharm Bioallied Sci*. 2010;2(3):239-247.

Roberts I, Prieto-Merino D, Manno D. Mechanism of action of tranexamic acid in bleeding trauma patients: an exploratory analysis of data from the CRASH-2 trial. *Crit Care (London, England)*. 2014;18(6):685.

Snyder D, Tsou A, Schoelles K. *Efficacy of Prehospital Application of Tourniquets and Hemostatic Dressings to Control Traumatic External Hemorrhage*. Washington, DC: National Highway Traffic Safety Administration; 2014.

Spaaj R. The enigma of lone wolf terrorism: an assessment. *Stud Conflict Terror*. 2010;33(9):854-870.

Takesh N, Kinoshita T, Yamakawa K. Tranexamic acid and trauma-induced coagulopathy. *J Intens Care*. 2017;5:5.

U.S. Army Training and Doctrine Command. *A Military Guide to Terrorism in the Twenty-First Century* (Version 5.0). Fort Leavenworth, KS: TRADOC Army Training and Doctrine Command; 2007.

LESSON 9

분류

학습 목표

- 1차 분류와 2차 분류의 차이점에 관해 설명할 수 있다.
- 현재 분류 알고리즘의 제한 사항을 파악하고 설명할 수 있다.
- 자원이 제한되어 있을 때 분류가 어떻게 영향을 받는지 설명할 수 있다.

TECC 분류의 개요

9장: 분류에서는 전술적 지역에서 작전을 수행할 때 분류 시스템과 제한 사항에 대해 자세히 살펴본다.

분류의 개념

분류(triage)는 "분류한다"라는 뜻의 프랑스어이다. 분류는 처치 및 이송의 우선순위를 지정하기 위해 사용하는 과정이다. 병원 전 환경에서 분류는 두 가지 다른 맥락에서 사용된다.

1. 모든 환자를 처치할 수 있는 충분한 자원이 확보되어 있는 상황에서는 가장 심각한 손상을 입은 환자를 먼저 처치하고 이송하며 손상이 경미한 환자는 나중에 처치하고 이송한다.
2. 사용할 수 있는 현장 자원을 초과하여 환자가 발생한 상황에서 분류를 시행하는 목표는 가능한 한 많은 환자의 생존을 보장하는 것이다. 환자를 처치하기 위해 여러 단계로 분류한다. 다수 사상자 사고(MCI)에서는 환자 수가 가용 자원을 초과하기 때문에 환자 처치를 제한해야 한다.

병원 전 처치 제공자 중 50~100명 이상의 부상자가 동시에 발생한 다수 사상자 사고를 경험한 처치 제공자는 상대적으로 적지만, 많은 처치 제공자는 10~20명의 환자가 발생한 다수 사상자 사고 현장에 출동하는 경우는 많으며 대부분의 병원 전 처치 제공자는 2~10명의 환자가 발생한 사고를 관리한 경험이 있다. 미국 질병통제예방센터(CDC)는 일반적으로 8명 이상의 사상자가 발생한 사건을 다수 사상자 사고로 정의한다.

다수 사상자 사고 현장에서 환자 처치의 목표는 사용할 수 있는 자원으로 가장 많은 환자에게 가장 좋은 결과를 얻는 것이다. 누구를 먼저 처치할지에 관한 결정을 내리는 것은 TECC 처치 제공자의 책임이다. 생명을 구하는 일반적인 규칙은 다수 사상자 사고에서는 다르다. 결정은 가장 많은 생명을 구하는 것이 최우선이지만, 사용할 수 있는 자원이 손상을 입은 모든 환자의 필요에 충분하지 않은 경우 생존 가능성이 가장 높은 환자를 처치하기 위해 자원을 사용해야 한다.

중증 뇌 외상과 같은 치명적인 손상을 입은 환자와 급성 복강 내 출혈 환자 사이에서 우선순위를 선택해야 하는 경우 다수 사상자 사고의 적절한 처치 과정은 소생 가능할 수 있는 환자(복강 내 출혈 부상자)를 먼저 처치하는 것이다. 중증 머리 외상 환자를 먼저 처치하면 머리 외상 환자는 소생할 가능성이 없어 사망할 수 있고 복강 내 출혈 환자는 소생 불가능한 환자를 처치하느라 시간, 장비, EMS 인력이 투입되어 소생할 수 있는 환자가 결정적인 수술적 처치가 가능할 때까지 생존에 필요한 간단한 처치를 받지 못해 사망할 수 있으므로 두 환자를 모두 잃게 될 가능성이 높다.

중증 외상 환자를 분류하는 상황에서는 더 많은 자원과 장비를 이용할 수 있을 때까지 처치가 지연되면서 치명적인 손상을 입은 환자를 "우선순위가 낮은 부상자"로 간주해야 할 수도 있다. 이는 어려운 결정을 시행해야 하는 상황이지만, TECC 처치 제공자는 신속하고 적절하게 대응해야 한다. 자원이 부족한 TECC 처치 제공자는 다른 3명의 환자가 외부출혈로 사망하는 동안 생존 가능성이 거의 없는 외상성 심정지 환자를 소생시키려고 노력해서는 안 된다. 가장 자주 사용되는 "분류 방법"은 처치의 필요성과 생존 가능성에 따라 환자를 5가지로 분류한다.

1. 긴급(immediate): 중증 손상을 입었지만 처치하는 데 최소한의 시간이나 장비만 필요하고 생존할 수 있는 환자이다. 예를 들어 기도가 손상되었거나 다량의 외부출혈이 있는 환자가 그 예이다.
2. 응급(delayed): 손상이 심하지만, 생명이나 팔다리를 구하기 위해 즉각적인 처치가 필요하지 않은 환자이다. 예를 들면 긴뼈 골절 환자이다.
3. 비응급(minor): 흔히 "걸어 다니는 환자"라고 불리는 환자들은 경미한 손상을 입어 처치를 기다릴 수 있거나 다른 환자를 위로하거나 환자 이송을 도와주는 등 임시로 도움을 줄 수도 있다.
4. 기대(expectant): 중증 손상을 입어 생존 가능성이 극히 낮은 환자를 말한다. 예를 들어 90% 전층 화상과 열로 인한 폐 손상을 입은 환자이다.
5. 사망(dead): 반응이 없고 맥박이 없으며 호흡이 없는 환자이다. 재난 상황에서는 자원이 부족하여 심정지 환자에게 소생술을 거의 시행하지 않는다.

지식 체크

________로 분류된 환자는 환자의 이송을 도와주는 등의 역할을 할 수 있다.

a. 긴급
b. 응급
c. 비응급
d. 지연

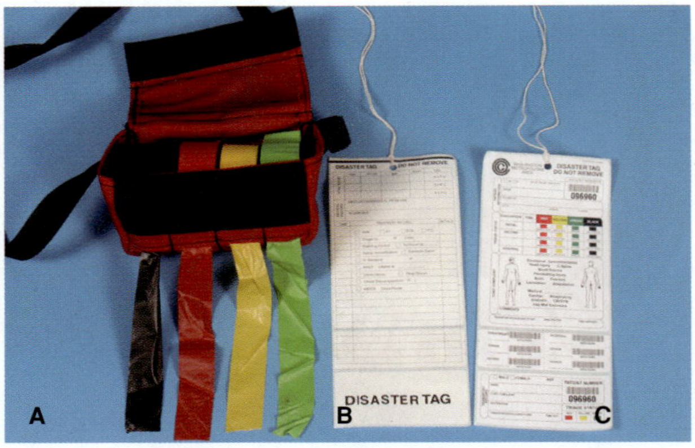

그림 9-1. 분류표(왼쪽에서 오른쪽으로). A. 대량살상무기 방수테이프. B. 분류표 뒷면. C. 분류표 앞면.

1차 분류

1차 분류는 TECC 처치 제공자가 환자의 상태와 이송 필요성을 신속하고 정확하게 분류하기 위해 수행하는 첫 번째 평가이다. 사상자가 X에서 벗어나 직접적인 위협/위험구역에서 벗어나면 1차 분류를 시작할 수 있다. 1차 분류 중에 환자를 간단히 평가한 다음 일반적으로 분류표 또는 분류 테이프를 부착하여 어떤 방식으로든 환자를 식별한다(그림 9-1).

분류표에 필요한 주요 정보는 고유 번호와 분류이다. 신속하고 정확한 분류는 다수 사상자 사고 현장의 혼란을 질서 있게 하고 가장 위급한 환자를 먼저 이송하는 데 도움이 된다. 1차 분류 후 TECC 처치 제공자는 다음과 같은 정보를 분야 감독관, 의료 부서 관리자 또는 사고 지휘관에게 전달해야 한다.

- 총 환자 수
- 각 분류별 환자 수
- 환자를 구출하고 처치 지역으로 이동하기 위한 권장 사항
- 환자 분류를 완료하고 후송 중/안전구역으로 환자 이동을 시작하는 데 필요한 자원

지식 체크

1차 분류의 주요 활동으로 옳은 것은?

a. 각 환자의 기준 활력징후를 기록한다.
b. 각 환자에 대한 분류를 기록한다.
c. 사용 중인 총기 수와 무기 구경을 결정한다.
d. 화학물질 노출 수준을 결정한다.

분류 체계의 한계

분류 체계에 대한 국제 연구에서 데이비드 C. 콘과 크리스티 L. 코에그닉은 "현재 전 세계적으로 많은 외상 분류 방법이 사용되고 있다. 그러나 이들 중 다수 사상자 사고나 재난에서 다수의 환자를 분류하고 우선순위를 결정하는 다수 사상자 분류를 위한 것은 거의 없다." 또한 현장에서 환자 분류는 병원 전 처치 제공자가 특정 환자에게 외상센터의 자원이 필요한지 여부를 결정할 수 있도록 하기 위한 것이라고 설명했다.

분류 체계에 대한 대부분이 분석은 시뮬레이션과 다수 사상자 훈련을 기반으로 한다. 보스턴, 올랜도, 라스베이거스에서 발생한 다수 사상자가 발생한 전술적 사고는 모든 분류 체계의 한계를 다시 한번 강화한다. 이러한 한계에도 불구하고 사상자 수와 우선순위를 결정하기 위해 분류 방법을 활용하는 것이 매우 중요하다. 분류 보고서는 사고 지휘관과 의료진이 전술 현장에서 발생하는 환자를 처치하기 위한 적절한 자원을 모으는 데 도움이 된다.

> **지식 체크**
>
> **분류 체계에 대한 비판은?**
>
> a. 외상센터가 필요한 환자를 구분하는 데 중점을 둔다.
> b. 사상자 수와 우선순위를 파악한다.
> c. 사고 지휘관에게 사고의 범위를 제공한다.
> d. 이송 요건을 가장 빨리 통보한다.

START 분류

START 분류는 가장 쉬운 분류 방법의 하나이다. START는 간단한 분류 및 신속한 처치의 약자이다. 캘리포니아 뉴포트 비치에 위치한 호그 메모리얼 병원의 직원들은 1983년에 이 분류 방법을 개발했다. START 분류는 환자의 보행 능력, 호흡 상태, 혈류역학적 상태(맥박), 신경학적 상태에 대한 제한적인 평가를 사용한다**(그림 9-2)**.

START 분류 체계의 첫 번째 단계는 재난 현장에 도착하여 "내 목소리가 들리고 걸을 수 있다면..."이라고 환자에게 외친 다음 환자를 쉽게 확인할 수 있는 장소로 이동하라고 안내하는 방식으로 이루어진다. 이 그룹의 손상을 입은 사람은 보행이 가능한 부상자이며 최소(녹색) 우선순위 또는 3순위 환자로 간주한다. 전술적 영역에서는 직접적인 위협/위험구역을 통과하여 사상자가 발생하지 않도록 한다.

START 분류의 두 번째 단계는 걷지 못하는 환자를 대상으로 한다. 걸을 수 없는 첫 번째 환자에게로 이동하여 호흡 상태를 평가한다. 환자가 숨을 쉬지 않으면 간단한 도수 조작으로 기도를 개방한 후 여전히 호흡을 하지 않는 환자는 기대(검은색)로 분류한다. 기도 개방 후 환자가 숨을 쉬기 시작하면 긴급(빨간색)으로 분류하고 회복 자세를 취한 후 다음 환자에게로 이동한다.

환자가 숨을 쉬고 있다면 호흡수를 빠르게 추정해야 한다. 분당 호흡수가 30회보다 빠르거나 10회보다 느린 환자는 즉시 우선순위로 분류한다(빨간색). 환자의 호흡수가 분당 10~29회인 경우 다음 평가 단계로 넘어간다.

다음 단계는 양측 노맥박을 확인하여 환자의 혈류역학적 상태를 평가하는 것을 의미한다. 노맥박이 촉지되지 않으면 환자가 저혈압 상태임을 의미하므로 즉시 우선순위로 환자를 분류해야 한다. 노맥박이 촉지되면 다음 평가로 이동한다.

START 분류의 최종 평가는 환자의 신경학적 상태를 평가하는 것으로 간단히 말해 "손가락 세 개를 펴보세요"와 같은 단단한 명령을 따를 수 있는 환자의 능력을 평가하는 것이다. 이 평가를 통해 환자가 명령을 이해하고 따를 수 있는지 확인한다. 의식이 없거나 간단한 명령을 따를 수 없는 환자는 즉시 처치가 필요한 환자이다. 간단한 명령을 따르는 환자는 지연으로 분류해야 한다.

> **지식 체크**
>
> **호흡 속도가 분당 30회 이상인 환자의 중증도 분류는?**
>
> a. 긴급
> b. 응급
> c. 지연
> d. 비응급

SALT 분류

2012년 CDC는 "손상 환자 현장 분류 지침, 현장 분류에 관한 국가 전문가 패널의 권고"라는 제목의 보고서를 발표했다. 이 문서에서는 1986년 ACS 현장 분류 결정 체계를 재검토하고 2006년 마지막 실무 그룹 회의 이후 게시된 모든 데이터를 검토했다. SALT 분류 체계는 과학 및 합의에 기반한 모델 통일 핵심 기준(MUCC)에 따라 다수 사상자 사고에 대한 국가

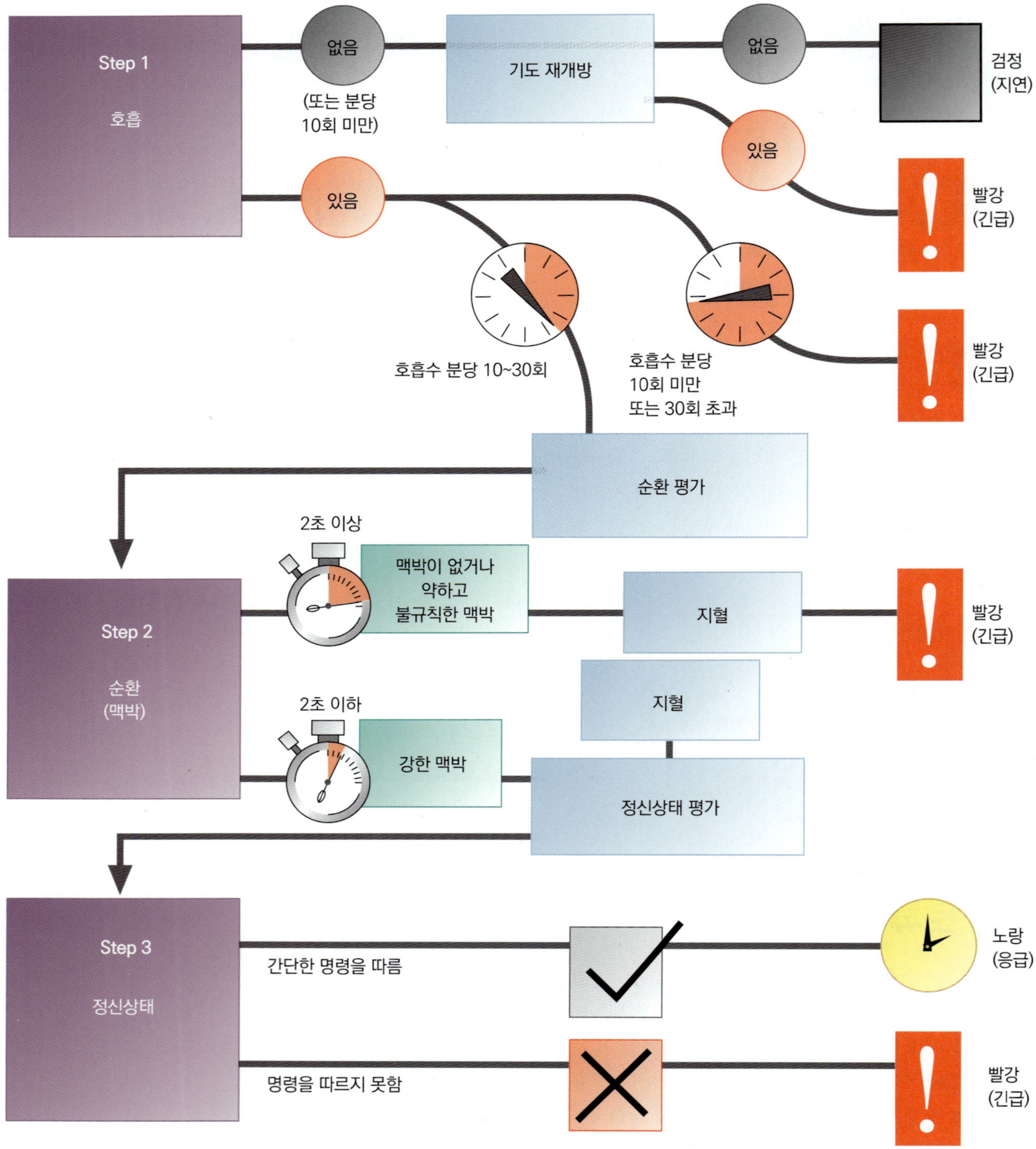

그림 9-2. START 분류 알고리즘.

Courtesy of Hoag Hospital Newport Beach and the Newport Beach Fire Department.

분류 체계의 기초가 될 방법론을 개발하기 위한 것이었다**(그림 9-3)**.

분류, 평가, 소생 중재, 처치 및 이송(SALT) 분류 체계는 전세계적으로 환자를 분류하는 것으로 시작된다. 이 첫 번째 단계는 구두지시를 이해할 수 있고 따라서 관류가 잘 될 가능성이 있는 환자를 식별한다. 이러한 환자에게는 추가 지시를 위해 이동할 수 있는 집결지가 제공된다. 이는 EMS가 최우선 우선순위 환자를 이송하기 전에 현장을 떠나는 환자 수를 줄이고 지역

SALT 다수 사상자 분류

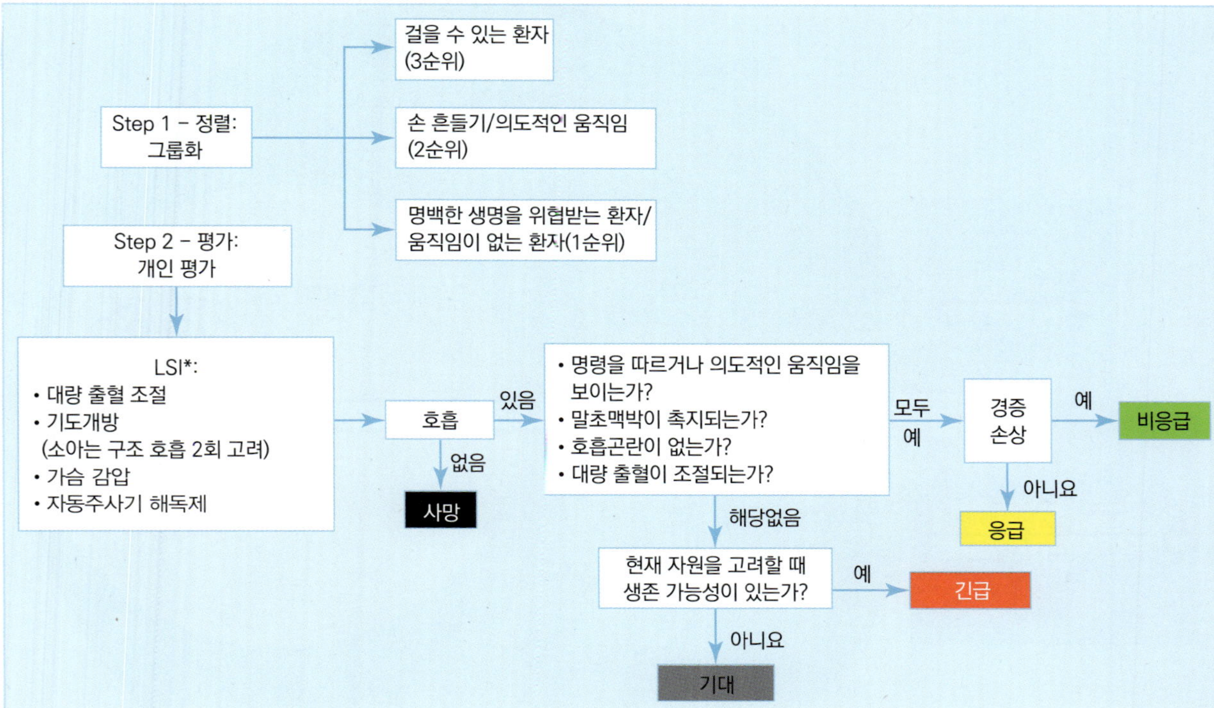

그림 9-3. SALT 다수 사상자 분류 알고리즘.

*Note: LSI stands for lifesaving interventions.
Chemical Hazards Emergency Medical Management, U.S. Department of Health and Human Services. http://chemm.nlm.nih.gov/chemmimages/salt.png. Accessed October 16, 2017.

의료기관의 자원을 압도하는 것을 줄이기 위한 시도이다. SALT 방법은 출혈 조절, 기도 개방, 소아를 위한 2회의 구조 호흡, 긴장기흉에 대한 바늘감압, 자가 주사기 해독제 투여 등 생명을 구하는 처치 단계가 다른 방법과 다르다. START 방법은 호흡, 맥박 및 신경학적 상태를 사용하여 우선순위를 지정한다.

1983년 START 이후 다양한 분류 체계에 관한 수많은 연구가 수행되었지만, 어떤 방법이 가장 우수하다고 입증된 경험적 증거는 없다. 각 지역사회에서 최초반응자가 가장 적합한 것을 선택할 것이기 때문에 단일 국가 분류 체계에 대한 합의가 이루어지지 않았다.

지식 체크

SALT 분류 방법은 다른 분류 방법과 어떤 점에서 다른가?

a. 온라인 의료 통제 활용
b. 분류 평가의 일부로 인명 구조 단계 사용
c. 손을 흔들 수 있지만 걸을 수 없는 환자에게 집중
d. 환자를 이송 지역으로 더 빠르게 처치

Sacco 분류법

ThinkSharp Inc.는 사코 분류법(STM)이라는 상업적이고 증거 기반이며 결과 중심적인 접근 방법을 개발했다. STM은 생존과 악화를 예측하는 간단한 생리학적 점수를 사용하여 환자를 분류하고 이송 및 자원의 가용성과 시기를 고려하여 예상 생존자를 최대화하기 위해 환자를 분류한다.

START 및 STM 분류 체계는 현저하게 다른 방법을 사용하여 파생된 것 외에도 두 분류 방법의 중요한 차이점은 START 체계는 공개 자료이며 공유 저작물에 있지만, STM 시스템은 독점적이며 상업적 용도로만 사용권이 부여된다는 점이다. 2016년 Jain, Ragazzoni, Stryhn, Stratton, Corte의 연구에 따르면 26명의 응급구조과 학생이 10명의 환자를 분류하는 데 사용한 START와 Sacco 분류 체계를 비교한 시험에서 총 분류 시간에서 통계적으로 유의미한 차이가 발견되지 않았다.

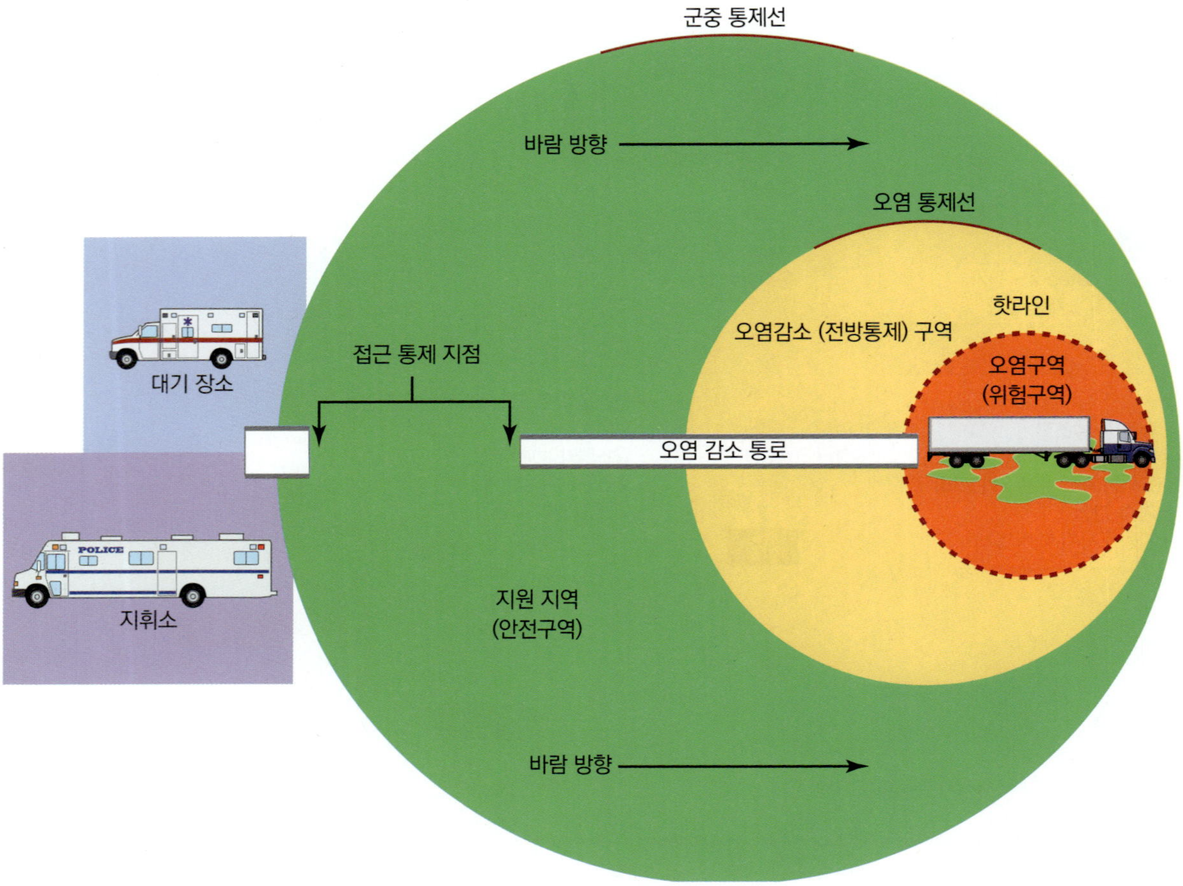

그림 9-4. 사건 현장은 일반적으로, 위험지역, 전방통제구역, 안전구역으로 나눈다.

2차 분류 결정

전술적 영역에서의 2차 분류는 간접적인 위협/전방통제구역에서 이루어지며 TECC 처치 제공자가 사상자를 후송/안전구역으로 이송하는 과정에서 시행한다(**그림 9-4**). 즉각적인 전술적 상황과 처치에 대한 환자 반응이 2차 분류 결정을 내리는 데 지침이 된다.

전술적 상황

- 사상자를 간접적인 위협/전방통제구역에서 후송 중/안전구역으로 이동시킬 수 있는 안전한 통로가 구축되어 있는가?
- 후송 중/안전구역으로 이동하는 사상자 수는 몇 명인가?
- 얼마나 많은 사상자를 이송해야 하는가?
- 환자를 이송하는 데 사용할 수 있는 인적 및 기술적 자원은 무엇인가?
- 최신 상황 인식을 바탕으로 사상자 이동 통로가 얼마나 오랫동안 안전하게 유지되는가?

MARCH 처치에 대한 부상자 반응

2차 분류에서는 간접적인 위협/전방통제구역에서 제공되는 MARCH 처치의 효과를 확인한다. 가용한 자원으로 가장 많은 환자에게 가장 좋은 처치를 제공한다는 목표를 유지하면서 2차 분류는 후송 중/안전구역으로 이동하는 환자의 순서를 결정한다는 것을 의미한다.

후송 중/안전구역에는 지역사회가 전술적 영역 밖에서 제공하는 병원 전 전문 처치를 제공할 수 있는 더 많은 자원과 처치 제공자가 배치될 것이다. 부상자를 후송할 때는 적극적인 수액소생술과 같은 병원 전 처치의 혜택을 즉시 받을 수 있거나 당뇨병케토산증과 같은 의학적 상황에 대처하기 위해 보다 확실한 처치가 필요한 사람들을 고려한다.

지식 체크

2차 분류에는 _______ 및 _______ 분석이 포함된다.

a. 예상되는 전술적 상황, MARCH 처치에 대한 환자 반응
b. 즉각적인 전술적 상황, 환자 활력징후
c. 예상되는 전술적 상황, 환자 활력징후
d. 즉각적인 전술적 상황, MARCH 처치에 대한 환자 반응

요약

- 처치 제공자가 환자를 분류할 때 전술적 상황에는 고유한 어려움이 있다.
- 사상자 분류와 더불어 인명 구조 개입은 MARCH 알고리즘에 따라 적용되어야 한다.
- 알고리즘에 의한 사상자 분류는 좋은 기준이 될 수 있지만, 처치 제공자의 직관과 경험을 대체할 수는 없다.

참고 자료

Auf der Heide E. The importance of evidence-based disaster planning. *Ann Emerg Med.* 2006;47(1):34-49.

Cone DC, Koenig KL. Mass casualty triage in the chemical, biological, or nuclear environment. *Eur J Emerg Med.* 2005;12(6):287-302.

Federal Emergency Management Agency. *1 October After-Action Report.* Washington DC: FEMA. https://www.hsdl.org/?view&did=814668. August 24, 2018.

Jain TN, Ragazzoni L, Stryhn H, Stratton SJ, Corte D. Comparison of the Sacco Triage Method versus START triage using a virtual reality scenario in advance care paramedic students. *Canad J Emerg Med.* 2016;18(4):288-292.

Leonard HB, Cole CM, Howitt AM, Heymann PB. *Why Was Boston Strong? Lessons from the Boston Marathon Bombing.* Cambridge MA: Harvard Kennedy School; 2014.

Lerner EB, McKee CH, Cady CE, et al. A consensus-based gold standard for the evaluation of mass casualty triage systems. *Prehosp Emerg Care.* 2015;19(2):267-271.

National Association of Emergency Medical Technicians. *PHTLS: Prehospital Trauma Life Support.* 9th ed. Burlington, MA: Public Safety Group; 2019.

Navin DM, Sacco WJ, Waddel, R. Operational comparison of the simple triage and rapid treatment method and the Sacco Triage Method in mass casualty exercises. *J Trauma Inj Infect Crit Care.* 2010;69(1):215-225.

Timbie JW, Ringel JS, Fox DS, Waxman DA, Pillemer F, Carey C, Moore M, Karir V, Johnson TJ, Iyer N, Hu J, Shanman R, Larkin JW, Timmer M, Motala A, Perry TR, Newberry S, Kellermann AL. Allocation of scarce resources during mass casualty events. *Evid Rep Technol Assess* (Full Rep). 2012;(207):1-305.

LESSON 10

요약

학습 목표

- 즉각적인 대응의 중요성에 관해 설명할 수 있다.
- 전술적 응급 부상자 처치(TECC)의 단계를 검토할 수 있다.
- 직접적인 위협 관리/위험지역에서의 주요 목표를 검토할 수 있다.
- 간접적인 위협 관리/전방통제구역 주요 목표를 검토할 수 있다.
- 후송 관리/안전구역에서의 주요 목표를 검토할 수 있다.
- 분류를 검토할 수 있다.

요약 개요

이 장에서는 직접적인 위협 관리/위험구역의 주요 목표부터 후송 관리/안전구역에서 수행할 수 있는 의학적 처치까지 TECC의 각 측면에서 중요한 내용을 검토한다.

즉각적인 처치 제공자의 중요성

지금까지 배운 중요한 교훈 중 하나는 출혈로 인한 부상자 생존에 즉각적인 대응자가 미치는 영향이다. 처치 제공자는 지혈 교육과정과 같은 교육을 기반으로 하거나 단순히 응급의료상황관리자의 지시에 따라 처치를 제공하는 민간인일 수 있다.

사법 기관이 사건에 대응하여 위협을 제거하거나 격리하면 직접적인 위협/위험구역을 제거하면서 추가 부상자를 예방할 수 있다. 즉각적인 처치 제공자로서 경찰관은 처치 제공자에게 지혈을 제공할 수 있도록 교육을 받아야 한다. 마찬가지로 경찰특공대(SWAT) 요원들은 자가 지원/동료 지원 교육을 받아야 하며 비무장 처치 제공자를 위한 지역을 확보해야 할 수도 있다.

TECC 처치 제공자의 첫 번째 책임은 현장 안전을 보장하는 것이다. 이들은 피해 지역에서 부상자에게 가장 먼저 접근한 최초의 처치 제공자일 수 있지만, 부상자가 되지 않도록 해야 한다.

구조팀이나 경찰특공대 소속이 아닌 EMS 제공자는 부상자 구출에 집중한다. 이들은 간접적인 위협/전방통제구역에서 근무하는 TECC 처치 제공자 또는 다른 사람들이 시작한 환자 처치를 계속한다(그림 10-1).

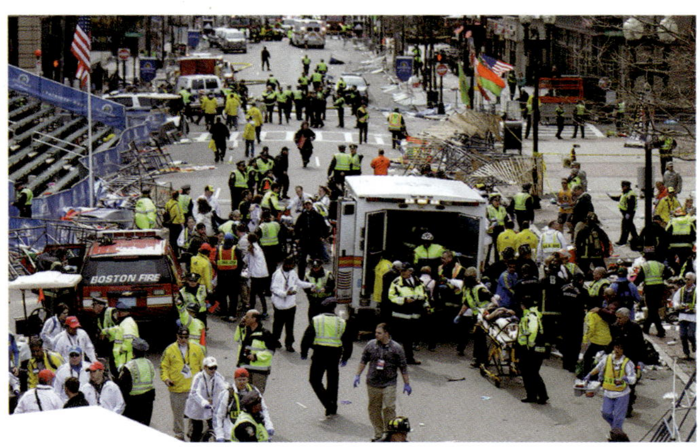

그림 10-1. 대피소로 이동하는 보스턴 마라톤 환자.

> **지식 체크**
>
> **TECC 처치 제공자의 첫 번째 책임은? 다음과 같다.**
>
> **a.** 직접적인 위협/위험구역에 있는 환자를 신속하게 평가
> **b.** 간접적인 위협/전방통제구역에 있는 환자 분류
> **c.** 현장 안전을 보장
> **d.** 동료 처치 및 자가 처치 노력에 대한 의료 감독

TECC 처치 단계

TECC는 처치 제공자 및 환자 위험에 대한 재난 관리 및 EMS 확인에 따라 환자 처치를 세 가지 구역으로 나눈다. 각 구역에는 구체적인 처치 목표, 처치 제공자의 술기 및 환자 처치 목표가 있다. 역동적인 사건의 사상자 시나리오는 일반적으로 의학적 문제와 전술적 문제를 모두 수반된다. TECC 목표는 적절한 환자에게 적절한 시간에 적절한 처치를 시행하는 것이다.

직접적인 위협/위험구역

이 지역은 사고 현장이 안전하지 않아 추가 손상 또는 사망의 즉각적인 위협이 있으므로 처치 제공자와 환자에게 가장 높은 위험을 나타낸다. 이 지역에서는 위협 억제, 추가 사상자 방지, 고위험 지역에서 부상자 구출, 생명을 위협하는 팔다리 출혈 조절에 중점을 두고 있다.

간접적인 위협/전방통제구역

간접적인 위협/전방통제구역은 잠재적인 위협이 존재하지만, 직접적이거나 즉각적인 위협이 없는 구역이다. 간접적인 위협/전방통제구역 처치에는 MARCH 알고리즘(대량 출혈, 기도, 호흡, 순환 및 저체온증/머리 손상) 적용과 관련된 기타 생명 구조 처치가 포함된다. 일반적으로 간접적인 위협/전방통제구역 내에는 사상자 수집 지점 및 구조팀이 배치된다. 간접적인 위협/전방통제구역은 위협이 변화하거나 증폭되면 직접적인 위협/위험구역으로 변화될 수 있다.

후송 관리/안전구역

후송 관리/안전구역은 심각한 위협이 합리적으로 예상되지 않는 지역으로 추가적인 의료/이송 자원을 배치할 수 있다. 후송/안전구역에서의 처치는 일반적으로 확립된 지역 또는 프로토콜에 따른다. 가장 일반적으로 기존의 EMS/구급차 처치이지만, 비일반적인 장소에서 수행될 수도 있다.

> **지식 체크**
>
> **MARCH 알고리즘은 ________구역에서 실행된다.**
>
> **a.** 위험
> **b.** 중간
> **c.** 전방통제
> **d.** 후송

직접적인 위협 관리/위험구역에서의 목표

직접적인 위협/위험구역에서의 활동은 가장 위험하고 역동적인 지역이다. TECC 위원회(C-TECC)에 따르면 직접적인 위협 관리/위험구역 목표는 다음과 같다.

1. 사상자를 최소화하면서 임무를 완수한다.
2. 부상자가 추가 상처를 입지 않도록 한다.
3. 대응팀이 현존하는 위협(예: 총격범)을 무력화시키는 데 최대한 집중할 수 있도록 한다.
4. 대중의 피해를 최소화한다.

직접적인 위협/위험구역 처치 시 우선순위는 위협을 억제하는 것이다. 사법 기관의 첫 번째 목표는 위협을 막는 것이다. 이러한 경찰관은 위협에 개입, 제거 또는 제한하기 위해 말 그대로 처치가 필요한 부상자를 처치하지 않고 지나가야 할 수도 있다. TECC 처치 제공자는 직접적인 위협/위험구역에 있을 때 "X"에서 벗어나 엄폐물을 확보해야 한다는 점을 명심해야 한다. 현장이 안전하다면 가능한 한 빨리 부상자를 X에서 벗어나 엄폐물을 찾는다. 원격 평가의 하나로 움직일 수 있는 부상자는 X에서 벗어날 수 있도록 유도한다.

신속 및 원격 평가 방법

신속 및 원격 평가 방법(RAM)의 목적은 구조 가능한 부상자를 구출하고 처치할 수 있는 기회를 극대화하는 동시에 불필요한 구조 시도로 인한 TECC 처치 제공자의 위험을 최소화하는 것이다.

원격 평가를 실시하는 첫 번째 단계는 해당 지역이 안전한지 확인하는 것이다. 안전하다면 부상자가 TECC 제공자에게 해를 끼치지 않는다는 것을 확인한 후 표준 EMS 처치를 시행

하는 것이 적절하다. 해당 지역이 안전하지 않으면 사용할 수 있는 자원을 사용하여 부상자가 가해자인지 또는 다른 위협이 되는지 판단한다. 원격 관찰은 처치 제공자가 자신의 위치를 드러내지 않고 정보를 수집할 수 있으므로 원격 평가 중에 가장 먼저 사용되는 기술이다. 예를 들어 좋은 쌍안경은 부상자가 숨을 쉬고 있는지, 호흡 속도와 호흡의 질, 생명을 위협하는 출혈이 있는지, 생명에 지장이 없는 명백한 상처가 있는지 확인하는 데 도움이 될 수 있다.

부상자가 안정적으로 보이고 가능하면 부상자에게 자가 처치를 지시하고 안정시키며 전술적 상황이 개선될 때까지 구출을 기다려야 한다. 부상자의 상태가 불안정한 경우 구출의 위험과 즉각적인 처치의 이점을 비교 검토해야 해야 한다.

부상자 또는 부상자 옆에 있는 사람은 먼저 필요에 따라 지혈대를 적용하고 기도를 개방하거나 개방성 가슴 상처 폐쇄와 같은 응급처치를 통해 생명을 위협하는 상처를 처치해야 한다.

지혈

전술적 현장 처치 중 박동성 외부출혈을 지혈하는 것은 매우 중요하다. 박동성 중증 외부출혈은 일반적으로 신속하게 지혈할 수 있으므로 먼저 지혈을 시행해야 한다. 지혈대는 언제 어디서나 생명을 위협할 수 있는 팔다리 출혈에 대한 1차 지혈 방법으로 사용한다. 직접적인 위협/위험지역에서 팔다리에 적용한 지혈대는 부상자가 처치할 수 있는 병원에 도착할 때까지 그대로 유지해야 한다. 지혈대 적용 시간이 2시간을 초과하는 경우를 제외하고는 지혈대를 계속 적용해야 하는지 재평가하여 결정해야 한다.

팔다리 출혈을 지혈하기 위해 사용하는 지혈대는 서혜부나 겨드랑이 손상 부위 근위부에 옷을 제거하고 피부 바로 위에 적용해야 한다. 조임 막대를 돌리기 전에 조임 끈을 최대한 당긴 후 출혈이 멈출 때까지 조임 막대를 돌린다. 하나의 지혈대로 출혈이 멈추지 않는 경우 더 넓은 부위에 걸쳐 동맥을 압박할 수 있도록 적용한 지혈대 옆에 나란히 추가로 지혈대를 적용하는 것을 권장한다.

끌기 이동법

주요 전술적 목표는 부상자를 X에서 벗어나 간접적인 위협/전방통제구역으로 이동시키는 것이다. 부상자가 스스로 움직일 수 있는 경우 TECC 처치 제공자는 부상자를 간접적인 위협/전방통제구역으로 안내해야 한다. 이는 TECC 처치 제공자가 부상자의 위치에 접근할 수 없는 원격 부상자 평가를 제공하는 동안 시행할 수 있다.

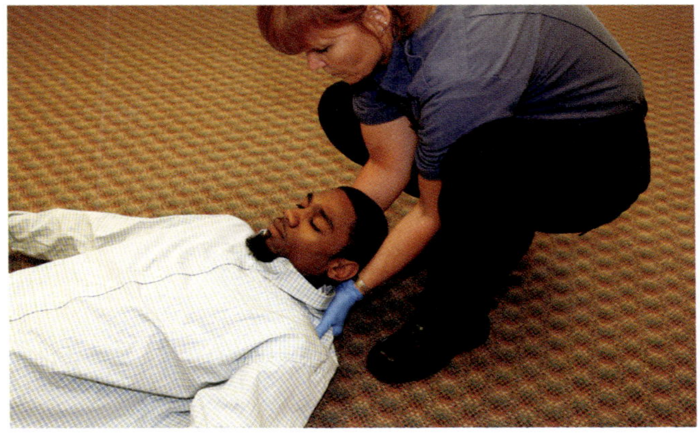

그림 10-2. 1인 끌기.

구출은 부상자를 직접적인 위협/위험구역에서 간접적인 위협/전방통제구역으로 이동시키는 것을 말한다. 부상자 구출은 육체적으로도 힘든 과정으로 임무 흐름을 방해하고 구출 과정에서 전술팀이 부상자를 구출하는 취약한 상황에서 적의 사격에 노출되어 위험에 처할 가능성이 있다.

부상자를 구출하기 전에 TECC 처치 제공자는 구출 위험과 부상자 생존 가능성을 분석해야 한다. 부상자를 이동하는 데 필요한 시간은 부상자의 지원 능력, 이동 거리, 부상자의 장비 무게, 해당 지역의 상대적 위협 수준, 팀의 체력에 따라 영향을 받는다. 부상자가 스스로 움직일 수 없는 경우 즉각적인 위험으로부터 부상자를 신속하게 이동시키기 위해 끌기법을 사용한다. 일반적인 들기, 끌기 및 메기 법(LDC)에는 다음과 같은 방법이 있다**(그림 10-2)**.

- 앞뒤 2인 들기
- 2인 나란히 이동
- 1인 소방원 운반
- 2인 신체 끌기
- 1인 끌기
- 팩 스트랩/호스 캐리

지식 체크

직접적인 위협/위험구역에서의 주요 처치 우선순위는?

a. 기도 확보
b. 초기 분류 완료
c. 박동성 출혈 지혈
d. RAM 평가 완료

간접적인 위협 관리/전방통제구역에서의 목표

간접적인 위협 관리/전방통제구역의 위협 수준은 매우 다양하므로 유연하고 유동적인 의료 대응이 필요하다. TECC 위원회에 따르면 간접적인 위협 관리/전방통제구역에서의 목표는 다음과 같다.

1. 즉각적인 시나리오를 안정화하기 위해 작전 통제권을 유지한다.
2. 전담 환자 평가를 수행하고 적절한 인명 구조 개입을 시작한다.
3. 인명 구조가 아닌 처치를 위해 환자 구출/후송을 지연시키지 않는다.
4. 환자/사상자 수집 장소 설치를 고려한다.

간접적인 위협 관리/전방통제구역에서의 분류

TECC 처치 제공자가 환자 수집 장소에 있지 않는 한 간접적인 위협/전방통제구역에서의 분류는 상당히 제한적이며 다음과 같이 진행해야 한다.

- 손상이 없거나 경미한 손상
    - 자가 처치 및 이동할 수 있음
    - 2차 분류 필요
- 사망/임박
    - 심정지 환자는 양측 바늘감압 고려
- 기타 모든 경우
    - 긴급(빨간색 분류표). 손상이 심각하지만 처치하는 데 최소한의 시간이나 장비만 필요하고 생존 예후가 좋은 환자이다. 예를 들어 기도가 손상되었거나 대량 외부출혈이 있는 환자가 있다.
    - 응급(노란색 분류표). 손상으로 인해 쇠약해졌지만, 생명이나 팔다리를 구하기 위해 즉각적인 처치가 필요하지 않은 부상자이다. 긴뼈 골절 환자를 예로 들 수 있다.

사상자를 분류하는 동안 정신 상태가 변화된 부상자의 모든 무기를 제거하고 확보한다. 전술적 사건 이후 혼란스러운 상황에서 외상성 뇌손상, 저산소증, 출혈성 쇼크로 고통받는 무장 대응자는 TECC 처치 제공자의 행동을 즉각적인 생명 위협으로 인식하고 공격적으로 대응할 수 있다. 무기 유형에는 탄도, 칼날, 충격, 폭발물 등이 있다. 무기를 확보하기 위해 사법 기관 또는 군의 지원을 고려한다.

환자 구출을 요청하기 위해 지정된 지역 책임자와 통합 지휘관과 연락을 취해 환자 후송을 요청한다. 이때 분류 지정(적색, 황색, 녹색)에 따른 사상자 수와 특수 장비 또는 지속적인 처치가 필요한 환자 수를 보고한다.

구출 계획을 수립할 때는 이동 경로, 안전한 이동 경로에 대한 PACE 비상 계획, 구급차에 실어야 할 사상자 수 등을 포함해야 한다.

간접적인 위협/전방통제구역은 범죄 현장이 일부일 수 있다. 부상자 복장과 부상자 최초 위치를 전술적 영역에 유지하기 위해 합리적인 노력을 기울이고 증거를 보존한다.

환자 분류표, 환자에게 직접 부착하거나 또는 해당 지역에서 사용하는 전자 또는 서면 환자 이송 체계에 환자 평가 및 처치에 대한 문서를 작성한다.

> **지식 체크**
>
> **간접적인 위협/전방통제구역에서의 주요 처치 우선순위는?**
>
> **a.** 생명을 구할 수 없는 개입을 위해 환자 구출/이송을 지연시키지 않는다.
> **b.** 환자가 안정되고 기록될 때까지 단계적으로 구출/이송을 진행한다.
> **c.** 작전 의료 책임자 또는 지도 의사와 함께 환자 구출 방법을 개발한다.
> **d.** 이송 부서와 함께 이송 방법을 개발한다.

간접적인 위협 관리/전방통제구역: 출혈 조절

직접적인 위협/위험구역에서 시행한 지혈 처치를 평가한다. 머리부터 발끝까지 평가해 출혈 부위를 파악한다. 직접 압박은 일시적인 방법으로 사용할 수 있다.

지혈대는 출혈성 쇼크와 출혈의 진행을 늦추는 데 있어 여전히 최선의 선택이다. TECC 처치 제공자는 환자가 움직일 때마다 그리고 머리부터 발끝까지 재평가할 때마다 지혈대의 효과를 평가해야 한다. 첫 번째 지혈대가 효과적이지 않으면 두 번째 지혈대를 추가로 적용해야 할 수도 있다.

지혈 드레싱은 지혈대를 사용할 수 없는 손상에서 출혈을

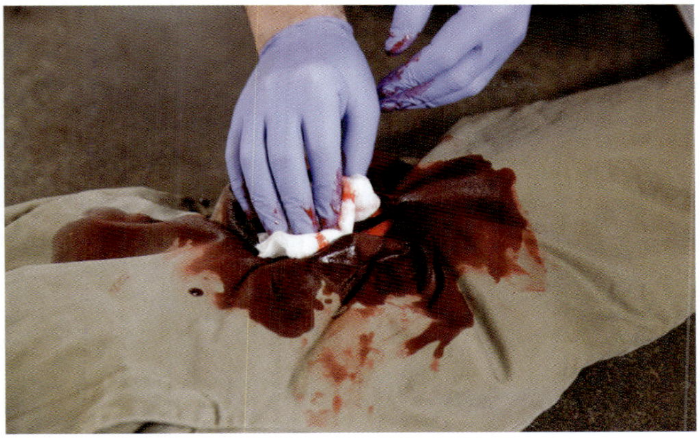

그림 10-3. 상처 패킹.

성공적으로 조절하는 것으로 입증되었다. 이러한 제제는 손상된 조직에 부착되어 파열된 혈관을 봉합하거나 자연적인 혈액 응고 기전을 강화하여 혈전 형성을 가속화하고 강화된 혈전을 생성할 수 있는 물리적 특성이 있다(**그림 10-3**). 이러한 드레싱을 적용한 후에는 3분간 직접 압박을 가해야 한다. 열화상, 이물질 색전증, 내피(혈관 내벽) 독성을 유발할 수 있으므로 처치 제공자는 오래된 분말 또는 과립형 제제를 사용해서는 안 된다. 목, 겨드랑이, 서혜부 상처에는 지혈제가 함유된 지혈 거즈를 사용하는 것이 좋다. 지혈제 사용은 의료 지도 의사의 승인을 받아 사용한다.

접합부 지혈대는 서혜부, 볼기, 회음부, 겨드랑이, 목 밑의 출혈을 조절하는 데 도움이 될 수 있다. 트라넥삼산(TXA)은 정맥 내, 경구 또는 상처에 직접 투여할 수 있으며 내부 출혈을 조절하여 출혈성 쇼크에 대응할 수 있다. TXA는 프로토콜에 따라 가능한 한 빨리 투여되어야 하지만, 부상자가 손상을 입은 후 3시간 이내에 투여해야 한다.

지식 체크

서혜부, 볼기 및 겨드랑이의 출혈을 조절하기 위해 사용하는 방법은?

a. 접합부 지혈대
b. 트라넥삼산
c. 접합부 지혈대와 트라넥삼산 모두 사용
d. 접합부 지혈대와 트라넥삼산 모두 사용하지 않음

간접적인 위협 관리/전방통제구역: 기도 확보

대량출혈이 조절되면 TECC 처치 제공자는 기도 확보 및 유지를 위해 노력한다. 환자가 의식이 있고 지시를 따를 수 있으면 환자가 편안한 자세를 취할 수 있도록 한다. 환자를 강제로 눕히지 않는다. 환자가 의식이 없거나 의식이 있지만, 지시를 따를 수 없는 경우 처치 제공자는 다음과 같이 절차를 따라야 한다.

1. 외상 턱 밀어올리기 동작을 적용하여 기도를 개방한다.
2. 입안에 이물질(구토물, 음식물, 부러진 치아, 잇몸 등)이 있으면 제거한다.
3. 코인두기도기 삽입을 고려한다.
4. 환자를 회복자세로 취해 기도를 유지한다.
5. 환자가 자발적으로 기도를 개방하고 적절하게 환기를 할 수 없는 경우 입인두기도기 또는 코인두기도기를 삽입 후 백마스크 장비를 사용하여 환기를 시행한다.
6. 이전 처치에 실패하고 승인된 프로토콜에 따라 장비를 사용할 수 있는 경우 전문 기도유지를 시행한다.
   a. 성문위기도기
   b. 입/코기관삽관
   c. 외과적 반지갑상연골절개
7. 가능한 경우 산소 공급을 고려한다.

회복자세

의식이 없는 환자는 혈액, 점액, 구토물이 흡인되지 않도록 회복자세를 취해야 한다(**그림 10-4**). 환자를 옆으로 눕힐 때는 환자의 머리를 안정시키고 몸 전체를 유동적으로 움직인다. 회복자세는 척추 굴곡으로 인한 기도 폐쇄 가능성을 방지한다.

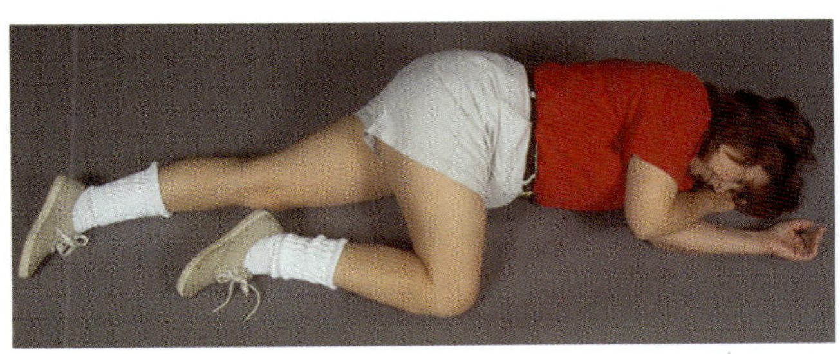

그림 10-4. 회복자세.

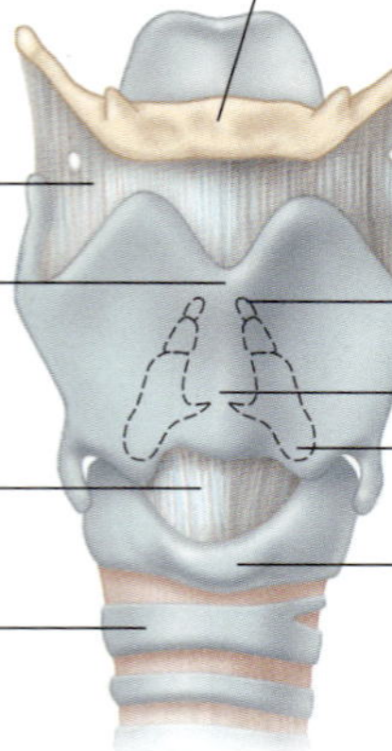

그림 10-5. 반지갑상연골절개와 관련된 구조.

반지갑상연골절개

응급 반지갑상연골절개는 피부와 반지갑상막을 절개하는 수술 절차이다. 이를 통해 다른 방법으로 기도를 제어할 수 없는 경우 기관내관을 기관에 삽입할 수 있다**(그림 10-5)**.

이 절차는 외상 환자 처치에서 안전하고 효과적인 것으로 보고되었다. 간접적인 위협/전방통제구역에서 근무하는 전문인명소생술(ALS) 자격을 갖춘 TECC 처치 제공자의 경우 조직 내에서 자격을 갖추고 해당 지역에서 자격을 취득하면 코인두기도기 삽입을 통한 기도 확보가 효과적이지 않을 때 다음 단계로 반지갑상연골절개를 고려하는 것이 적절할 수 있다. 이 술기는 혈액이나 해부학적 구조가 손상되어 성대를 볼 수 없는 위턱얼굴 손상이 있는 경우, 환자가 앉아서 앞으로 숙인 자세가 효과적이지 않은 경우 유일하게 실행할 수 있는 대안이 될 수 있다.

지식 체크

부상자를 회복자세로 취하는 이유는?

a. 신체의 혈압 조절 능력을 향상한다.
b. 뇌출혈을 조절한다.
c. 이송할 준비가 된 부상자를 식별한다.
d. 척추 굴곡으로 인해 발생할 수 있는 기도 폐쇄를 예방한다.

긴장기흉

긴장기흉은 전술적 환경에서 두 번째로 주요한 사망 원인이다. 의식이 있는 부상자는 일반적으로 가슴 통증과 호흡 곤란을 호소한다. 긴장기흉이 악화하면 초조, 빠른 호흡, 호흡곤란이 증가한다. 심한 경우 청색증과 심정지가 발생할 수 있다.

목정맥 팽창, 호흡음 들리지 않음, 손상되지 않은 쪽으로 기관 편위, 가슴벽 비빔소리, 청색증 등의 신체적 소견이 나타날 수 있다. 가슴속 압력이 증가하고 맥압이 좁아지면서 빈맥과 빠른 호흡이 점점 더 뚜렷해지고 저혈압과 보상되지 않은 쇼크가 나타난다.

처치의 우선순위는 긴장기흉을 감압하는 것이다. 감압은 다음과 같은 세 가지 소견이 있을 때 시행해야 한다.

1. 호흡곤란 또는 호흡곤란 악화
2. 일방적인 호흡음이 감소하거나 없음
3. 보상되지 않은 쇼크(수축기 혈압이 90mmHg 미만이고 맥압이 좁아진 경우)

BOX 10-1.

긴장기흉의 징후

긴장기흉의 경우 다음과 같은 징후가 자주 논의되지만, 많은 징후가 나타나지 않거나 현장에서 식별하기 어려울 수 있다.

관찰

- 청색증은 현장에서 보기 어려울 수 있다. 열악한 조명, 피부색 변화, 외상과 관련된 출혈 등으로 인해 이 징후를 신뢰할 수 없는 경우가 많다.
- 목정맥의 팽창은 긴장기흉의 전형적인 징후로 설명된다. 그러나 긴장기흉 부상자는 상당한 양의 혈액을 잃었을 수도 있으므로 목정맥 팽창이 두드러지지 않을 수 있다.

촉진

- 피하기종은 흔하게 발견되는 징후이다. 가슴속 압력이 증가하면 가슴벽 조직을 통해 공기가 빠져나가기 시작한다. 긴장기흉은 가슴속 압력이 상당히 증가하기 때문에 피하기종은 종종 가슴벽과 목 전체에 걸쳐 촉진될 수 있으며 때로는 복벽과 얼굴을 포함할 수 있다.
- 기관 편위는 일반적으로 늦게 나타나는 징후이다. 존재하더라도 신체검사로 진단하기 어려울 수 있다. 목에서 기관은 근막 및 기타 지지 구조에 의해 목뼈에 고정되어 있으므로 기관 편위는 가슴안 현상에 가깝지만, 기관 편위가 심한 경우 목정맥에서 촉진될 수 있다. 기관 편위는 병원 전 환경에서 흔히 관찰되지 않는다.

청진

- 다친 쪽의 호흡음이 감소한다. 신체검사에서 가장 도움이 되는 부분은 다친 쪽의 호흡음이 감소했는지 확인하는 것이다. 그러나 이 징후를 사용하려면 병원 전 처치 제공자가 정상 호흡음과 감소한 호흡음을 구별할 수 있어야 한다. 이러한 구별에는 많은 연습이 필요하다. 환자와 접촉할 때마다 호흡음을 청진하는 것이 도움이 될 것이다.

지식 체크

긴장기흉의 한 가지 징후는 다음 중 무엇인가?

a. 손상된 쪽으로 기관 편위
b. 편평하고 이완된 목정맥
c. 목정맥 팽창
d. 분당 60회 미만의 맥박수

개방성 기흉

개방성 기흉은 가슴막 공간으로 공기가 유입되어 폐가 허탈되는 것을 말한다. 환자가 숨을 들이마시려고 하면 호흡근이 수축하면서 가슴안에 음압이 발생하기 때문에 공기가 개방성 상처를 통해 가슴막 공간으로 들어간다. 더 큰 상처에서는 호흡의 단계에 따라 가슴막 공간 안팎으로 공기가 자유롭게 이동할 수 있다. 가슴벽의 구멍을 통해 공기가 드나들면서 가칠 소음이 발생하는 경우가 많으므로 이러한 유형의 상처를 "흡입성 가슴 상처"라고 부른다(그림 10-6).

PHTLS에서는 개방성 기흉 처치에 대해 다음과 같은 방법을 권장한다.

1. 개방성 가슴 상처 위에 통기성 폐쇄드레싱을 시행한다.
2. 통기성 폐쇄드레싱을 시행할 수 없는 경우 상처 부위에 플라스틱 또는 포일을 덮고 3면 폐쇄드레싱을 시행한다.
3. 이 중 어느 것도 사용할 수 없는 경우 비통기성 폐쇄드레싱 또는 바셀린 거즈와 같은 재료를 사용할 수 있지만, 이 방법은 긴장기흉을 유발할 수 있으므로 환자의 상태 악화 징후를 주의 깊게 관찰해야 한다.
4. 환자에게 빈맥, 빠른 호흡 또는 기타 호흡곤란 징후가 나타나면 드레싱을 몇 초간 제거하고 필요에 따라 환기를 보조한다.
5. 호흡곤란이 계속되면 긴장기흉이 발생했다고 가정하고 길이가 8cm 이상인 대구경(10~14게이지) IV 카테터를 사용하여 바늘감압을 시행한다. 앞 겨드랑선을 따라 다섯 번째 갈비사이 공간에 바늘을 삽입한다. 또는 빗장중간선을 따라 두 번째 갈비사이 공간에 바늘을 삽입한다.

대부분의 가슴 상처는 패킹을 시행할 필요가 없다. 지혈 드레싱을 시행하고 직접 압박한다.

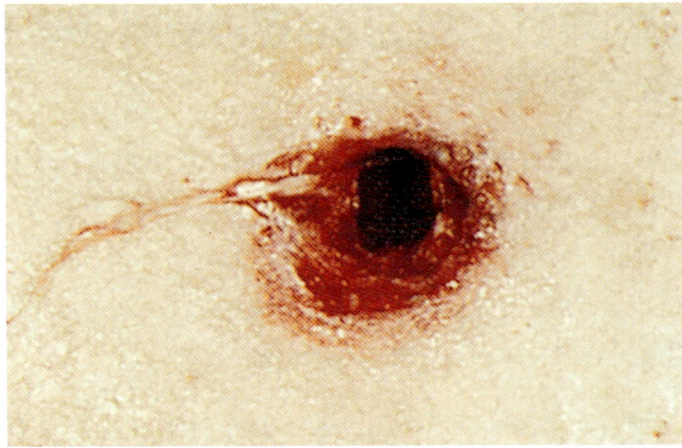

그림 10-6. 가슴에 총상을 입거나 자상을 입으면 가슴벽에 구멍이 생겨 공기가 가슴막공간 안팎으로 들어가고 나갈 수 있다.

Courtesy of Norman McSwain, MD, FACS, NREMT-P.

BOX 10-2.

드레싱을 제거해야 하는가?

개방성 기흉이 있는 부상자의 경우 폐쇄 드레싱을 적용했다면 잠시 개방하거나 제거해야 한다. 이렇게 하면 공기가 밀려드는 상처를 통해 긴장기흉이 감압될 수 있다. 긴장기흉 증상이 재발하는 경우 이 절차를 이송 중에 주기적으로 반복해야 할 수도 있다. 몇 초 동안 드레싱을 제거해도 효과가 없거나 개방성 상처가 없는 경우 ALS 처치 제공자는 바늘감압술을 시행할 수 있다.

지식 체크

개방성 가슴 상처에는 포일을 이용하여 3면 폐쇄드레싱을 시행하였다. 환자는 심박수가 급격히 상승하면서 호흡곤란이 증가하고 있다. TECC 처치 제공자는 포일을 제거하고 시행해야 할 처치는?

a. 상처를 거즈로 패킹한다.
b. 필요한 경우 환기를 보조한다.
c. 전문기도기를 삽입한다.
d. 상처에 파편이 있는지 디지털 방식으로 확인한다.

간접적인 위협 관리/전방통제구역: 쇼크 처치

출혈은 전술 환경에서 예방할 수 있는 사망의 주요 원인이다. 간접적인 위협/전방통제구역에서 작전 중 쇼크의 지표는 다음과 같다.

- 외상성 뇌손상과 관련이 없는 의식 저하가 있는 부상자
- 노동맥 맥박이 약하거나 촉지되지 않는 경우

심각한 출혈의 징후로는 분당 120회 이상의 빈맥, 호흡수가 분당 30~40회인 빠른 호흡, 심각한 혼란이나 불안 등이 있다. 맥박수와 호흡수는 계속 증가하는 반면 수축기 혈압은 60mmHg까지 감소한다. 이러한 환자는 몇 분밖에 살 수 없다.

TECC 처치 제공자는 외부출혈을 지혈하기 위한 조치를 하고 정맥 내로 전해질 용액(가능한 경우 혈장)을 수축기 혈압 80mmHg 이상 유지될 수 있도록 투여하고 필요에 따라 혈액, 혈장, 응고 인자를 투여할 수 있도록 신속하게 병원으로 이송해야 한다. 목표는 관류를 유지할 수 있도록 수액을 투여하여 심장, 뇌, 폐에 산소가 공급된 적혈구를 계속 공급하는 것이다.

지식 체크

출혈성 쇼크 환자에게 시행하는 수액 소생술의 목표는?

a. 결정질 용액을 적극적으로 투여하여 수축기 혈압을 120mmHg까지 올리는 것이다.
b. 공동화를 피하고자 결정질 수액과 혈장을 번갈아 투여한다.
c. 락테이트 링거액과 생리식염수를 번갈아 투여하여 전해질 불균형을 완화한다.
d. 관류를 유지하고 심장, 뇌, 폐에 산소가 공급된 적혈구를 계속 공급할 수 있도록 충분한 수액을 투여한다.

간접적인 위협 관리/전방통제구역: 통증 관리

진통제 투여를 지시받은 TECC 처치 제공자는 다양한 방법으로 투여할 수 있다. 경증에서 중등도의 통증에는 아세트아미노펜(타이레놀)과 같은 경구용 비마약성 약물 사용을 고려한다. 비스테로이드성 항염증제(NSAID) 약물(예: 아스피린, 이부프로펜, 나프록센, 케토롤락 등)은 혈소판 기능을 방해하고 출혈을 악화시킬 수 있으므로 외상 환자에게 사용하지 않는다.

심한 통증이 있는 경우 진통제 투여 시 케타민뿐만 아니라 마약성 약물(하이드로코돈, 옥시코돈, 시트르산펜타닐 등)의 사용을 고려한다. 모든 아편제 투여 시 날록손을 즉시 사용할 수 있도록 준비한다. 환자에게 호흡 억제 또는 저혈압과 같은 부작용이 나타나는지 모니터링한다. 항구토제의 보조 투여를 고려한다. 무장한 상태이거나 잠재적으로 자신을 방어해야 하는 처치 제공자에게 마약성 진통제 또는 케타민을 투여하지 않는다.

역동적이고 간접적인 위협/전방통제구역에서 작업할 때는 아편유사제 투여로 인한 정신 상태 변화가 후속 작업과 필요한 자원에 미치는 영향을 고려한다. 아편유사제를 투여하기 전에 부상자가 후송/안전구역에 도착할 때까지 기다리는 것이 현명할 수 있다.

지식 체크

TECC 처치 제공자가 통증 조절을 위해 투여할 수 없는 진통제는?

a. 아세트아미노펜
b. 케타민
c. 아스피린
d. 옥시코돈

후송 관리/안전구역

후송 관리/안전구역에서 환자 이송을 준비하는 것은 전술 현장 밖에서 외상 환자를 의료기관으로 이송하는 것과 유사하다. TECC 처치 제공자는 부상자의 머리부터 발끝까지 재평가를 시행하여 출혈, 기도 개방 유무, 생명을 위협하는 요소가 있는지 확인한다. 적용한 드레싱, 부목, 정맥 라인을 재평가한다. 혈류역학적으로 불안정한 부상자의 경우 이송 가능 여부에 따라 가능하면 의료기관으로 이송하는 중에 시행할 수 있다. 생명을 구하지 않는 처치를 위해 불안정한 환자의 이송을 절대 시연시키지 않는다.

문서에는 두 가지 수준이 있다. 하나는 종이, 음성 또는 전자 알림과 관계없이 이송할 의료기관에 전달해야 하는 중요한 처치 또는 상태에 대해 환자에게 직접 확인한다. 지혈대 적용과 정맥 라인 확보는 환자에 대해 기록해야 하는 두 가지 시간에 민감한 활동이다.

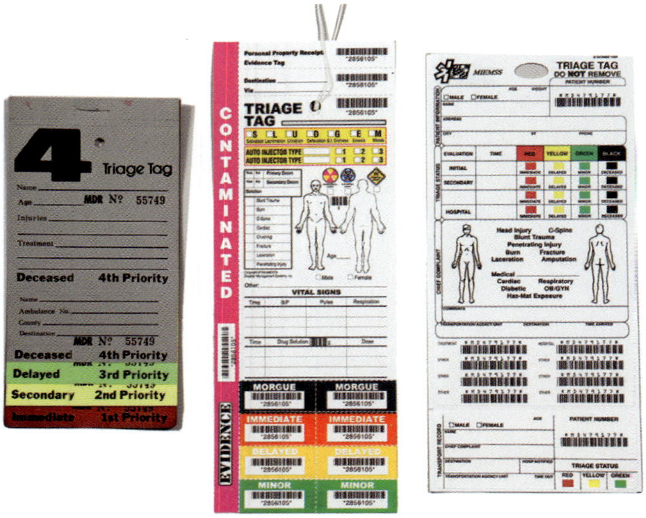

그림 10-7. 분류표.

두 번째 수준의 문서는 병원 전 처치 보고서에서 찾을 수 있는 데이터이다. 병원 전 처치 보고서에는 초기 관찰, 병원 전 처치 제공, 활력징후 및 환자 병력이 포함된다. 전술 상황의 엄격한 특성으로 인해 이러한 내용은 분류표에서 확인할 수 있다 **(그림 10-7)**.

지식 체크

환자에 대해 기록해야 하는 시간에 민감한 병원 전 처치는?

a. 지혈대가 적용된 시점
b. 정맥 내 카테터의 크기
c. 초기 활력징후
d. 재가온 노력이 시작된 시점

요약

- 처치 제공자가 환자를 분류할 때 전술적 상황은 독특한 어려움이 있다.
- 사상자 분류와 더불어 인명 구조 개입은 MARCH 알고리즘에 따라 적용되어야 한다.
- 알고리즘에 의한 사상자 분류는 좋은 기준이 될 수 있지만, 처치 제공자의 직관과 경험을 대체할 수는 없다.

참고 자료

National Association of Emergency Medical Technicians. *PHTLS: Prehospital Trauma Life Support*. 9th ed. Burlington, MA: Public Safety Group; 2019

Answers to Check Your Knowledge

Lesson 1: Introduction to Tactical Emergency Casualty Care

CHECK YOUR KNOWLEDGE

TECC guidelines cover the medical requirements of:

a. fit and healthy 18- to 40-year-old first responders.
b. emergency medical services responders.
c. those most likely to survive a multisystem trauma injury.
d. the civilian population.

Answer: D. the civilian population.

Rationale: TECC guidelines cover the requirements of a civilian population.

CHECK YOUR KNOWLEDGE

You have successfully completed the TECC course and are operating in an indirect threat care/warm zone scene. Your patient has a tension pneumothorax, is rapidly decompensating, and needs a needle decompression. You can perform this skill under which of these situations?

a. On-site medical oversight is available by a critical care paramedic or physician assistant.
b. The caregiver calls medical control, identifies as a TECC-credentialed caregiver, and obtains authorization.
c. Needle decompression is within the caregiver's scope of practice and authorized under local policy and protocol.
d. The incident has been declared a mass-casualty event and the authority having jurisdiction has established medical incident command under the National Response Framework.

Answer: C. Needle decompression is within the caregiver's scope of practice and authorized under local policy and protocol.

Rationale: Outside of class, all clinical interventions must be in accordance with local policy and protocol and within the caregiver's authorized scope of practice.

CHECK YOUR KNOWLEDGE

The use of advanced airway devices can start in the ________ zone.

a. direct threat/hot
b. indirect threat/warm
c. evacuation/cold
d. All of the zones

Answer: B. indirect threat/warm

Rationale: Warm zone care includes the other lifesaving interventions associated with applying the MARCH algorithm.

CHECK YOUR KNOWLEDGE

When operating in a tactical situation __________ can sometimes be __________ and cause mission failure.

a. response teams; attacked
b. too many paramedics; uncoordinated
c. good medicine; bad tactics
d. EMT-level caregivers; overwhelmed

Answer: C. good medicine; bad tactics

Rationale: Good medicine can sometimes be bad tactics, and bad tactics can get everyone killed and/or cause mission failure.

CHECK YOUR KNOWLEDGE

________ focuses on medical care of the first responders.

a. Medical branch
b. Tactical emergency medical support
c. Rescue task force
d. Police medic

Answer: B. Tactical emergency medical support

Rationale: This differs from rescue task force, which usually focuses on medical care for tactical casualties.

Lesson 2: Direct Threat Care/Hot Zone

CHECK YOUR KNOWLEDGE

The zone that represents the highest danger to caregiver and patient is the ______ zone.

a. tactical
b. direct threat
c. indirect threat
d. evacuation care

Answer: B. direct threat

Rationale: The direct threat zone represents the highest danger to caregiver and patient.

CHECK YOUR KNOWLEDGE

Which is a key factor of remote assessment methodology?

a. The caregiver is embedded with the casualty until the direct threat is mitigated.
b. The caregiver is unable to get direction from online medical control.
c. The caregiver is unable to touch the patient.
d. Sending live video from the direct threat/hot zone to the medical sector

Answer: C. The caregiver is unable to touch the patient.

Rationale: Remote medical assessment is the process of assessing and rendering aid to those who are out of direct physical and visual contact of the provider.

CHECK YOUR KNOWLEDGE

What is the quickest medical intervention while operating in direct threat/hot zone?

a. Hemorrhage control
b. Rapid extrication
c. Passive airway maintenance
d. Tactical hypotension

Answer: C. Passive airway maintenance

Rationale: A TECC caregiver may only have the time to place the patient in the recovery position.

Lesson 3: Indirect Threat Care/Warm Zone: MARCH–Patient Assessment and Massive Hemorrhage Interventions

CHECK YOUR KNOWLEDGE

Deploying a fire company hose line to obscure or interfere with an active shooter's line-of-sight is an example of:

a. freelancing.
b. responding with overwhelming response.
c. asymmetric response.
d. fortifying the rescue corridor.

Answer: C. asymmetric response.

Rationale: Direct threats should receive asymmetric rescue responses.

CHECK YOUR KNOWLEDGE

What does "raking" during a blood sweep mean?

a. Removing all clothing during assessment
b. Spreading the fingers of your gloved hands and using your fingers to palpate the patient
c. Making your gloved hand into a fist and using your knuckles to palpate the patient
d. Placing the fingers of your gloved hand into a "V" and vigorously tapping on the patient

Answer: B. Spreading the fingers of your gloved hand and using your fingers to palpate the patient

Rationale: Raking means assessing by spreading your fingers out and curving them in, resembling a rake you would you use to remove leaves from a lawn.

CHECK YOUR KNOWLEDGE

When using PACE methodology in hemorrhagic control, wound packing would be an example of which step?

a. Primary
b. Alternative
c. Contingency
d. Emergency

Answer: C. Contingency

Rationale: Contingency: Wound packing, junctional tourniquet.

CHECK YOUR KNOWLEDGE

When is tourniquet conversion indicated?

a. Evacuation to hospital-level care is more than 2 hours.
b. Patient exhibits signs of traumatic brain injury.
c. Patient is hypotensive.
d. Limb has swollen.

Answer: A. Evacuation to hospital-level care is more than 2 hours.

Rationale: Tourniquet conversion may be indicated if evacuation to hospital-level definitive care is significantly more than 2 hours.

CHECK YOUR KNOWLEDGE

After packing Combat Gauze into a wound and applying pressure until the bleeding stops, you need to hold continuous pressure for at least _____ minutes.

a. 15
b. 10
c. 8
d. 3

Answer: D. 3

Rationale: Hold continuous pressure for at least 3 minutes per manufacturer guidelines.

Lesson 4: Indirect Threat Care/Warm Zone: MARCH–Airway

CHECK YOUR KNOWLEDGE

Which of these is the easiest and most effective technique to maintain an airway for an unresponsive patient under tactical conditions?

a. Surgical airway
b. Endotracheal intubation
c. Oropharyngeal airway
d. Nasopharyngeal airway

Answer: D. Nasopharyngeal airway

Rationale: If spontaneous respirations are present and there is no respiratory distress, an adequate airway may be maintained in an unconscious or unresponsive patient by the insertion of a nasopharyngeal airway.

CHECK YOUR KNOWLEDGE

A bag-mask device is required when using a(n) ______ to maintain an airway.

- **a.** oropharyngeal airway
- **b.** supraglottic airway
- **c.** nasopharyngeal airway
- **d.** esophageal shunt

Answer: B. supraglottic airway

Rationale: In addition to the supraglottic airway, the casualty may need to be ventilated using a bag-mask device or ventilator.

CHECK YOUR KNOWLEDGE

A cricothyrotomy incision is made to the:

- **a.** cricoid cartilage.
- **b.** thyroid cartilage.
- **c.** cricothyroid membrane.
- **d.** thyroid prominence.

Answer: C. cricothyroid membrane.

Rationale: A cricothyrotomy is the surgical placement of a hole in the cricothyroid membrane.

CHECK YOUR KNOWLEDGE

Which of these is an important anatomic difference to consider with airway control in a pediatric patient?

- **a.** Larger tongue
- **b.** Lower tidal volume
- **c.** Reduced size discrepancy between the cranium and midface
- **d.** Posterior positioned airway

Answer: A. Larger tongue

Rationale: Children have a relatively large occiput and tongue and have an anteriorly positioned airway.

Lesson 5: Indirect Threat Care/Warm Zone: Respiration/Breathing

CHECK YOUR KNOWLEDGE

Generating negative pressure during inspiration requires a(n):

- **a.** intact chest wall.
- **b.** adequate cardiac output.
- **c.** systolic blood pressure above 50 mm Hg.
- **d.** intact alveoli structure.

Answer: A. intact chest wall.

Rationale: Generating negative pressure during inspiration requires an intact chest wall.

CHECK YOUR KNOWLEDGE

A casualty with an open pneumothorax always:

- **a.** requires spinal immobilization.
- **b.** presents with distended neck veins.
- **c.** requires evaluation for cardiac tamponade.
- **d.** has an injury to the underlying lung.

Answer: D. has an injury to the underlying lung.

Rationale: A patient with an open pneumothorax virtually always has an injury to the underlying lung.

CHECK YOUR KNOWLEDGE

Which is a late sign with tension pneumothorax?

- **a.** anxiety
- **b.** diminished/absent breath sounds
- **c.** tracheal deviation
- **d.** unequal chest rise and fall

Answer: C. Tracheal deviation

Rationale: Tracheal deviation is a rare and very late finding of tension pneumothorax. It is not typically encountered in the prehospital setting. Anxiety, diminished/absent breath sounds, and unequal chest rise and fall (answers A, B, and D) are all earlier signs of tension pneumothorax.

CHECK YOUR KNOWLEDGE

A needle/catheter size appropriate for decompression is ______ gauge

a. 8
b. 14
c. 18
d. 22

Answer: B. 14

Rationale: Regardless of the method chosen, decompression should be performed with a large-bore (10- to 16-gauge) IV needle that is at least 8 cm (3.5 inches) in length.

Lesson 6: Indirect Threat Care/Warm Zone: MARCH–Circulation

CHECK YOUR KNOWLEDGE

Insufficient tourniquet compression will:

a. increase the rate of sepsis in the damaged limb.
b. generate circulatory embolisms.
c. cause loss of blood to the general circulation.
d. postpone the onset of shock.

Answer: C. cause loss of blood to the general circulation.

Rationale: The trapped blood causes limb edema and loss of blood to the general circulation, which can hasten the onset of shock.

CHECK YOUR KNOWLEDGE

Shock is defined as:

a. pulse rate at more than 140 beats per minute.
b. inadequate tissue perfusion at the cellular level.
c. diastolic blood pressure of less than 50 mm Hg for more than 20 minutes.
d. pulse-oximeter Spo_2 reading of less than 84%.

Answer: B. inadequate tissue perfusion at the cellular level.

Rationale: The correct definition of shock is inadequate tissue perfusion (oxygenation) at the cellular level that leads to anaerobic metabolism and insufficient energy production needed to support life. Pulse rate, blood pressure, and pulse oximetry may be normal in patients despite the presence of shock.

CHECK YOUR KNOWLEDGE

How is the transition from compensated to decompensated hypovolemic shock identified?

a. Blood pressure drops.
b. Pulse rate drops below 50 beats per minute.
c. Patient starts to sweat copiously.
d. Patient starts a run of vigorous, unproductive coughing.

Answer: A. Blood pressure drops.

Rationale: This decrease in blood pressure marks the switch from compensated to decompensated shock—a sign of impending death. Pulse rate is typically high in these patients. Sweating copiously begins with uncompensated shock. Coughing is not typically associated with this transition.

CHECK YOUR KNOWLEDGE

The sympathetic nervous system is capable of handling a Class ________ hemorrhage situation.

a. II
b. III
c. IV
d. The sympathetic nervous system is incapable of handling a hemorrhage situation.

Answer: A. II

Rationale: Most adults are capable of compensating for this amount of blood loss by activation of the sympathetic nervous system, which will maintain their blood pressure. Class III hemorrhage is typically associated with the onset of decompensated shock, which means that the sympathetic nervous system is no longer capable of compensating for the volume of blood that has been lost from the circulation.

CHECK YOUR KNOWLEDGE

What is the goal in fluid resuscitation of hemorrhagic shock?

a. Aggressively administer crystalloid solutions to get systolic blood pressure to 120 mm Hg.
b. Alternate between crystalloid and plasma administrations to avoid cavitation.
c. Alternate between Ringer lactate and saline to smooth out electrolyte imbalance.
d. Provide just enough fluid to maintain perfusion and continue to provide oxygenated RBCs to the heart, brain, and lungs.

Answer: D. Provide just enough fluid to maintain perfusion and continue to provide oxygenated RBCs to the heart, brain, and lungs.

Rationale: Provide only enough fluid to maintain perfusion and continue to provide oxygenated RBCs to the heart, brain, and lungs. This allows for maintenance of viability until hemorrhage can be definitively controlled and resuscitation with blood can be initiated.

CHECK YOUR KNOWLEDGE

Narrow pulse pressure distinguishes ______________ shock from __________ shock.

a. hemorrhagic; pulmonary
b. hypovolemic; neurogenic
c. neurogenic; cardiogenic
d. neurogenic; pulmonary

Answer: B. hypovolemic; neurogenic

Rationale: Decreased systolic and diastolic pressures and a narrow pulse pressure characterize hypovolemic shock. These findings are typically not associated with neurogenic shock or cardiogenic shock. There is no specific entity named pulmonary shock.

CHECK YOUR KNOWLEDGE

You are treating a patient in the indirect threat care/warm zone who has a gunshot wound to the gut and a systolic blood pressure of 90 by palpation. There will be a 15- to 20-minute delay in moving the patient to the evacuation care/cold zone. What is the most appropriate fluid resuscitation?

a. No fluid resuscitation in the indirect threat care/warm zone
b. 18-gauge needle with saline lock
c. Intraosseous access and one IV line of a crystalloid solution
d. Two 14-guage IV lines flowing lactated Ringer

Answer: B. 18-gauge needle with saline lock

Rationale: One 18-gauge needle with saline lock is the correct answer. Fluid resuscitation should be withheld as long as the casualty's blood pressure remains above 80 mm Hg. Two 14-gauge IV lines (answer D) is an old technique associated with older resuscitation protocols that involved massive crystalloid infusions. These are now recognized to be associated with increased rates of pulmonary complications and increased bleeding due to dilution of clotting factors and excessive blood pressure in the context of ongoing hemorrhage. While this patient does not need resuscitation now (answer A), answer B is preferable since his or her condition could easily deteriorate further and blood pressure could fall below 90 mm Hg to 80 mm Hg or less, in which case urgent fluid administration would be desirable.

CHECK YOUR KNOWLEDGE

You are administering an IV dose of TXA and the patient complains of dizziness and vomits. You should:

- **a.** speed up the rate of TXA infusion.
- **b.** slow down the rate of TXA infusion.
- **c.** stop IV administration of TXA.
- **d.** check patient blood pressure, and stop TXA if systolic is below 60 mm Hg.

Answer: B. slow down the rate of TXA infusion.

Rationale: If there is a new-onset drop in blood pressure during the infusion, *slow down* the TXA infusion.

CHECK YOUR KNOWLEDGE

A casualty with signs of traumatic brain injury and hypotension:

- **a.** is triaged as a gray/black tag patient.
- **b.** requires fluid resuscitation to maintain a normal radial pulse.
- **c.** must be hyperventilated with high-flow oxygen.
- **d.** needs to be transported in the Trendelenburg position.

Answer: B. requires fluid resuscitation to maintain a normal radial pulse.

Rationale: Patients with a suspected traumatic brain injury who also present with a weak or absent pulse need fluid resuscitation. The goal is to restore a normal radial pulse. Black triage tags are reserved for obviously dead patients or patients who are expected to expire. Hyperventilation is contraindicated for these patients unless there is active evidence of herniation. Trendelenburg should generally be avoided for these patients in order to decrease intracranial pressure. Reverse Trendelenburg may be valuable if blood pressure can be maintained.

Lesson 7: Indirect Threat Care/Warm Zone: Hypothermia and Head Injury

CHECK YOUR KNOWLEDGE

A moderate traumatic brain injury would have a Glasgow Coma Scale score of:

- **a.** 13 to 15.
- **b.** 9 to 12.
- **c.** 3 to 8.
- **d.** 0 to 3.

Answer: B. 9 to 12.

Rationale: A GCS score of 9 to 12 is indicative of moderate TBI.

CHECK YOUR KNOWLEDGE

The initial blood pressure is taken:

- **a.** on arrival to the indirect threat care/warm zone.
- **b.** during the secondary survey.
- **c.** just prior to leaving the indirect threat care/warm zone.
- **d.** just prior to leaving the evacuation care/cold zone.

Answer: B. during the secondary survey.

Rationale: The secondary survey is the point during the indirect threat care/warm zone where the TECC provider obtains and records vital signs.

CHECK YOUR KNOWLEDGE

TECC choices for analgesics include all of the following, *except*:

- **a.** acetaminophen.
- **b.** ketamine.
- **c.** aspirin.
- **d.** oxycodone.

Answer: C. aspirin.

Rationale: Avoid the use of nonsteroidal anti-inflammatory (NSAID) medications (e.g., aspirin, ibuprofen, naproxen, ketorolac, etc.).

CHECK YOUR KNOWLEDGE

Which is an issue with a fire-based terror attack?

- **a.** Intense smoke
- **b.** Threat of explosives
- **c.** Low-to-no visibility
- **d.** All of these are correct.

Answer: D. All of these are correct.

Rationale: The scene may include fire, intense smoke, low-to-no visibility, and the threat of firearms and explosives.

CHECK YOUR KNOWLEDGE

A secondary survey reveals a small piece of shrapnel imbedded in the patient's eye. TECC guidelines call for the caregiver to:

- **a.** initiate a 20-minute flush with saline solution.
- **b.** prepare and place a doughnut ring around the shrapnel.
- **c.** tape a rigid eye shield over the injured eye.
- **d.** cover both eyes with occlusive dressing.

Answer: C. tape a rigid eye shield over the injured eye.

Rationale: TECC guidelines recommend the use of a rigid eye shield without padding. The objective is to provide a hard barrier between the impaled eye and the environment. Any padding under the rigid shield may stick to the eye or increase intraocular pressure.

CHECK YOUR KNOWLEDGE

When preparing to move casualties from the indirect threat care/warm zone to the evacuation care/cold zone:

- **a.** wait for the appropriate number of ambulance teams to arrive at the warm zone/cold zone border.
- **b.** coordinate with the incident management team.
- **c.** determine the smoothest path with the fewest obstacles.
- **d.** take the same path you used to get to the indirect threat care/warm zone.

Answer: B. coordinate with the incident management team.

Rationale: This requires coordination with the incident management team and the security status of the hot zone threats.

CHECK YOUR KNOWLEDGE

While triaging patients in the indirect threat care/warm zone you encounter a casualty with multiple system trauma who has no pulse. The TECC recommendation is to:

- **a.** triage patient as gray or black tag.
- **b.** perform the head tilt maneuver to see if respiration returns.
- **c.** do three cycles of continuous closed chest compressions, and then check for a pulse.
- **d.** perform bilateral needle chest decompressions, and then check for a pulse.

Answer: D. perform bilateral needle chest decompressions, and then check for a pulse.

Rationale: TECC guidelines have the caregiver consider bilateral needle decompression for nonbreathing and pulseless casualties with torso or polytrauma (two or more significant trauma injuries).

Lesson 8: Evacuation Care/Cold Zone

CHECK YOUR KNOWLEDGE

Evacuation care means medical care:

a. delivered upon arrival to a hospital or medical center.
b. provided during transport from the cold zone to the hospital or medical center.
c. provided while the casualty is in the cold zone.
d. provided during the movement of the casualty from the warm zone to the cold zone.

Answer: C. provided while the casualty is in the cold zone.

Rationale: For TECC providers this is evacuation care—the kind of casualty care provided by TECC caregivers after rescuing casualties from a dangerous place.

CHECK YOUR KNOWLEDGE

A significant difference in evacuation care/cold zone is:

a. better ventilation and lighting.
b. more caregivers and resources available.
c. ability to interact with the incident commander.
d. tighter security.

Answer: B. more caregivers and resources available.

Rationale: At evacuation/cold zone care there are more caregivers and resources available.

CHECK YOUR KNOWLEDGE

The primary advantage of using a supraglottic airway is that it:

a. provides positive control of the trachea.
b. completely eliminates the risk of aspiration.
c. introduces high concentrations of oxygen.
d. may be inserted independent of the patient's position.

Answer: D. may be inserted independent of the patient's position.

Rationale: A supraglottic airway may be inserted independent of the patient's position. The disadvantage is that it provides incomplete control of the trachea in that it only partially protects it from gastric contents and aspiration in the event of vomiting. All available airway devices can be used to introduce high-flow oxygen.

CHECK YOUR KNOWLEDGE

A needle decompression requires an IV needle of _____ gauge or larger.

a. 22
b. 20
c. 18
d. 16

Answer: D. 16

Rationale: Decompression should be performed with a large-bore (10- to 16-gauge) IV needle that is at least 8 cm (3.5 inches) in length.

CHECK YOUR KNOWLEDGE

Assessing the casualty for hemorrhage includes:

a. loosening tourniquets applied in the hot zone.
b. performing the rake procedure.
c. palpating systolic blood pressure.
d. blanching fingernails.

Answer: B. performing the rake procedure.

Rationale: A combination of raking and sweeping is more effective. Tourniquets should not be removed once applied unless they are too loose. Palpating the systolic blood pressure is also a measure of potential hemorrhage, but less specific than identifying it visually. Blanching fingernails and assessing for capillary refill is primarily useful to assess perfusion in children.

CHECK YOUR KNOWLEDGE

Which is a contraindication for tourniquet conversion?

a. Utilization of the pelvic binder
b. Lack of hemostatic agent
c. Patient has received colloids or whole blood.
d. Transport time to the hospital is anticipated to be 90 minutes.

Answer: D. Transport time to the hospital is anticipated to be 90 minutes.

Rationale: Conversion should not be attempted unless total tourniquet time is expected to substantially exceed 2 hours.

CHECK YOUR KNOWLEDGE

The goal of evacuation care/cold zone fluid resuscitation for patients without traumatic brain injury is to:

a. maintain a systolic blood pressure between 120 and 130 mm Hg.
b. maintain a diastolic blood pressure between 80 and 90 mm Hg.
c. increase the number of red blood cells.
d. maintain a palpable radial pulse.

Answer: D. maintain a palpable radial pulse.

Rationale: Administration of lactated Ringer or normal saline should continue until systolic blood pressure is above 80 mm Hg.

CHECK YOUR KNOWLEDGE

______________ more than doubles the risk of death from brain injury.

a. Uneven pupillary response to light
b. Decorticate posturing
c. Systolic blood pressure $>$120 mm Hg
d. Oxygen saturation via pulse oximetry ($\mathrm{Spo_2}$) $<$90%

Answer: D. Oxygen saturation via pulse oximetry ($\mathrm{Spo_2}$) $<$90%

Rationale: Oxygen saturation via pulse oximetry ($\mathrm{Spo_2}$) $<$90% more than doubles the risk of death from brain injury.

CHECK YOUR KNOWLEDGE

Which of these statements regarding smoke inhalation patients is true?

a. Do not intubate a soot-soaked trachea.
b. Hydroxocobalamin may be a better antidote for cyanide poisoning.
c. Sodium thiosulfate is the first IV medication to use in cyanide poisoning situations.
d. The pulse oximetry device doubles the $\mathrm{Spo_2}$ value in instances of carbon monoxide poisoning.

Answer: B. Hydroxocobalamin may be a better antidote for cyanide poisoning.

Rationale: Hydroxocobalamin, which was approved by the Food and Drug Administration in 2006, has a more positive risk-benefit profile and may be a better antidote for cyanide poisoning.

CHECK YOUR KNOWLEDGE

A cause for a traumatic cardiac arrest in the evacuation care/cold zone could be:

a. exsanguination.
a. herniated brain.
b. airway compromise.
c. All of these are correct.

Answer: D. All of these are correct.

Rationale: The TECC caregiver should consider the underlying clinical cause for the cardiac arrest, which may include exsanguination, herniated brain, or airway compromise.

CHECK YOUR KNOWLEDGE

The presence of hypothermia and acidosis can result in ___________ mortality in severe trauma patients.

a. 90%
b. 70%
c. 60%
d. 40%

Answer: A. 90%

Rationale: The presence of hypothermia and acidosis, which results in coagulopathy, and the relationship among these three conditions, can result in a 90% death rate among victims of severe trauma.

CHECK YOUR KNOWLEDGE

Time-sensitive prehospital treatments that need to be recorded on the patient include:

a. when tourniquet was applied.
b. size of IV cannula.
c. initial vital signs.
d. when rewarming efforts began.

Answer: A. when tourniquet was applied.

Rationale: Placement of a tourniquet and establishment of an IV line are two time-sensitive activities that need to be recorded on the patient.

Lesson 9: Triage

CHECK YOUR KNOWLEDGE

A casualty triaged as ___________ may be engaged as a patient mover.

a. immediate
b. delayed
c. minor
d. expectant

Answer: C. minor.

Rationale: A minor casualty may even assist in the interim by comforting other patients or helping as litter bearers.

CHECK YOUR KNOWLEDGE

A main activity in primary triage is to:

a. document baseline vital signs on each patient.
b. document the triage classification on each patient.
c. determine the number of guns and caliber of weapons in use.
d. determine the level of chemical exposure.

Answer: B. document the triage classification on each patient.

Rationale: During primary triage, patients are briefly assessed and then identified in some way, usually by attaching a triage tag or triage tape.

CHECK YOUR KNOWLEDGE

A critique of triage systems:

a. focuses on identifying individuals needing a trauma center.
b. identifies the number of casualties and level of priority.
c. provides a scope of the incident to the incident commander.
d. provides earliest notice of transport requirements.

Answer: A. focuses on identifying individuals needing a trauma center.

Rationale: In-field triage is intended to allow prehospital personnel to determine whether a single given patient requires the resources of a trauma center.

CHECK YOUR KNOWLEDGE

A patient who is breathing faster than 30 breaths/min is triaged as:

a. immediate.
b. delayed.
c. Imminent.
d. minor.

Answer: A. immediate.

Rationale: A patient who is breathing faster than 30 breaths/min or slower than 10 breaths/min is triaged as an immediate priority (red).

CHECK YOUR KNOWLEDGE

In what way does the SALT method differ from other triage systems?

a. Utilization of on-line medical control
b. Use of lifesaving steps as part of triage assessment
c. Focusing on patients who can wave but not walk
d. Faster processing of patients to the transport section

Answer: B. Use of lifesaving steps as part of triage assessment

Rationale: The SALT method differs from others in its lifesaving intervention steps, which include bleeding control, opening the airway, two rescue breaths for children, needle decompression for tension pneumothorax, and autoinjector antidotes.

CHECK YOUR KNOWLEDGE

Secondary triage includes analysis of ____________ and ____________.

a. anticipated tactical situation; patient response to MARCH treatments
b. immediate tactical situation; patient vital signs
c. projected tactical situation; patient vital signs
d. immediate tactical situation; patient response to MARCH treatments

Answer: D. immediate tactical situation; patient response to MARCH treatments

Rationale: The immediate tactical situation and patient response to treatment guide the secondary triage decisions.

Lesson 10: Summation

CHECK YOUR KNOWLEDGE

TECC caregivers' first responsibility is:

a. rapid assessment of patients in direct threat/hot zone.
b. triage of patients in indirect threat/warm zone.
c. scene safety.
d. medical oversight of buddy-care and self-care efforts.

Answer: C. scene safety.

Rationale: TECC caregivers' first responsibility is to ensure scene safety. If caregivers become victims, they can no longer deliver care and they increase the burden of total care that must be delivered by the remaining cadre of responders.

CHECK YOUR KNOWLEDGE

The MARCH algorithm is exercised in the ______ zone.

a. hot
b. transitional
c. warm
d. evacuation

Answer: C. warm

Rationale: Warm zone care includes the other lifesaving interventions associated with applying the MARCH algorithm (**M**assive hemorrhage, **A**irway, **R**espiration, **C**irculation, and **H**ypothermia/**H**ead injury).

CHECK YOUR KNOWLEDGE

The primary medical priority in the direct threat/hot zone is:

a. assure patent airway.
b. complete initial triage.
c. stop compressible hemorrhage.
d. complete RAM assessment.

Answer: C. stop compressible hemorrhage.

Rationale: Compressible severe external hemorrhage can usually be quickly controlled and should be the first priority.

CHECK YOUR KNOWLEDGE

The primary medical priority in the indirect threat/warm zone is:

- **a.** *do not delay* patient extraction/evacuation for nonlifesaving interventions.
- **b.** stage patient extraction/evacuation until the patient is stabilized and documented.
- **c.** develop patient extrication schedule with the operational medical director or command physician.
- **d.** develop transportation schedule with the transportation section.

Answer: A. *do not delay* patient extraction/evacuation for nonlifesaving interventions.

Rationale: The indirect threat/warm zone goals are:

1. Maintain operational control to stabilize the immediate scenario.
2. Conduct dedicated patient assessment and initiate appropriate lifesaving interventions.
3. *Do not delay* patient extraction/evacuation for nonlifesaving interventions.
4. Consider establishing a patient/casualty collection point.

CHECK YOUR KNOWLEDGE

Control of hemorrhage in the groin, buttock, and axilla is accomplished using:

- **a.** junctional tourniquets.
- **b.** tranexamic acid.
- **c.** both junctional tourniquets and tranexamic acid.
- **d.** neither junctional tourniquets nor tranexamic acid.

Answer: C. both junctional tourniquets and tranexamic acid.

Rationale: Junctional tourniquets may help control hemorrhage in the groin, buttocks, perineum, axilla, and base of the neck. Tranexamic acid can be administered intravenously, by mouth, or directly on a wound to decrease transfusion requirements and improve mortality after hemorrhagic shock.

CHECK YOUR KNOWLEDGE

Placing the casualty in a recovery position:

- **a.** improves the body's ability to regulate blood pressure.
- **b.** controls brain hemorrhage.
- **c.** identifies which casualties are ready to be evacuated.
- **d.** counteracts the potential airway obstruction due to spine flexion.

Answer: D. counteracts the potential airway obstruction due to spine flexion.

Rationale: The recovery position counteracts the potential airway obstruction due to spine flexion.

CHECK YOUR KNOWLEDGE

One sign of tension pneumothorax is:

a. tracheal deviation toward the side of injury.
b. flat and flaccid jugular veins.
c. distended jugular veins.
d. pulse rate below 60 beats/minute.

Answer: C. distended jugular veins.

Rationale: Physical findings that may be evident are jugular venous distension, absent breath sounds, tracheal deviation away from site of injury, chest wall crepitus, and cyanosis.

CHECK YOUR KNOWLEDGE

An open chest wound is treated with a foil square that is taped on three sides. The patient is having increased difficulty in breathing with a rapid rise in heart rate. The TECC caregiver should remove the foil and:

a. pack the wound with gauze.
b. assist ventilations as needed.
c. insert advanced airway.
d. digitally explore the wound for shrapnel.

Answer: B. assist ventilations as needed.

Rationale: If the patient develops tachycardia, tachypnea, or other indications of respiratory distress, remove the dressing for a few seconds and assist ventilations as necessary.

CHECK YOUR KNOWLEDGE

The goal in fluid resuscitation of hemorrhagic shock is to:

a. aggressively administer crystalloid solutions to get systolic blood pressure to 120 mm Hg.
b. alternate between crystalloid and plasma administrations to avoid cavitation.
c. alternate between Ringer lactate and saline to smooth out electrolyte imbalance.
d. provide just enough fluid to maintain perfusion and continue to provide oxygenated RBCs to the heart, brain, and lungs.

Answer: D. provide just enough fluid to maintain perfusion and continue to provide oxygenated RBCs to the heart, brain, and lungs.

Rationale: Provide only enough fluid to maintain perfusion and continue to provide oxygenated RBCs to the heart, brain, and lungs. This allows for maintenance of viability until hemorrhage can be definitively controlled and resuscitation with blood can be initiated.

CHECK YOUR KNOWLEDGE

TECC choices for analgesics include all of the following *except*:

a. acetaminophen.
b. ketamine.
c. aspirin.
d. oxycodone.

Answer: C. aspirin.

Rationale: Avoid the use of nonsteroidal anti-inflammatory (NSAID) medications (e.g., aspirin, ibuprofen, naproxen, ketorolac, etc.).

CHECK YOUR KNOWLEDGE

Time-sensitive prehospital treatments that need to be recorded on the patient include:

a. when tourniquet was applied.
b. size of IV cannula.
c. initial vital signs.
d. when rewarming efforts began.

Answer: A. when tourniquet was applied.

Rationale: Placement of a tourniquet and establishment of an IV line are two time-sensitive activities that need to be recorded on the patient.

Index

[국문]